W0055111

Leutner

Schlaf
Schlafstörungen
Schlafmittel

Schlaf
Schlafstörungen
Schlafmittel

5. Auflage

von
VICTOR LEUTNER
Apotheker,
Grenzach-Wyhlen

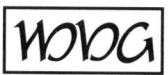

Wissenschaftliche Verlagsgesellschaft mbH Stuttgart 1993

Anschrift des Verfassers:
Victor Leutner, Apotheker
Gipshalden 8
79639 Grenzach-Wyhlen

Die Deutsche Bibliothek – CIP-Einheitsaufnahme

Leutner, Victor:
Schlaf, Schlafstörungen, Schlafmittel / von Victor Leutner. – 5. Aufl. – Stuttgart : Wiss. Verl.-Ges.,
1993

(Paperback WVG)
ISBN 3-8047-1285-1

Ein Markenzeichen kann warenzeichenrechtlich geschützt sein, auch wenn ein Hinweis auf etwa
bestehende Schutzrechte fehlt.
Jede Verwertung des Werkes außerhalb der Grenzen des Urheberrechtsgesetzes ist unzulässig und
strafbar. Dies gilt insbesondere für Übersetzung, Nachdruck, Mikroverfilmung oder vergleichbare
Verfahren sowie für die Speicherung in Datenverarbeitungsanlagen.

Copyright dieser Ausgabe:
Wissenschaftliche Verlagsgesellschaft mbH, Stuttgart 1993
Lizenzausgabe der Wissenschaftlichen Verlagsgesellschaft mbH, Stuttgart, mit freundlicher Genehmi-
gung von Editiones Roche, Basel
© 1993 Editiones Roche, Basel. Alle Rechte vorbehalten.
Printed in Germany
Gesamtherstellung: Druckerei Gutenberg, 34212 Melsungen
Umschlaggestaltung: Atelier Schäfer, Esslingen

Inhaltsverzeichnis

Seite

1. **Zur Physiologie des Schlafes** 11
1.1 Das Wort „Schlaf" 13
1.2 Versuch einer Definition 14
1.3 Zirkadianer Rhythmus 14
1.4 Wachzustand 15
1.5 Schlafbedarf, Schlafdauer 15
1.6 Schlaflabor 18
1.7 Definitionsmerkmale 21
1.8 Neurophysiologie 21
1.9 REM-Phasen 22
1.10 Schlafentzug 24
1.11 Modell „SORA" 24

2. **Zur Pathophysiologie des Schlafes** 26
2.1 Statistik der Schlafstörungen 26
2.2 Führende Diagnosen 27
2.3 Katalogisierung der Schlafstörungen 29
2.4 Schlafstörungen bei chronischen Leberkrankheiten 33
2.5 Schlafstörungen bei Diabetes mellitus 33
2.6 Schlafstörungen bei anderen inneren Krankheiten 34
2.7 Schlafstörungen beim Morbus Parkinson 34
2.8 Schlafstörungen bei Depressionen 35
2.9 Schlafstörungen beim alten Menschen 36
2.10 Schlafstörungen bei Schichtarbeit und Zeitzonenwechsel 37
2.11 Schlafstörungen bei weiteren Erkrankungen 38
2.12 Der Schlafgestörte am Tage danach 39
2.13 Vigilanz-Profil 41

3. **Zur Historie der Schlafmittel** 44
3.1 Zeitregister schlafbringender Stoffe 46
3.2 Stationen der schlafbringenden Drogen und Hypnotika 49

4. **Zur Pharmakologie des Schlafes** 55
4.1 Nichtmedikamentöse Schlafhilfen als Erstmaßnahme 55
4.2 Barbiturate – «Schlaferzwinger» 57
4.3 Barbiturate – Angriffspunkt, Wirkungsmechanismus 57

4.4	Barbiturate – REM-Schlaf	58
4.5	Barbiturate – Enzyminduktion	59
4.6	Barbiturate – Eliminations-Halbwertzeiten	60
4.7	Barbiturate – Abhängigkeit	60
4.8	Benzodiazepine – «Schlafbahner»	61
4.9	Benzodiazepine – Angriffspunkt, Wirkungsmechanismus	62
4.10	Benzodiazepine – REM-Schlaf	68
4.11	Benzodiazepine – Enzyminduktion	70
4.12	Benzodiazepine – Akute Toxizität	71
4.13	Benzodiazepine – Abhängigkeit	72
4.14	Benzodiazepine – Antagonismus	75
4.15	Benzodiazepine – Liganden des Rezeptors	79
5.	**Zur Pharmakokinetik der Schlafmittel**	82
5.1	Parameter	82
5.2	Benzodiazepine – Absorption	82
5.3	Benzodiazepine – Verteilung	83
5.4	Benzodiazepine – Elimination	83
5.5	Benzodiazepine – Beispiel Flurazepam	86
5.6	Benzodiazepine – Beispiel Flunitrazepam	86
5.7	Benzodiazepine – Beispiel Midazolam	89
5.8	Benzodiazepine – Vergleich Flunitrazepam und Midazolam	91
5.9	Alter und Geschlecht	92
5.10	Leberfunktion	94
5.11	Rauchen und Alkohol	94
5.12	Medikamenteninteraktion	94
6.	**Zusammenfassungen der Themen**	96
6.1	Chemie	96
6.2	Pharmakologie	97
6.3	Pharmakokinetik	100
6.4	Klinik der Schlafmittel	101
7.	**Zur Klassifizierung der Benzodiazepin-Hypnotika und -Tranquilizer**	104
7.1	Gruppe 1: Diazepam	104
7.2	Gruppe 2: 3-Hydroxy-Derivate	105
7.3	Gruppe 3: 7-Nitro-Derivate	106
7.4	Gruppe 4: Triazolo-, Imidazo-, Thienoderivate	107

8.   Weitere Vorschläge zur Klassifizierung von Schlafmitteln 112
8.1   Nach neurobiologisch-funktionellen Gesichtspunkten 112
8.2   Nach dem subzellulären Angriffspunkt 112
8.3   Nach elektrophysiologischen Gesichtspunkten 113

9.   Welche Schlafmittel? Welcher Wirkstoff? 114
9.1   Mono- oder Kombinationswirkstoffpräparat 114
9.2   Benzodiazepinderivate 114
9.3   Neuroleptika 116
9.4   Antidepressiva 117

10.   Zur Klinik der Schlafmittel 121
10.1   Schlaferzwingendes oder schlafanstoßendes Hypnotikum? 121
10.2   Kurz- oder langwirksames Hypnotikum? 121
10.3   Störende Interaktionen? 122
10.4   Der alte Mensch und das Schlafmittel? 123
10.5   Das Verträglichkeitsprofil der Schlafmittel? 124
10.6   Therapiedauer? 125
10.7   Amnesie? 127
10.8   Kanzerogenität, Teratogenität? 128
10.9   Alternativen zu Benzodiazepin-Schlafmitteln? 129
10.10   Der Patient und sein Schlafmittel? 130

11.   Schlafmittel und Überdosierung 131
11.1   Barbiturate 131
11.2   Bromureide 132
11.3   Glutethimid 132
11.4   Chloralhydrat 132
11.5   Methaqualon 132
11.6   Meprobamat 132
11.7   Benzodiazepine 133
11.8   Zur Klinik der Überdosierung 133
11.9   Zur Therapie der Schlafmittelvergiftung 134
11.10   Wer informiert? 136

12.   Zur Analytik der Schlafmittel 139
12.1   Methoden 139
12.2   Untersuchungsmaterial 140

12.3   Zeitdauer der Einnahme 140
12.4   Plasmaspiegel nach therapeutischen und toxischen Dosen 141

13.   Kurzinformation der Schlafmittel 144
13.1   Bromide, Bromureide 144
13.2   Alkohole, Aldehyde 145
13.3   Pentenamidderivat 146
13.4   Chinazolinonderivat 147
13.5   Piperidindione 148
13.6   Barbiturate 148
13.7   Glykolderivat 152
13.8   Benzodiazepinderivate 152
13.9   Cyclopyrrolone, Imidazopyridine 155
13.10   Anticholinergika, Antihistaminika 156
13.11   Neuroleptika 157
13.12   Antidepressiva 158
13.13   Pflanzliche Sedativa 159

14.   Addendum 160
14.1   «Wenn Ihr Patient nicht schlafen kann» – ein Diagnose- und 160
        Therapieschlüssel
14.2   Benzo- und Thieno-Diazepine, die klinische Wirkungsdauer der 163
        Benzodiazepine
14.3   «Steckbrief» eines neuen Benzodiazepin-Hypnotikums: Midazolam . . . 164
14.4   Katalog der Kurzbezeichnungen und Warenzeichen 168
14.5   Verzeichnis der Schlafambulanzen und Schlaflaboratorien 173
14.6   Der Schlaf im Glossar 176
14.7   Der Schlaf in der Literatur 187
14.8   Schmerz, Schmerzmittel, Schmerzprophylaxe 197

15.   Literatur-Verzeichnis 203

16.   Literatur-Übersichten zum Thema Schlaf und Schlafmittel 216

17.   Sachregister 218

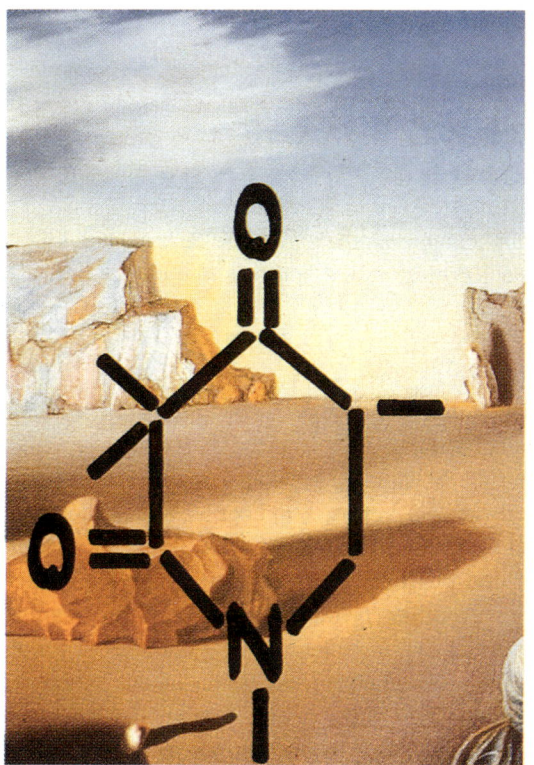

Ein Molekül im „Schatten der hereinbrechenden Nacht"
(S. Dali, 1931) – Methyprylon.

SCHLAF

Wer bist Du?
Brauchen wir Dich?
Why we sleep? Le sommeil – à quoi bon?
Dormire, quantum et quando?

Fragen über Fragen, auf die wir kaum Antworten finden,
ein Geheimnis, das uns Nacht für Nacht in die Arme nimmt,
uns Vergessen, aber auch einen neuen Tag schenkt.

Hypnos – nur der sanfte Bruder griechischer Sagenwelt,
einer der Söhne der Nachtgöttin Nyx?

Ein Vorwort

Das Thema dieser Dokumentation tangiert in besonderer Weise das, was wir Nervensystem **(N)** nennen. Als eine Funktionsstätte erster Ordnung präsentiert sich uns der Sympathikus **(S)**. Der „Chef" der Hypophyse als Dirigent endokriner Drüsen hat seinen Sitz im Hypothalamus **(H)**. Eines der ältesten Schlafmittel ist zweifelsohne das Opium **(O)**, eine Form meditativer Praxis ermöglicht Yoga **(Y)** und Peptide **(P)** haben heute als „Schmerzkiller", als „Gedächtnismoleküle", als schlafinduzierende Wirkstoffe eine Revolution der Neurochemie eingeleitet:

H – Y – P – N – O – S

Der Inhalt dieses Bandes will versuchen, nach einer knappen Einführung in die Physiologie und Pathophysiologie des Schlafes das pharmakologische Instrumentarium des Gottes des Schlafes zu katalogisieren und zu etikettieren. Als wissenschaftlicher Informant war dem Verfasser in über 30 Jahren die reizvolle Aufgabe gestellt, in direktem Dialog, in der Korrespondenz oder im Rahmen von Vorträgen zur medizinischen und pharmazeutischen Fortbildung die breite Palette von Fragen des Arztes und des Apothekers in diesem Umfeld zu beantworten. So entstand das Organigramm dieser Dokumentation, die – und dies möge der Leser mit Verständnis akzeptieren – vor allem auch Wirkstoffe im Detail berücksichtigt, welche einmal als Standard-Moleküle ihre Position haben und andererseits der langjährigen ZNS-Forschung eines einzelnen pharmazeutischen Unternehmens, dem der Autor seit langem verbunden ist, zu verdanken sind.

Dem Verfasser war es darüber hinaus ein persönliches Anliegen, dem Thema Schlaf auch in der Literatur einen Raum zu geben.

V. Leutner

1. Zur Physiologie des Schlafes

«Wenn wir schlafen, gehen im Gehirn die Lichter aus» – Nobelpreisträger Sir Charles Scott Sherrington, der um die Jahrhundertwende diesen Ausspruch getan hat, würde heute im Kreuzfeuer der Kritik jener stehen, die im Experimentierfeld des Phänomens Schlaf sich engagieren.

> *«Wahrlich, auf weichen Sohlen*
> *kommt er mir,*
> *der Liebste der Diebe,*
> *und stiehlt mir meine Gedanken . . .»*
> F. Nietzsche

Weshalb schlafen wir überhaupt?

Ein Kenner dieser Problematik – Jouvet – sagte dazu einmal: «Solange wir nicht wissen, auf welche Art und warum uns der Schlaf eine notwendige und sich regelmäßig wiederholende Änderung in unserer Beziehung zur Umwelt aufnötigt (nämlich den Schlaf-Wach-Rhythmus), ist es auch unmöglich, eine Definition des Schlafes zu liefern, die jedermann befriedigt. Trotz allen Forschungsbemühungen sind uns die Ursachen und Mechanismen des Schlafes noch unbekannt».

Der Flugreisende, der eine Zeitzonenverschiebung hinter sich gebracht hat oder auch der Schichtarbeiter – beide erfahren Störungen ihres Schlafes, jenes Phanomens, mit dem sich seit Jahrhunderten Magier und Künstler befaßten.

Der Musiker gab Beispiele (Eine kleine Nachtmusik, Mondscheinsonate), der Dichter stand nicht nach! Allerdings standen lange Zeit die Naturwissenschaften nach. Vieles lag im dunkeln. Wahrscheinlich bedurfte es erst der Entdeckung der Elektroenzephalographie, ihrer Anwendung durch den Zürcher Hess sowie der modernen Methoden mittels tief implantierter Elektroden im Tierversuch. Diese analytische Wissenschaft gab wohl den Anstoß, die eher philosophisch orientierte Interpretation des Schlafes als ein passives Geschehen heute zu korrigieren. Diese Belebung auf der «Schlafszene» ist zweifellos auch durch die Entwicklung neuer schlafmachender Pharmaka gefördert worden.

Seit den 30er Jahren kennen wir objektive Methoden zur Darstellung des Schlafverlaufes. Das von Loomis et al. 1937 vorgeschlagene Klassifikationssystem behielt bis in die 50er Jahre seine Verbindlichkeit. 30 Jahre Schlafforschung im modernen Schlaflabor haben darüber hinaus Perspektiven eröffnet, die uns veranlassen, manches neu zu überdenken. Nahezu 3000 von den 8760 Stunden eines Jahres «verschläft» der Mensch. Runde 24 Jahre im Durchschnitt eines Menschenlebens. Was wissen wir aus dem Wenig über den Zustand Schlaf, den wir so viele Jahre unseres Daseins brauchen?

Schlaf überfiel den Tramp und Schriftsteller Jack London, wenn er auf den Puffern dahinratternder Eisenbahnwaggons nächtigte. In Schlummer sank der Seefahrer Sir Francis Chichester, als seine Jacht vor Kap Hoorn im Sturm stampfte und rollte. Müdigkeit überwältigte die Astronauten McDivitt und White in der qualvollen Enge ihrer Gemini-Raumkapsel, Müdigkeit besiegte die Angst erschöpfter Frontsoldaten, überfiel todbringend Bergsteiger und Polarforscher, selbst über Hunger und Liebe triumphiert die stille Allgewalt des Schlafes.

Schlaflosigkeit, über wenige Tage erzwungen (der «Rekord» liegt bei 264 Stunden [11 Tage, Proband war Randy Gardner, ein 17jähriger Schüler aus Kalifornien]; GULEVICH et al., 1966), zermürbt die Widerstandskraft Gefangener, ruft psychische Symptome mit Halluzinationen hervor – der Proband sieht «weiße Mäuse» wie ein Alkoholiker im Delir. Wenn man der Legende glauben darf, wurden in China einst Todesurteile «gewaltlos» vollstreckt – durch Schlafentzug.

Zwiespältig scheint das Verhältnis des Menschen zum Schlaf. Wir kennen zeitgenössische Schlafgegner, für die der Schlaf Ärgernis, verlorene Zeit bedeutete: den genialen Erfinder Thomas Edison, Henry Ford, John D. Rockefeller. Die Zahl der Schlaffreunde und derer, die sich der «süßen Labsal» (Euripides) gerne hingeben, ist ungleich größer: Cassius Clay schlief regelmäßig noch Minuten vor einem Kampf. Bismarck war der Meinung, daß trotz allen Sorgen «ein König muß schlafen können» (Kritik an Friedrich Wilhelm IV., 1848).

Napoleon war ein Kurzschläfer, vielleicht auch ein Narkoleptiker. Überliefert ist seine Meinung, nur Dummköpfe und Kranke bräuchten mehr Schlaf. Zu den Kurzschläfern, die mit 4–6 Stunden Schlaf auskamen, gehörte auch W. Churchill. Er pflegte bis 3 oder 4 Uhr morgens zu arbeiten und schlief dann nicht länger als bis 8 Uhr. Allerdings hielt er nach dem Mittagessen eine 2stündige Siesta.

Ein genialer Langschläfer war auch A. Einstein. Er verbrachte gerne 10 Stunden im Bett und soll auch im Bett wesentliche Aspekte seiner Relativitätstheorie entdeckt haben.

Ein surrealistischer Erholungsschläfer war in der Tat S. Dali. Er soll, im Lehnstuhl sitzend, einen Zinnteller auf den Fußboden gestellt haben, zugleich einen Löffel zwischen den Händen haltend. Sobald er einnickte, lösten sich die Finger, der Löffel fiel auf den Teller, Dali erwachte. Der zwischen Einnicken und Erwachen genossene Schlaf soll so erfrischend gewesen sein, daß sich der Maler ausgeruht und munter erheben konnte!

Die Schlafbegabten unter uns haben ein nuancenreiches, oft absonderliches Ritual entwickelt, um die Schwelle des Schlummerns zu überwinden. Der Mohammedaner wendet sein Gesicht zum Einschlafen gen Mekka. Charles Dickens schlief nur, wenn sein Bett – nach Kompaß – in Nord-Süd-Richtung plaziert war, Morgensterns Palmström hingegen wollte seinen Diwan stets west-östlich. Ein Einschlafzeremoniell verlangt schon das Kleinkind, ehe es sprechen kann: ein Wiegenlied, Geschichten, den beruhigenden Lichtspalt der Tür oder das vertraute Spielzeug neben sich. Wenn ein neueres Werk recht behält, so scheint die Basis jeder großen Karriere das Bett zu sein. Wer im Bett nicht zurechtkommt, bringt es im Leben zu nichts. Wer im Bett keine Probleme hat, schafft das Leben wie im Schlaf.

Der Schlaf, Jahrtausende hindurch Domäne der Magier und Propheten, ist heute zum Gegenstand messender, wägender, vergleichender Wissenschaft geworden (LEUTNER).

Die moderne Testbatterie des Schlafes umfaßt ein breites Spektrum medizinischer Analytik und Diagnostik. Nicht nur das EEG, das EOG und das EMG dienen heute dem Schlafforscher, auch die Respirographie, das Elektrodermatogramm, die Elektrogastrographie. Selbst die Phallographie und die Klitorographie sind Bestandteile des Testprogramms, um auch die Vorgänge an den Sexualorganen im Schlaf zu registrieren. Der Aufwand für einen Testschläfer ist deshalb erheblich. So kostet zum Beispiel die Untersuchung pro Bett und Jahr in Deutschland zwischen 80 000 und 100 000 DM.

Leben ohne Schlaf ist nicht denkbar, und ein Leben ohne Wachsein verdient den Namen «Leben» nicht. Unter dem Aspekt der Komplementarität von Wachen und Schlafen «stiehlt» uns der Schlaf einen Teil unseres «wachen» Lebens. Könnten wir auf den Schlaf verzichten oder zumindest die Schlafdauer erheblich verkürzen (etwa nach dem Motto Stachanows: «Schlafe schneller, Genosse!»), so käme dies zumindest im Erleben einer Art Lebensverlängerung gleich. Der Schlafgestörte, dem ein unbewältigter Lebenskonflikt, Kummer und Sorgen den Schlaf «raubt», wird freilich anders denken. Sinn und Zweck des Schlafes sind wohl seine «entmüdenden» und «restitutiven» Funktionen, über die wir trotz mehr als 50 Jahre moderner Schlafforschung nur sehr wenig wissen (HARRER, 1989).

Einige Fakten zum besseren Verständnis des Themas:

1.1 Das altgermanische Wort «Schlaf»

Dieses Phänomen bedeutet ursprünglich «schlapp werden».

Dem Wort «Schlummer» liegt die indogermanische Wurzel «slu» (schlaff, herabhängend) zugrunde. Das Wort «slummern» (englisch: to slumber) taucht zuerst im Mittelhochdeutschen und Niederdeutschen auf und ist von Martin Luther in die Schriftsprache eingeführt worden. «Dösen» (englisch: to doze) wird vom Duden als «gedankenlos dasitzen, halb schlafen» definiert. Das Verb «dösen» ist erst im 19. Jahrhundert aus dem Niederdeutschen ins Schriftdeutsche eingedrungen. Verwandt ist es mit den Hauptwörtern «Dusel» und «Dunst». «Nicken» entstammt dem Mittelhochdeutschen, wo «nücken» so viel wie «nicken, stutzen, leicht schlummern» bedeutete. Wenn jemand schläft, sagt man zuweilen auch «er pennt». Das Wort stammt aus der Gaunersprache und ist wohl eine Ableitung von «Penne» (einfaches Nachtlager, Herberge). Im Jiddischen bedeutet «pannai» müßig.

Vom Hauptwort «Schlaf» leiten sich verschiedene Begriffe ab: beispielsweise «entschlafen» als ein Hüllwort für «sterben». «Beschlafen» oder «überschlafen» heißt, es bis zum nächsten Tag bedenken, um so Distanz zu einem bestimmten Problem zu gewinnen. Zum «Beischlaf» (15. Jahrhundert) kommt es, wenn Mann und Frau «zusammen schlafen». Wie beim Ausdruck «entschlafen» ist auch hier ein Vorgang gemeint, der mit «schlafen» nicht direkt zusammenhängt und den man lieber nur umschreibt. Einer, der zu viel oder zu lange schläft, ist eine «Schlafmütze». Dieser aus dem 17. Jahrhundert stammende Ausdruck bezog sich ursprünglich auf die Nachtmütze, die man beim Schlafen trug.

Wie eine Übersicht zeigt, liegt die Wurzel «son» oder «somn» dem Begriff «Schlaf» in verschiedenen indogermanischen Sprachen zugrunde: französisch «sommeil»; italienisch «sonno»; spanisch «sueño»; portugiesisch «somno»; rumänisch «somnul», schwedisch «somn»; dänisch «sovn»; russisch «son»; polnisch «sen»; bulgarisch «sun»; serbo-kroatisch «san»; tschechisch «spanek»; hindi «sona»; griechisch «hypnos».

In anderen Sprachen heißt «Schlaf»: ungarisch «alvás»; finnisch «uni»; türkisch «uyku»; hebräisch «shenah»; japanisch «nemuri»; chinesisch «shui jiao»; telugu (südindische Sprache) «nidura»; zulu «lala» (BORBÉLY, 1984).

1.2   Versuch einer Definition

Auf der Basis von Verhaltenskriterien gibt Koella einmal folgende Definition (1988): Schlaf ist ein meistens in einer bestimmten Phase der Circadian-Periodik auftretender Zustand der (relativen) motorischen Ruhe und (scheinbar) fehlender sensorischer Reaktivität. Beim Menschen kommt es im Schlaf zu einem Bewußtseinsverlust, respektive einer Bewußtseinsänderung und zum Träumen. Relevant ist auch die prompte Weckbarkeit, der Schlaf imponiert außerdem durch seine ausgesprochene Dynamik mit wechselweisem Auftreten von verschiedenen Phasen oder Stadien. Durch adaptive Fähigkeiten kann er sich außerdem in Dauer, Intensität, Qualität und cirkadianer Phasenlage den äußeren und inneren Bedingungen anpassen.

Schlaf ist also nicht ein Zustand genereller motorischer, sensorischer, vegetativer und psychischer Ruhe. Schlaf ist viel eher durch ein Nebeneinander von hoher Aktivität und/oder Funktionsbereitschaft im einzelnen, und mäßiger, niedriger bis gänzlich fehlender Aktivität und/oder Funktionsbereitschaft in allen anderen Systemen charakterisiert. Schlaf ist demnach qualitativ wie auch im Hinblick auf sein Zeitverhalten ein vielgestaltiges Phänomen.

1.3   Zirkadianer Rhythmus

Ursprünglich sind unsere Wach- und Schlafzeiten durch den «inneren Zeitgeber» auf eine 25-Stunden-Periodik programmiert. Die Erdumdrehung als äußerer Zeitgeber zwingt uns den 24-Stunden-Rhythmus (zirkadian) auf (KUBICKI, 1984). Ein Beispiel dafür stellt die Körpertemperatur dar mit einem Minimum am frühen Morgen und einem um 0,5–1,5° C höheren Maximum am Abend. Die eindrucksvollste tagesperiodische Schwankung stellt der Schlaf-Wach-Zyklus dar, auf den andere Körperperiodizitäten synchronisiert sind. Eine «innere Uhr» liegt den Tagesrhythmen zugrunde

(Aschoff, 1981). Ihr Einfluß wird besonders deutlich erkennbar, wenn Versuchspersonen während längerer Zeit ohne jegliche Zeitinformation leben. Auch unter diesen Versuchsbedingungen ist eine Schlaf-Wach-Rhythmik zu beobachten. Die Periodendauer ist allerdings gewöhnlich etwas länger als 24 Stunden. Wir können davon ausgehen, daß Phasenlage und Periodendauer dieses zirkadianen Schlafrhythmus nicht von der vorgängigen Wachheit abhängen, also relativ starr programmiert erscheinen und sich nur langsam an veränderte Umweltbedingungen anpassen. Diese langsame Anpassung ist wohl auch die Ursache von Schlafstörungen des schon angesprochenen Flugtouristen oder auch des Schichtarbeiters (Borbély, 1984).

1.4 Wachzustand

Für den «Wachzustand» machen wir im wesentlichen die retikuläre Formation verantwortlich (Abb. 1). Die Schlafforschung machte kurioserweise Ende der 40er Jahre nicht durch die Entdeckung eines Schlafzentrums, sondern durch die Entdeckung eines Weckzentrums im Hirnstamm von sich reden. Es waren Morruzzi und Magoun, die 1949 darauf hinwiesen, daß die elektrische Stimulation der Formatio reticularis des Hirnstammes zu einer Weck- bzw. Aktivierungsreaktion führt «arousal reaction». Die Hauptaufgabe dieses aufsteigenden retikulären Systems besteht darin, den Wachzustand herbeizuführen und ihn aufrechtzuerhalten. Dieses Wachsystem konkurriert – so als Arbeitshypothese – mit anatomisch und physiologisch faßbaren Formationen des Gehirns, die als Schlafsystem zur Senkung der Wachheit führen.

1.5 Schlafbedarf, Schlafdauer

Wir wissen um die Tatsache, daß unser «Schlafbedarf» bis ins hohe Alter hinein degressiv abnimmt (Abb. 2). Dieses Faktum hat eine praktische Bedeutung. So beklagt nicht selten der ältere Mensch eine «Schlafstörung», die keine ist! In der Regel muß man auch «Nickerchen» tagsüber zum Nachtschlaf dazurechnen, um so zu einer richtigen Einschätzung der Schlafmenge zu kommen.

Das frühmorgendliche Erwachen wird oft – halb bedauernd, halb im Spaß – als senile Bettflucht bezeichnet.

Schwere körperliche Arbeit, z. B. hartes Training von Athleten, insbesondere in den Nachmittagsstunden, hat eine Zunahme des NREM-Schlafes zur Folge, incl. eine Anhebung der Wachstumshormon-Ausschüttung (Baekeland und Lasky, 1966). Nach Lauftraining kommt es zu einer Zunahme der Stadien NREM-2 und -1, einer deutlichen Abnahme des REM-Schlafes und einer Verlängerung der REM-Latenz (Torsvall und Akerstedt, 1983). Anderseits wurde von anderen Autoren gefunden, daß bei Mensch und Tier nach intesivem Lernen der REM-Schlaf zunimmt (Empson und Clarke, 1970, Leconte und Hennevin, 1971; Zimmermann et al. 1971).

Hinsichtlich Dauer und innerer Struktur des Schlafes können erhebliche Unterschiede zwischen den einzelnen Arten bestehen (Koella, 1988; Tab. 1).

Tabelle 1: Mittlere tägliche Schlafdauer (SD), REM-Schlaf-Anteil (REM %) und Länge des Schlafzyklus (LZ) bei einigen Säugern und Vögeln.

Spezies	SD (h)	REM %	LZ (min)
Maus	8,5–12,8	9,5	9,6
Ratte	13,2–13,6	18,6	9,8–13
Meerschweinchen	8,2–12,6	9,7	12,1
Kaninchen	8,4–8,8	10,7	29,0
Katze	13,2–14,5	20,0–24,9	27,5
Hund	12,9	20–25	--
Fuchs	9,8	24,5	20,7
Rhesus-Affe	9,6–11,8	12,7	44,5
Schimpanse	9,7	15,0	90,0
Pavian	8,8– 9,8	7,2	40,0
Ziege	3,8– 5,4	13,5	--
Schaf	3,8	14,7	--
Kuh	3,9	18,9	40,0
Pferd	2,9	27,3	60,0
Elefant	3,9	46,2	>124,0
Mensch (erw.)	8,0	24,2	95,8
Taube	10,6	--	--
Eule	7,9– 8,0	1,9*	--
Haushuhn	11,7	--	--

Ausgezogen aus Tabellen von Zepelin u. Rechtschaffen (1974) und Campbell u. Tobler (1984). Beachte, daß diese Ergebnisse unter unterschiedlichen Versuchsbedingungen und mit unterschiedlicher Meßmethodik erhalten worden sind. * Daten von Sučić und Kovačević (1973). -- keine Daten erhältlich.

Die Frage nach der mittleren Schlafdauer von erwachsenen Personen kann im Bevölkerungsdurchschnitt der westlichen Industrienationen werktags mit etwa 7,5 Stunden angegeben werden (WEBB, 1985), wobei sich Frauen etwas weniger Schlaf gönnen als Männer. Am Wochenende wird im Durchschnitt etwas länger geschlafen. Die individuelle Schlafdauer variiert sehr stark; «natürliche» Schlafzeiten zwischen 6 und 9,5 Stunden liegen absolut im Normbereich. Die «Natürlichkeit» wird an der Wachheit und Ausgeruhtheit tagsüber bzw. an der Schlafdauer ohne Wecker gemessen. 1973 war es Hartmann, der vermutet hatte, daß natürliche Langschläfer ängstlicher seien als natürliche Kurzschläfer. Nach anderen Beobachtungen zeigten die Langschläfer mehr positive und weniger negative Effekte als die Kurzschläfer. Die beste Gesundheit und die höchste Lebenserwartung finden sich jedenfalls bei Personen, die ca. 7–8 Stunden schlafen (KALES und KALES 1984). Allein im Laufe des 20. Jahrhunderts scheint sich die allgemeine durchschnittliche Schlafzeit verkürzt zu haben; so schlafen Studenten beispielsweise heute etwa 1 Stunde weniger als ihre Kollegen um die Jahrhundertwende (WEBB und AGNEW, 1975).

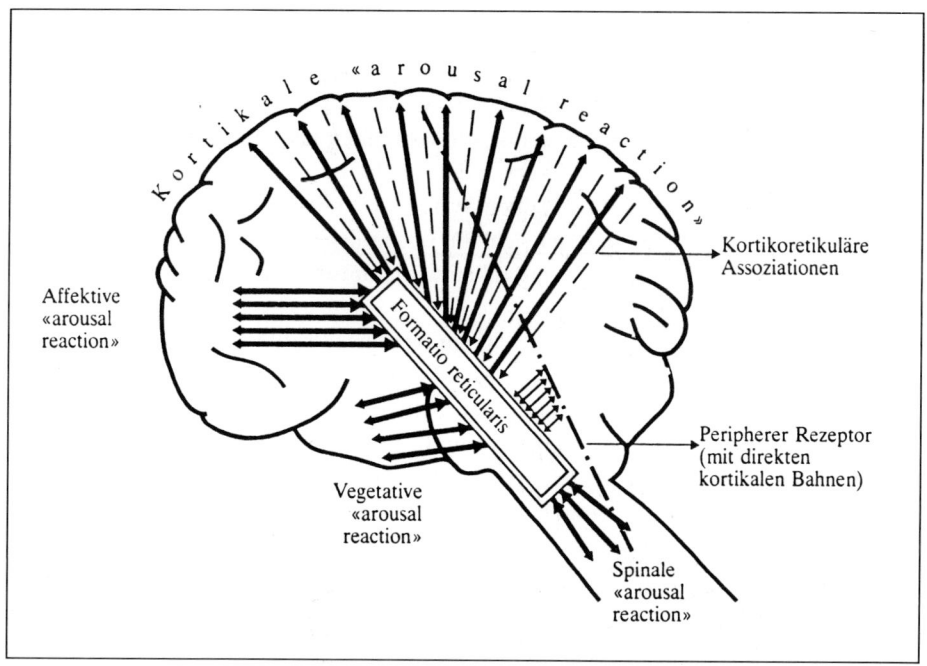

Abbildung 1. Formatio reticularis als zentrales Projektionssystem für die verschiedenen Formen der «arousal reaction» (nach WANDREY und LEUTNER, 1967).

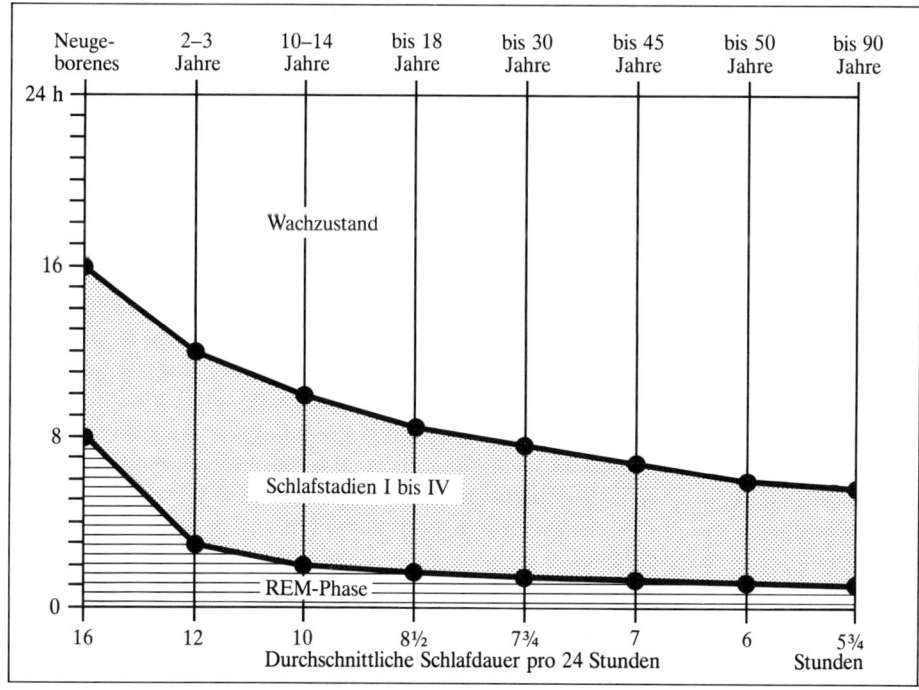

Abbildung 2. Die «Topographie» unseres Schlafbedarfes.

1.6 Schlaflabor

Die Interpretation bzw. Katalogisierung der Schlafstadien ist noch immer uneinheitlich. So wird z. B. in Deutschland selbst von führenden Hypnologen noch immer das
«alte» A, B, C, D, E-System verwendet, während vorwiegend im englischen
Sprachgebiet und -gebrauch das «Zahlen-System» (Stadien 1–4) verwendet wird. Die
traditionelle Terminologie bezieht sich im wesentlichen auf Loomis und Mitarb.
(1937). Die «neue» Nomenklatur verdanken wir hauptsächlich Dement und Kleitman
(1957).

Im «Schlaflabor» zeigt unser Schlaf ein typisches Profil (Abb. 3 u. 4). Der Weg
vom Wachsein (A) über die Stadien B–E (I–IV) bezeichnen wir als Schlafvertiefung.
Nach dem Tiefschlaf (E) durchläuft der Schläfer diese Stadien in umgekehrter
Reihenfolge. Der Weg bis zum Tiefschlaf und zurück einschließlich der ersten Phase
des paradoxen Schlafes (REM) bildet die erste Schlafperiode. In einer Nacht können
bis zu 5 Schlafperioden vorkommen.

Die Verteilung der einzelnen Schlafphasen ist weitgehend altersspezifisch:
Während der REM-Schlaf-Anteil beim Neugeborenen bis zu 60 % des Gesamtschla-
fes ausmacht, sinkt er mit zunehmendem Lebensalter kontinuierlich ab und beträgt
beim Erwachsenen nur mehr etwa 20 % (Abb. 2). Diese Phase des REM-Schlafes
erhielt auch den Namen «paradoxer Schlaf». Während dieses Schlaftypus steigt die
Schlaftiefe, gemessen an der Weckschwelle, sprunghaft gegenüber dem Normalschlaf
an, im EEG ist höchste Aktivität erkennbar. Tiefster Schlaf + waches EEG:
paradoxer Schlaf.

Als Beobachter eines Schläfers registriert man in der REM-Phase sog. Salven
von schnellen Augenbewegungen (**R**apid-**E**ye-**M**ovements): Die Augäpfel gehen hin
und her. Weckt man jetzt den Schläfer, so gibt er vielleicht die Antwort: «Ich schaute
eben einem spannenden Tennisspiel zu». In der Regel rapportiert der Geweckte, was
er soeben geträumt hat.

Die Bezeichnung für den REM-Schlaf als «Traumschlaf» wird man heute nicht
mehr aufrechterhalten können. Auch während des Normalschlafes (langsamer Schlaf)
wird geträumt, auch wenn es wohl gewisse Unterschiede gibt. Während des REM-
Schlafes wird wohl häufiger geträumt, die Träume sind meist sehr lebhaft und gehen
auch mit sensorischen, mit visuellen Vorstellungen einher. Träume des langsamen
Schlafes haben wohl mehr sachliche Inhalte, es fehlt ihnen die dramatische Färbung,
und sie werden recht schnell vergessen.

Auch der REM-Schlaf-Anteil unterliegt einer spezifischen Regulation (Bor-
bély, 1984). Weckt man beispielsweise eine Versuchsperson während mehreren
Nächten bei jedem REM-Schlafansatz auf, verhindert also auf diese Weise dieses
Schlafstadium, so kann man beobachten, daß die Zahl der REM-Phasen von Nacht zu
Nacht zunimmt. In den nachfolgenden Erholungsnächten kommt es oft zu einer
Zunahme des REM-Schlafanteils, den wir als REM-Schlaf-Rebound bezeichnen.

Am Beispiel einer gesunden Versuchsperson lassen sich der Wechsel von Nicht-
REM- und REM-Schlaf sowie – über die Nächte – die Stabilität und die Variabilität
des Schlafmusters auch als «colourful sleep» darstellen (Abbildung 5).

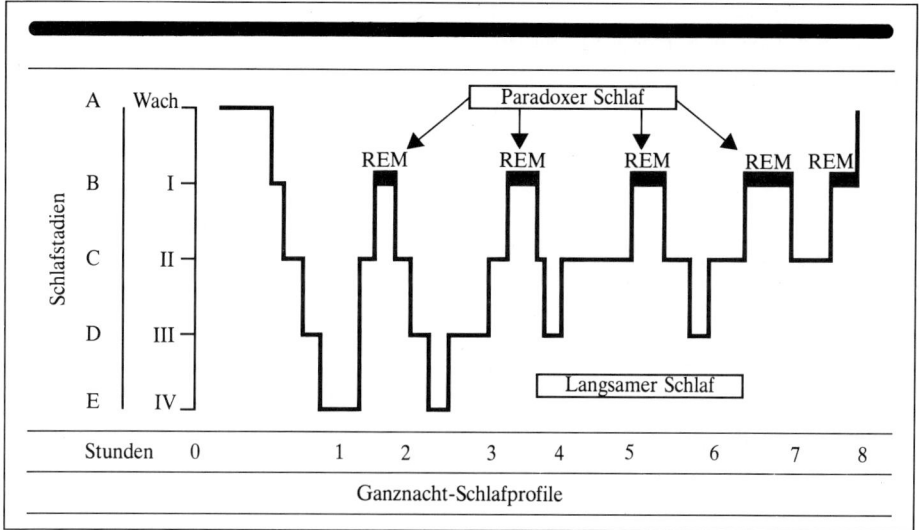

Abbildung 3. Das «Profil» eines achtstündigen Schlafes: A–E (nach LOOMIS et al.); I–IV (nach DEMENT und KLEITMANN).

Das moderne „Schlaflabor in der Inneren Medizin" untersucht die schlafbezogenen Atmungsstörungen, die eine lebensbedrohende Gefährdung darstellen können. Zur Diagnostik und Therapieüberwachung wird heute ein gestuftes Konzept etabliert, das neben den elektro-physiologischen Parametern der klassischen Polysomnographie eine kontinuierliche Atmungsmessung und Blutgasüberwachung einbezieht (PENZEL, PETER, 1989)

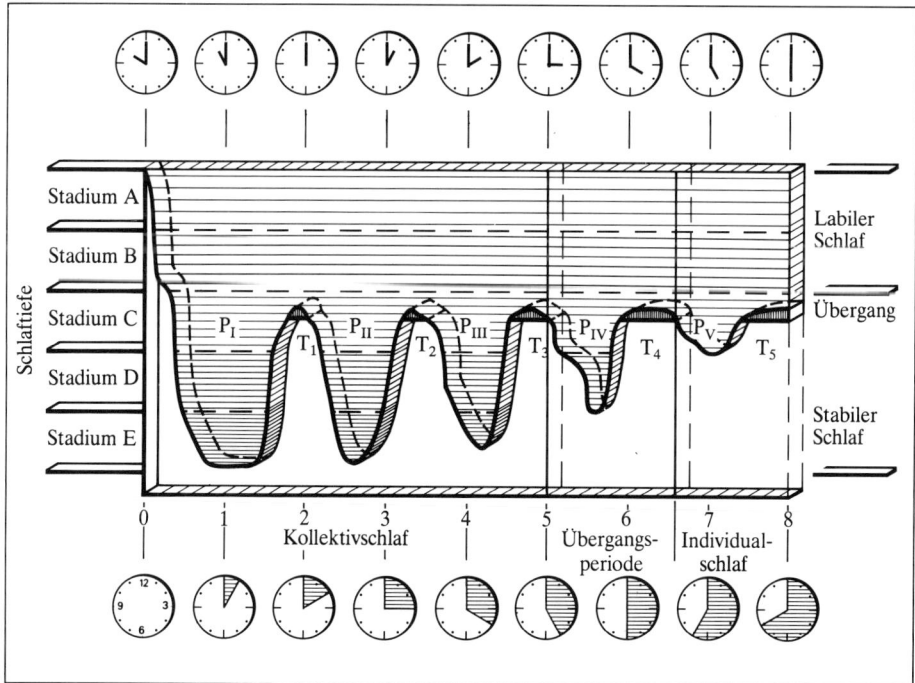

Abbildung 4. Das «Schlafritual» des Erwachsenen. P_i–p_v: Schlafperioden; T_1–T_5: Traumphasen (nach JOVANOVIĆ).

Demgegenüber ist das «Farbmosaik» eines gestörten Schlafes ganz anders strukturiert. Gegenüber dem ungestörten Schlaf (Abbildung 6, a) zeigt der gestörte Schlafrhythmus häufig Schlafunterbrechungen, eine verkürzte Gesamtschlafdauer, unregelmäßigen REM-Schlaf, insgesamt einen starken Zerfall der Schlafstruktur (Abbildung 6, b und c).

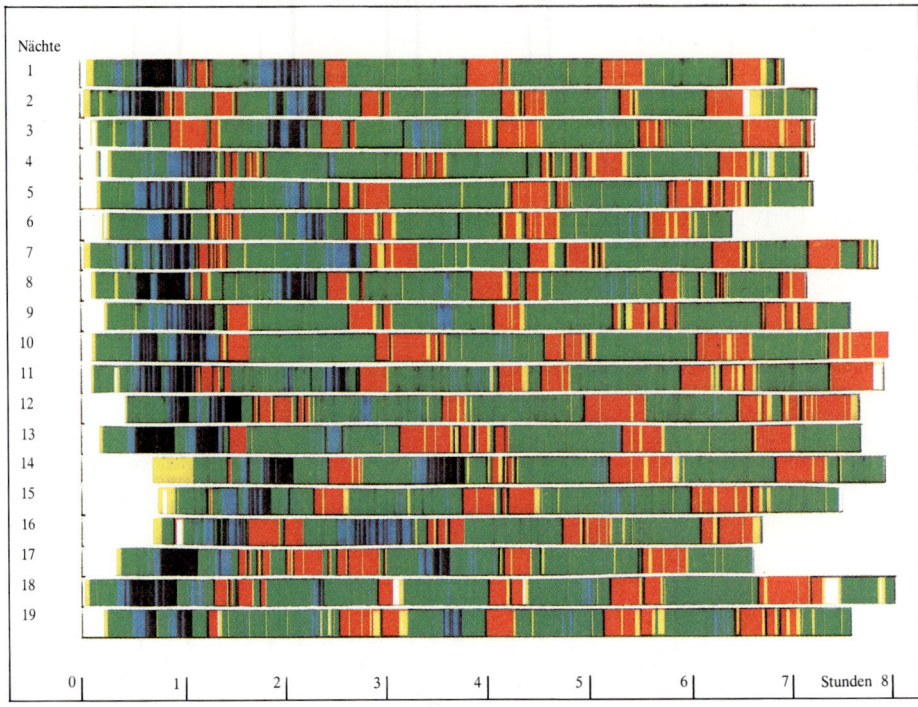

Abbildung 5. Das «Farbmosaik» der Schlafstruktur (nach SCHULZ und BALTESKONIS). Jeder Farbbalken repräsentiert den Schlafverlauf in einer Nacht. Weiß = wach; gelb = Schlafstadium I (dösen); grün = Stadium II (mittlerer Schlaf); hellblau = Stadium III; dunkelblau = Stadium IV (Stadien III und IV bedeuten Tiefschlaf); rot = REM-Schlaf.

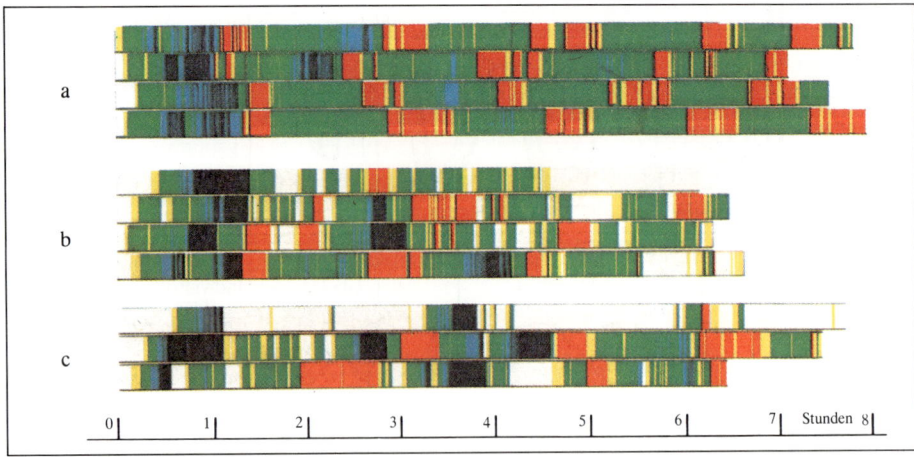

Abbildung 6. Das «Farbmosaik» eines ungestörten (a) und eines gestörten Schlafes (b und c) (nach SCHULZ).

1.7 Definitionsmerkmale

Die «Definitionsmerkmale» für die verschiedenen Schlafstadien können heute störungsarm und kontinuierlich registriert werden. Voraussetzung ist eine gute Schlafqualität im Schlaflabor und ein für Schlafregistrierungen und nächtliche Beobachtungen gut trainiertes Personal (Tab. 2, SCHULZ, 1984).

Tabelle 2
«Definitionsmerkmale» für die Stadien (nach Schulz, 1984)

Stadium	EEG	EOG	EMG	Prozentualer Anteil der Stadien an der Schlafperiode
Wach (W)	α- (8–12 Hz) und ß-Wellen ($\geqq$ 13 Hz)	Rasche Augenbewegungen, Sakkaden	Wechselnder Tonus	< 5 %
S1	Unregelmäßige Aktivität mit ϑ-Wellen (4–7 Hz)	Langsame, pendelnde Augenbewegungen	Wechselnder Tonus, geringer als im Wachen	5–10 %
S2	Spindeln (13–15 Hz) und K-Komplexe	Keine Augenbewegungen	Wechselnder Tonus	50 %
S3	20–50 % Belegung mit δ-Wellen (< 2 Hz, $\geqq$ 75μV)	Keine Augenbewegungen	Wechselnder Tonus	10 %
S4	$\geqq$ 50 % Belegung mit ϑ-Wellen	Keine Augenbewegungen	Wechselnder Tonus	10 %
REM	Niederamplitudiges EEG, ϑ-Wellen, Sägezahnwellen	Schnelle, konjugierte Augenbewegungen	Atonie der Halte- und Stellmuskulatur	20–25 %
MT	Bewegungsartefakte ($\geqq$ 15 s)	Bewegungsartefakte	Hoher Tonus	1–2 %

1.8 Neurophysiologie

«Neurophysiologisch» sind bisher verschiedene Theorien diskutiert worden. So deuten Forschungsergebnisse darauf hin, daß der monoaminerge Transmitter Serotonin insbesondere für den langsamen Schlaf und Noradrenalin für den REM-Schlaf entscheidend sein könnten. Die als Monoamintheorie zusammengefaßten Ergebnisse blieben nicht unwidersprochen. Der Stand der Forschung läßt wohl eine umfassende widerspruchsfreie Formulierung einer Schlaftheorie bisher nicht zu. Heute hat sogar die mögliche Bedeutung von endogenen Schlafstoffen wieder Aktualität erfahren, seit das DSIP (**D**elta-**S**leep-**I**nducing-**P**eptide) als schlafinduzierendes Oligopeptid isoliert wurde (MONNIER u. SCHÖNENBERGER, 1976). Auf der neurophysiologisch-biochemischen Ebene von nervösen Erregungsmustern, Transmittern und Peptiden läßt sich derzeit nicht angeben, was «Müdigkeit» ist und worin die Änderung besteht, die der Schlaf mit der Beseitigung der Müdigkeit in unserem Organismus hervorruft (STEINBERG et al., 1984).

Zusammenfassung

Zwei unterschiedliche Schlafmuster: Nicht-REM-Schlaf, langsamer Schlaf («orthodoxer», 70–80 %) und REM-Schlaf, paradoxer Schlaf (20–30 % des Nachtschlafes).

Schnelle Augenbewegungen korrelieren mit Träumen: REM-Schlaf (Rapid-Eye-Movements).

Die REM-Phase imponiert durch die unregelmäßigen Augenbewegungen mit Frequenzen von 5–10 pro Sekunde im Elektrookulogramm (EOG, Abbildung 7). Der Ausdruck paradox deshalb, weil trotz elektroenzephalographischem Leichtschlafmuster starke Weckreize notwendig sind. Die erste REM-Phase tritt 90–120 Minuten nach dem Einschlafen auf und wiederholt sich dann alle 60–90 Minuten. Die Dauer nimmt im Laufe des Nachtschlafes zu, während die Schlaftiefe abnimmt (Abbildung 3).

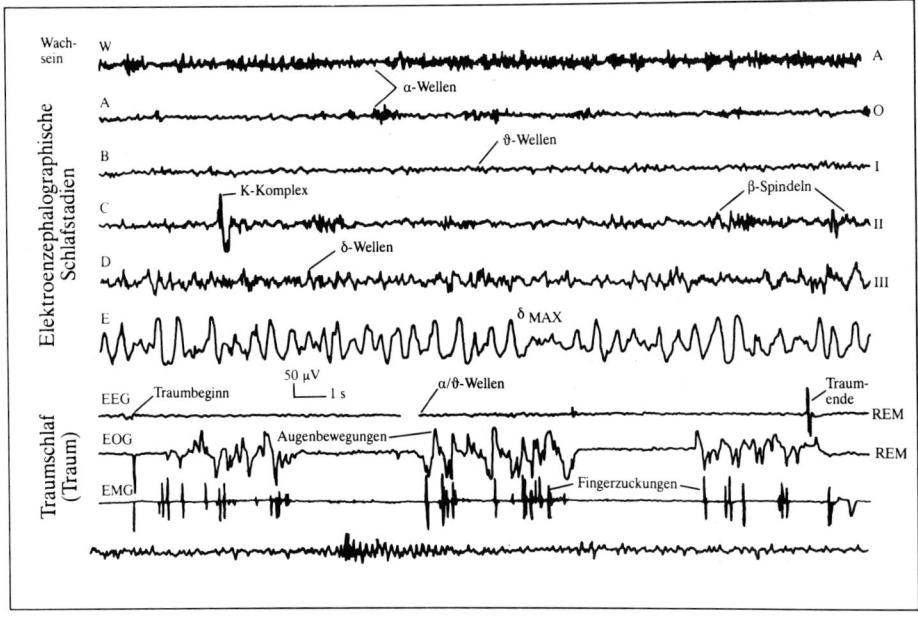

Abbildung 7. Die «Analytik» des Schlafes.

Übrigens, schon der Fetus hat REM-Phasen. Etwa ab der 24. Woche der Schwangerschaft läßt sich dies nachweisen. Es beginnen sich Schlafzyklen auszubilden.

1.9   REM-Phasen

Zur Bedeutung der *REM-Phasen* lassen sich zwei Tatsachen resümieren:
Gleichsam auf den «Bergen» der Schlafkurve absolvieren wir diese Traumphasen (Abbildung 3), und diese Träume haben eine «Wächter-Funktion» (S. FREUD).

Während der Traumphasen ist der Mensch relativ schwer weckbar. Einen Beweis für die physiologische Notwendigkeit ergeben experimentelle Untersuchungen über Traumentzug: Die Versuchspersonen klagten über Angstzustände, Konzentrationsschwierigkeiten, gereizte Stimmung, Müdigkeit.

An der Universität von Ottawa untersuchte man Studenten, die an einem Intensivsprachkurs teilnahmen. Es zeigte sich, daß die Studenten, die intensiv lernten, einen größeren Bedarf an REM-Schlaf hatten als andere. Auch weiß man aus Versuchen an Katten, daß der Lernprozeß durch Entzug des REM-Schlafes rückgängig gemacht werden kann. Deshalb erscheint es wenig sinnvoll, vor einem Examen beispielsweise eine Nacht lang durchzupauken. Man nimmt zwar eine Menge Fakten auf, aber Fakten, die mangels REM-Schlaf nicht in das Langzeitgedächtnis übergeführt werden können.

Das Lernen im Schlaf:

Eine gewisse Erinnerungs- und Wiederkennungsfähigkeit besteht «am besten» während der REM-Phase. Ein Lernen im Schlaf i. S. einer Speicherung neuer Informationen scheint zunächst nur im Kurzzeit-, dann im Langzeit-Gedächtnis, nur während der REM-Phase möglich zu sein. Wir «lernen» unsere Träume. Wir können aber die Träume im Gedächtnis nur konsolidieren und für uneingeschränkten Abruf während des Wachseins bereitstellen, wenn nach dem REM-Schlaf unmittelbar eine Wachphase folgt.

Auf eine Kurzformel gebracht:
Wer stark wächst, schläft länger und wer viel lernt, benötigt mehr REM-Schlaf!

Die Verbreitung des Phänomens «Traum» hat zu einer Reihe von Hypothesen geführt, die dem REM-Schlaf eine Rolle bei der Anpassung des Organismus an seine Umwelt zuschreiben. Sie reichen von der Annahme einer emotional-integrativen Funktion des REM-Schlafes über die einer Konsolidierung und Speicherung von tagsüber erworbener neuer Information bis hin zu der einer möglichen genetischen Programmierung des Gehirns. Daß ein «Lesen» und Einspeichern der Erbinformationen stattfinden muß, zeigt sich beispielsweise an Verhaltensweisen von Tieren, die isoliert aufgezogen wurden und dennoch über ein Repertoire an komplizierten artspezifischen Verhaltensweisen verfügen (SCHULZ).

Die Produktion von Traumszenerien, ihr Erkennen und ihre Interpretation basieren nach Koella auf einem Hervorholen von z. T. älteren, z. T. neuen Engrammen aus dem Langzeit-Gedächtnis und einer Reaktivierung von «Zwischenergebnissen» aus dem Kurzzeitgedächtnis. Der Traum wird jedenfalls als Ganzes und sequenzgerecht im Kurzzeit-Gedächtnis gespeichert. Nach dem Aufwachen wird der Traum rapportiert und/oder, wiederum nach Sequenz geordnet, in Form von neuen Engrammen im Langzeitgedächtnis gespeichert. Der Traum wird gleichsam in rasche Augenbewegungen «übersetzt». Er induziert demnach eine Art Sprache mit den Augenmuskeln. Der Traum ist auch fähig, mit seinem Inhalt auf meistens stark affekt-beladene (Tages-)Aktivitäten zu reagieren; solche Tageserlebnisse können – in etwa 30 % der Fälle – nicht nur emotionell, sondern auch interpretativ in die Träume eingebaut werden. Der Trauminhalt nimmt Bezug auf das, womit sich der Träumer während des Wachseins beschäftigt hat. Im Traum treten auch Defensiv-Mechanismen zutage, die die Auseinandersetzung mit Streß günstig beeinflussen sollen (KRAMER 1983).

Nach den Daten von Kales und Mitarb. (1967) wird nach Wecken aus dem REM-Schlaf in der überwiegenden Zahl und nach Wecken aus dem NREM-Schlaf nur in 7 % der Fälle «echtes Träumen» rapportiert. Fest steht also, daß die «besten» Traum-Rapporte nach dem Erwachsen aus oder kurz nach dem REM-Schlaf erhalten werden. Dies bedeutet wohl, daß wahrscheinlich im REM-Schlaf die beste neurophysiologische Bedingung für ein solches «Erleben» und – vielleicht noch wichtiger – für die Speicherung des erlebten in Kurz- und/oder Lang-Gedächtnis bestehen. Es muß aber akzeptiert werden, daß ein Traum – wenn vielleicht auch nicht so differenziert – selbst während des NREM-Schlafes ablaufen kann. Als eine interessante «Nebenerscheinung» des REM-Schlafes darf das intermittierende Auftreten von raschen Augenbewegungen gelten, die sich als konjugierte, meistens horizontale, gelegentlich aber auch als vertikale und diagonale Bulbusrotationen darstellen (KOELLA, 1988).

Das Gehirn hat einen sehr hohen Turnover (Umsatz) an Proteinen und Nukleinsäuren. Der Schlaf, insbesondere der REM-Schlaf, stellt die Zeit höchst aktiver Proteinsynthese dar, basierend auf hohem «Energy-Charge» (ADAM und OSWALD 1977; ADAM 1979), und daß Langzeit-Gedächtnis – d. h. Gedächtnis-Konsolidierung – auf der Synthese von höchst spezifischen Proteinen beruht. Der REM-Zustand fördert nicht nur die Produktion und das Erleben des Traumes an sich, sondern auch dessen Speicherung im Kurzzeit- und Langzeit-Gedächtnis. Der NREM-Schlaf hat dagegen eher einen hemmenden, wenn nicht «ausradierenden» Effekt.

Nur so kann es seiner Aufgabe, Informationen zu speichern, gerecht werden. Derartig hochspezialisierte Prozesse gehen weit über die normale Proteinsynthese hinaus. Schlafexperte Oswald (Edinburg) ist überzeugt, daß der Schlaf in erster Linie dem Gehirn – insbesondere der Gedächtniskonsolidierung – zugute kommt.

1.10 Schlafentzug

Verschiedene Formen des Schlafentzugs:

Der totale Schlafentzug (TSE), der partielle Schlafentzug (PSE), der selektive Schlafentzug (SSE). Für einen selektiven Schlafentzug eignet sich besonders die medikamentöse Methode. So lassen sich die Stadien NREM-3 und -4 und/oder REM sehr effektiv durch Antidepressiva, verschiedene Hypnotika, Amphetamine, aber auch durch Morphin und Äthylalkohol mindern, meistens aber nicht völlig ausschalten.

1.11 Das «komplette» Modell von SORA

Vor dem Hintergrund zentral-nervös lokalisierter biophysikalischer und biochemischer Prozesse, die wahrscheinlich an der Organisation und Regulierung des Schlafes beteiligt sind, hat Koella in verdienstvoller Weise ein theoretisches Modell der Schlaf-organisierenden und -regulierenden Apparatur (SORA) vorgeschlagen. Diese Mischung von «Praxis, Theorie und Hypothese» wird vom Autor sehr detailliert in seiner lesenswerten Monografie über «Die Physiologie des Schlafes», 1988, darge-stellt.

Zusammenfassung

Nächtliche Traumphasen sind für das psychophysische Wohlbefinden wahrscheinlich notwendig: zerebrale Regeneration. REM-Schlaf sollte deshalb unangetastet bleiben.
   Die moderne Schlafforschung hat inzwischen den Beweis antreten können, daß zum Beispiel schon geringe Mengen Alkohol, aber auch Barbiturate, den REM-Schlaf unterdrücken, das heißt, seine Dauer reduzieren, also ein unphysiologisches Schlaf-muster erzeugen.

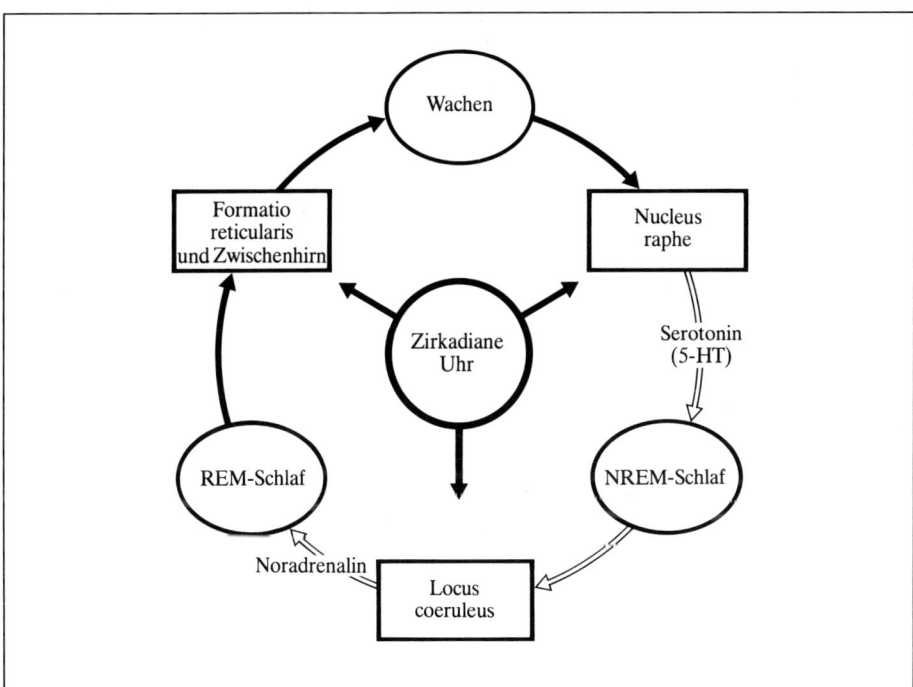

Abbildung 8. Die «zirkadiane Uhr» des Schlaf-Wach-Zyklus (nach WASER).

2. Zur Pathophysiologie des Schlafes

Wir schlafen, weil es «Zeit» ist.

2.1 Statistik der Schlafstörungen

Die Häufigkeit, mit der das Symptom Schlafstörung offen oder auf Befragen beklagt wird, wird unterschiedlich registriert. Dies überrascht nicht, wenn man davon ausgeht, daß der Bundesbürger heute doppelt so lange wie der Vorfahre um 1870 lebt. Besonders bemerkenswert: Seit 1970 hat sich die Lebenserwartung weiter erhöht, und zwar in allen Altersschichten um durchschnittlich 2 Jahre. So hat ein weibliches Baby in Westdeutschland jetzt 77 Jahre vor sich, ein männliches 70 Jahre. (BECHER, 1984). Neueste Zahlen sprechen von einer mittleren Lebensdauer von 78,7 bzw. 72,2 Jahren.

Einen Preis für diese «Lebensverlängerung» zahlt der Mensch auch mit Störungen seines Schlafes im Alter. Die Angaben der Untersucher spiegeln einen weiten Bereich wider, von 10 bis 54 % (Abb. 9). Hau, 1967, zitiert eine Quelle, nach der jeder 4. Bundesbürger unter Schlafstörungen leidet. Frauen beklagen dies stärker

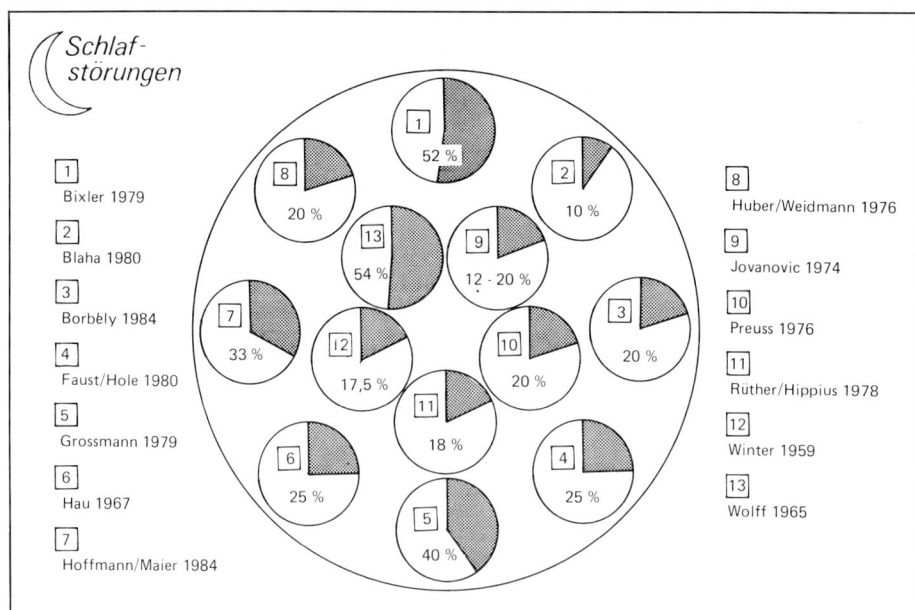

Abbildung 9. Wie hoch ist der Prozentsatz in der Bevölkerung?

26

als Männer, ältere deutlich mehr als jüngere, Städter mehr als Landbewohner. In einer Allgemeinpraxis liegt die Rate der Schlafstörungen bei etwa ¼, in einer nervenärztlichen Praxis bei ⅓, in der psychiatrischen Klinik bei ⁷⁄₁₀ schlafgestörter Patienten. Die Zunahme von Schlafstörungen mit dem Alter ist unwidersprochen. Bei stationärer Aufnahme klagen etwa 70 % der psychiatrischen Patienten über Schlafstörungen (GUILLEMINAULT, 1982), bei fast 90 % der manisch-depressiven Patienten ist der Schlaf schwer gestört (MENDELSON et al., 1977), bei schizophrenen Psychosen leidet die Hälfte der Kranken an erheblichen Schlafstörungen (HIPPIUS u. RÜTHER, 1979). Wahrscheinlich hatte etwa ⅓ der Bevölkerung der Bundesrepublik Deutschland zeitweise oder (zum sehr viel kleineren Teil) dauernd Probleme mit dem Schlaf (HOFFMANN u. MAIER, 1984).

Die epidemiologischen Angaben über die Häufigkeit von Schlafstörungen überhaupt in der erwachsenen Bevölkerung westlicher Industrieländer sind zwar nicht ganz einheitlich aber doch ähnlich. Danach gehören Schlafstörungen zu den am häufigsten geäußerten Beschwerden in der ärztlichen Praxis. Eine der neuesten europäischen Untersuchungen ist die von E. Lugaresi und Mitarb. (1987), in der 5713 Personen in San Marino untersucht wurden, das sind 25 % der Gesamtbevölkerung dieses kleinen Landes. Die Altersspanne reichte von 3–94 Jahren, es war eine subtile Fragebogenerhebung.

Das Bundesdeutsche Allensbacher Institut für Demoskopie ermittelt regelmäßig Fragen nach der Schlafqualität der Bundesrepublikaner (E. PIEL, 1985). Eine andere epidemiologische Studie zur Auftretenshäufigkeit psychiatrischer Erkrankungen erfolgte an der Psychiatrischen Klinik der Universität München (DILLING und WEYERER, 1978). Diese Studie erfaßte 1536 Personen über 15 Jahre.

In dieser Münchener Studie gab ¼, nämlich 27,5 % der Befragten, Schlafstörungen an. In 13,5 % lag ein Schweregrad vor, der eine medikamentöse Behandlung ratsam erscheinen ließ. Diese Zahl deckt sich erstaunlich gut mit den 13,4 % Schlafgestörten in San Marino (LUGARESI et al., 1987) und annähernd mit den 17 % der deutschen Bevölkerung, die laut Allensbach-Untersuchung eher «schwer» einschlafen (PIEL, 1985). Auch die Alters- und Geschlechtsverteilung ist in den verschiedenen Untersuchungen sehr ähnlich· jüngere Leute leiden nur relativ selten an Schlafstörungen (weniger als 10 %), die über 60jährigen dagegen zu mehr als 40 %. Während bis Mitte 40 das Geschlechterverhältnis etwa ausgewogen ist, steigt ab diesem Alter die Anzahl der schlafgestörten Frauen erheblich stärker an als die der Männer. Die Männer klagen erst über 60 in einem erheblich höheren Ausmaß über Schlafstörungen (KNAB, 1989).

2.2 Führende Diagnosen

Im Spiegel der führenden Diagnosen 1988 standen die «Schlafstörungen» auf Rang 4 (Tab. 3).

Analysiert man diesen Tatbestand, so zeigt sich in der Statistik dieses Symptom entweder als alleinige Diagnose oder aber als Mitdiagnose. Dies wird im Verordnungsprofil eines akzeptierten Schlafmittels deutlich: Während die Schlafstörung als

Diagnose in 21,2 % der Fälle gestellt wurde, verteilen sich die Mitdiagnosen auf Krankheiten, die im allgemeinen Register an der Spitze stehen: Herzinsuffizienz, Hypertonie, vegetative Dystonie, Depressionen u. a. (Tab. 4). Diese Aufschlüsselung läßt dabei bereits vermuten, daß eine Kausalbehandlung des zugrunde liegenden Leidens nicht immer die begleitende Schlafstörung beseitigen kann.

Tabelle 3. Die führenden Diagnosen 1988

Rang	Diagnose	in %	Häufigkeit in 1000
1	Hypertonie, essentielle	3,86	22939
2	Bronchitis	3,34	19807
3	Herzinsuffizienz	2,80	16636
4	Schlafstörungen	2,49	14807
5	koronare Herzkrankheiten	2,46	14621
6	Kontaktdermatitis	2,11	12511
7	Varizen	1,76	10470
8	Diabetes mellitus	1,76	10448
9	Hirngefäßkrankheiten	1,66	9880
10	Asthma	1,57	9347
	Rangfolge 1–10	23,81	141466
	Total	100,0	

Verordnungsprofil eines Schlafmittels: 548 Praktiker, 2250 Verordnungen während 4 Wochen 1983		
Diagnose	in %	total
Schlafstörung	21,2	669
Herzinsuffizienz	7,5	237
Hypertonie	4,2	132
Vegetative Dystonie	3,6	113
Depression	3,5	110
Zerebrale Durchblutungsstörungen	3,1	98
Arthrosis deformans	2,4	76
Gastritis	2,4	75
periphere Durchblutungsstörungen	2,3	72
Koronarsklerose	2,3	71
Schmerzen	2,0	64
Diabetes mellitus	2,0	63
Lungenemphysem	1,8	56

Tabelle 4. Schlafstörungen als Diagnose und Mit-Diagnose 1983

Auch jüngere Daten-Analysen zeigen ein ähnliches Bild, z. B. in ⅔ aller Fälle der Diagnose Schlafstörung liegt noch eine weitere Erkrankung vor. Der größte Bereich, auf den Mitverordnungen bei Schlafstörungen entfallen, ist der Herz-Kreislauf-Sektor. Bei jeder 5. Schlafmittelverordnung wird noch ein Herz-Kreislauf-

Präparat rezeptiert. Bei jeder 10. Schlafmittelverordnung steht ein Rheumamedikament und bei jeder 20. Verordnung wird ein Mittel gegen Ulkus/Gastritis mit rezeptiert. Aus diesem Datenmaterial wird ersichtlich, welche Präparate im Rahmen der Mitdiagnose bei Schlafstörungen verordnet werden: Novodigal®, Lanitop®, Voltaren®, Isoket®, Tebonin®, Dusodril®, Digimerck, Tramal®, Adalat®, Valoron® N.

Diese Ergebnisse jüngerer Datenerhebungen bestätigen die klinische bzw. ärztliche Erfahrung über die Jahre hinweg, daß nur relativ selten ein Patient wegen Schlafstörungen zum Arzt kommt. Wesentlich häufiger wird dieses Symptom erst im Zusammenhang mit anderen medizinischen oder psychiatrischen Problemen angesprochen. Dies ist vielleicht der Grund, daß man lange Zeit dem Problem Schlafstörung ungerechtfertigterweise ein nur geringes Interesse entgegengebracht hat (BOURGEOIS, 1984).

2.3 Katalogisierung der Schlafstörungen

Nach dem klinischen Erscheinungsbild und seiner Beschreibung (Phänomen-Deskription, BECKMANN u. HIPPIUS, 1976) hat sich seit langem die grobe Differenzierung in 1. Einschlafstörungen, 2. Durchschlafstörungen und 3. kombinierte Schlafstörungen eingebürgert. Nach einem eher ätiologisch orientierten Einteilungsprinzip lassen sich besser jedoch 3 Groß-Gruppen unterscheiden (FINKE u. SCHULTE, 1970 und FINKE, 1974): 1. Funktionelle Schlafstörungen, 2. organisch bedingte Schlafstörungen und 3. Schlafstörungen bei endogenen Psychosen. Diese Dreiteilung hat sich vielfach eingebürgert.

Die vielfältigen Störenfriede des Schlafes haben aber auch eine andere, vielleicht weniger konventionelle aber nicht minder präzis etikettierende Systematik initiiert
(Tab. 5, JOVANOVIC, 1974)

Tabelle 5. Die Systematik der Schlafstörungen
(nach Jovanovic)

| der schnarchende |
| der alternde |
| der nervöse |
| der überforderte |
| der neurotische |
| der traurige |
| der «temperamentvolle» } Schläfer |
| der schizophrene |
| der krampfende |
| der wandelnde |
| der bettnässende |
| der sprechende |
| der Zwangs- |

Weitere Katalogisierungsversuche blieben nicht aus. So hat die amerikanische Association of Sleep Disorders Centers (ASDC) eine diagnostische Vereinheitlichung der Schlaf- und Wach-Störungen erarbeitet (1979; modifizierte Katalogisierung: Abb. 10 und 11). Diese Einteilung blieb zwar nicht unumstritten, trotzdem ist damit ein praktikables Instrument zur Klassifikation der Schlafstörungen für klinische und wissenschaftliche Zwecke entstanden (STEINBERG et al., 1984). Zunächst mag etwas irritierend sein, daß dieselben Diagnosen, je nachdem, ob Ein- und Durchschlafstörungen oder die exzessive Einschlafneigung am Tage im Vordergrund des Beschwer-

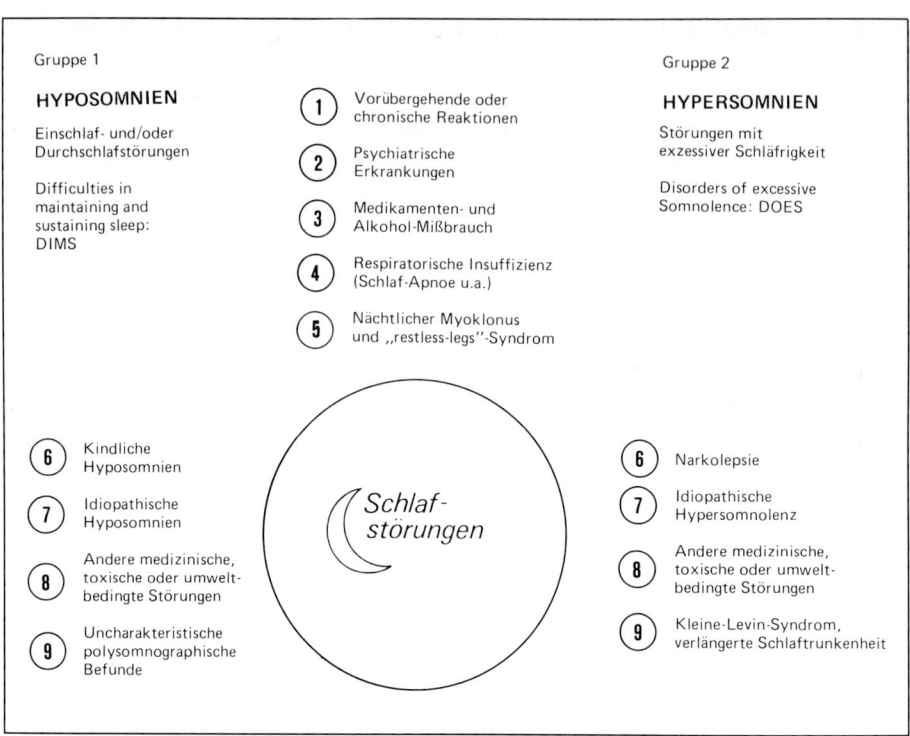

Abbildung 10. Die diagnostische Klassifikation, Gruppen 1 + 2.

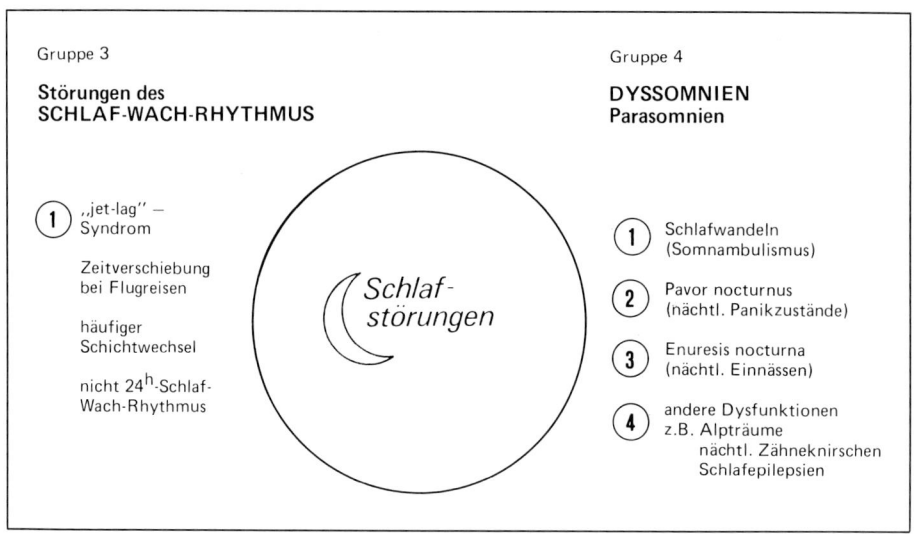

Abbildung 11. Die diagnostische Klassifikation, Gruppen 3 + 4.

debildes stehen, entweder in die Gruppe der Hyposomnien (Difficulties in Maintaining and Sustaining Sleep, DIMS) klassifiziert werden oder in die Gruppe der Hypersomnien (Disorders of Excessive Somnolence, DOES/PETER, 1984). In diesen beiden Untergruppen finden sich weitgehend gleiche ätiologische Zuordnungen. Ein

chronischer Medikamentenmißbrauch kann beispielsweise zu ausgeprägten hyposom-
nischen Schlafstörungen führen, kann jedoch auch ohne Vergiftungszeichen mit einer
deutlichen Hypovigilanz am Tage einhergehen. Von eindeutiger statistischer Relevanz sind für die ärztliche Praxis die Hyposomnien, die Hypersomnien sind weitaus
seltener. Eine weitere Gruppe berücksichtigt Schlaf-Wach-Rhythmus-Störungen, wie
sie bei Zeitverschiebungen auf Flugreisen (sog. «Jet-Lag»-Syndrom) oder auch bei
häufigem Wechsel der Arbeitszeiten auftreten können. Eine letzte Gruppe umfaßt
Störungen, die den Schlaf begleiten bzw. im Schlaf auftreten, die jedoch eher eine
geringe Inzidenz haben (STEINBERG et al., 1984, Abb. 11, Gruppe 4).

In der Großgruppe der Hyposomnien stehen die Einschlaf- und Durchschlafstörungen ganz im Vordergrund. «Vorübergehende» reaktive Schlafstörungen als
Reaktion auf emotionale Belastungen oder Konflikte bleiben auf eine Dauer von
längstens 3 Wochen beschränkt. Ein Zusammenhang mit Auslösemechanismen ist bei
den chronischen Reaktionen für den Patienten meist nicht mehr nachvollziehbar.

Die Palette, die der Patient bei Hyposomnien beklagt, ist breit gefächert
(Abb. 12).

Wenn auch eine diagnostische Zuordnung in gewisse Kategorien oft nicht
objektivierbar ist, so kann im Einzelfall der jeweilige Typ der Schlafstörung doch
einen ersten orientierenden Hinweis geben (Abb. 13). Im Vokabular des Patienten
findet sich nicht selten die «Schlaflosigkeit», sie bleibt jedoch meist eine ängstliche
Übertreibung oder auch einfach die unscharfe Gleichsetzung mit Schlafstörungen.
Eine derartig extreme Form einer Schlaflosigkeit findet sich mitunter bei Gehirn-
tumoren, massiven Schmerzzuständen oder auch akuten Psychosen (FAUST u. HOLE,
1980).

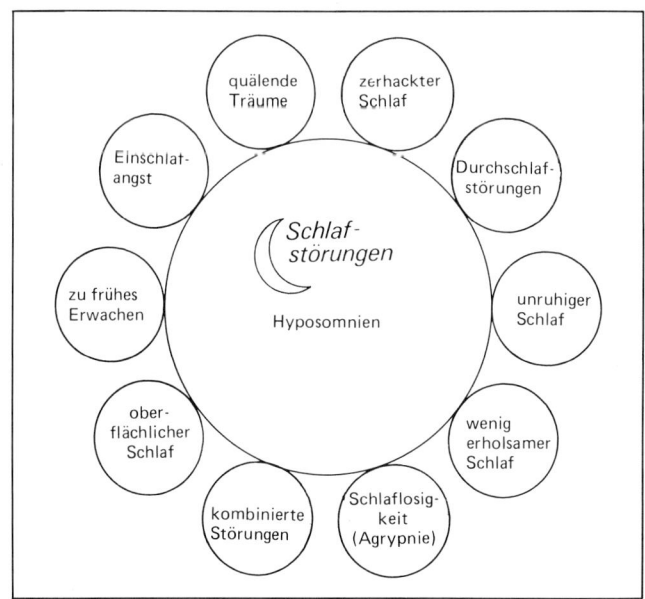

Abbildung 12.
Was beklagt der Patient
bei Hyposomnien?

31

Vor dem Hintergrund der von der ASDC erarbeiteten und gelegentlich schon kritisierten Klassifikation hat Schneider-Helmert die Einteilung in vier Hauptgruppen nach wie vor vorgeschlagen: Insomnien, Störungen mit Schlafzwang, Störungen des Schlaf-Wach-Rhythmus, Parasomnien (1985). Dieser Vorschlag geht von der Gewißheit aus, daß der erfahrene Kliniker nicht den Verästelungen eines diagnostischen Baumes minutiös und umständlich folgt, sondern daß er Diagnosen mehr nach dem Prinzip der Gestalterfassung stellt.

Auch Pöldinger klassifizierte 1989 syndromal die Schlafstörungen in «Hyposomnien, Hypersomnien, Dyssomnien und gemische Hypo- und Dyssomnien». In phänomenologischer Hinsicht werden die Hyposomnien weiterhin in Einschlafstörungen, frühes Erwachen und Schlafumkehr katalogisiert. Auch eine syndromgenetische Unterteilung kann erfolgen. Im Kapitel der Hypersomnien findet vor allem das «Hypersomnie-Schlaf-Apnoe-Syndrom» eine Sonderbehandlung, weil hier gewisse therapeutische Probleme bedacht werden müssen. Das Schlaf-Apnoe-Syndrom muß als ein riskantes Syndrom angesehen werden, das wahrscheinlich nicht so selten die Ursache für plötzliche nächtliche Todesfälle ist.

Nach der gängigen Klassifikation gelten länger als 3 Wochen bestehende Schlafstörungen als chronisch. Diese chronischen Hyposomnien verlangen eine ausführliche anamnestische Erhebung sowie eine eingehende körperliche Untersuchung. Als Ursache dieser Schlafstörungen ist nicht selten eine chronische Einnahme von Hypnotika zu registrieren (STEINBERG, 1989).

Auf eine weitergehende Besprechung der verschiedenen Typen von Schlafstörungen muß im Rahmen dieses Beitrages verzichtet werden; die im Literaturverzeichnis berücksichtigten Quellen erlauben dazu ein weitergehendes, vertieftes Studium.

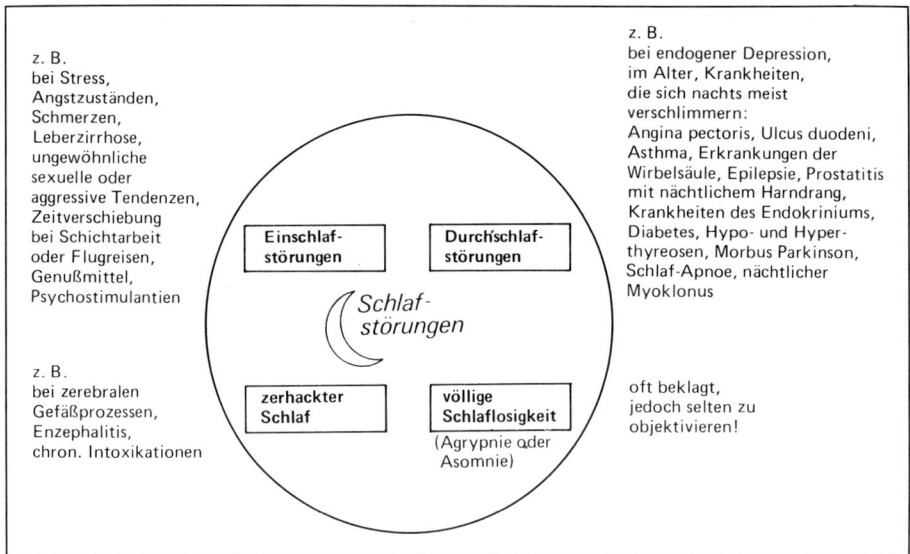

Abbildung 13. Die wesentlichen Typen der Schlafstörung im Hinblick auf eine grobe diagnostische Zuordnung.

Aus dem weiten Feld der Inneren Medizin seien beispielhaft einige wenige, besondere Schlafstörungen kurz herausgegriffen, die dem Therapeuten nicht selten maskiert begegnen, z. B.

2.4 Schlafstörungen bei chronischen Leberkrankheiten

Der erfahrene Arzt kennt die Klage der Einschlafstörungen bei Patienten mit einer fortgeschrittenen Leberzirrhose, seltener bei chronisch-aggressiver Hepatitis. Müting (1979, 1980) fällt das Verdienst zu, den Tagesrhythmus der Leberentgiftung untersucht zu haben. Die bis vor kurzem noch übliche eiweißreiche Ernährung von Leberzirrhosekranken läßt Ammoniak und Phenole ansteigen, die höchsten Plasmaspiegel liegen etwa um 17–18 Uhr. Dieser Anstieg des Blutammoniaks und auch der Phenole unter eiweißreicher Ernährung bei fortgeschrittener Leberzirrhose ist gut vergleichbar mit dem Anstieg des Blutzuckers bei Kohlenhydratzufuhr eines Diabetikers. In der Nacht findet nun im allgemeinen keine Nahrungsaufnahme statt, außerdem ist die Leber besser durchblutet als am Tag. Daraus resultiert ein steiler Abfall dieser Werte, die am anderen Tag entsprechend der Nahrungszufuhr wieder ansteigen. Dies hat zur Folge, daß der Patient tagsüber häufig leicht benommen als Ausdruck der beginnenden hepatischen Enzephalopathie ist, nachts dagegen wesentlich klarer und aus diesem Grunde kann er nicht einschlafen. Bei Fortschreiten der Leberzirrhose ist die nächtliche Entgiftung nicht mehr gewährleistet. Der Patient bleibt schließlich Tag und Nacht benommen.

Solche Leberzirrhose-Patienten beklagen Einschlaf- und Durchschlafstörungen, noch ausgeprägter zeigt sich dies oft bei Patienten mit chronisch-aggressiver Hepatitis. Diesen Schlafstörungen, die durch den unvollständigen Abbau des Nahrungseiweißes sowie durch eine verminderte Bildung von Eiweißmetaboliten im Darm bedingt sind, begegnet man bei fortgeschrittener Leberzirrhose, indem man abends Ammoniak-senkende Aminosäuren gibt und dadurch u. U. wieder ein gutes Durchschlafen ermöglicht, wenn erhöhte Blutspiegel toxischer Metaboliten die Ursache sind. Wird darüber hinaus eine medikamentöse Behandlung der Schlafstörung notwendig, kann man ein Benzodiazepin-Schlafmittel, wie beispielsweise Flurazepam (Dalmadorm®), zulassen, das keine störende Beeinflussung üblicher Leberparameter bei chronisch Leberkranken erkennen läßt (MÜTING, 1979).

2.5 Schlafstörungen bei Diabetes mellitus

Bei Zuckerkranken können Schlafstörungen verschiedene Ursachen haben, z. B. eine Hypertonie, eine anschließende Linksinsuffizienz des Herzens, ein Burning-feet-Syndrom. Eine fast banale Schlafstörung, die in der Praxis oft zu wenig berücksichtigt wird, ist jedoch die nächtliche Hypoglykämie. Eine solche Störung findet sich am häufigsten bei Zuckerkranken, die auf ein langwirkendes Depot-Insulin eingestellt sind, aber auch hochwirksame orale Sulfonylharnstoff-Derivate können dies induzieren. Steht ein solcher Patient unter hochaktiver antidiabetischer Medikation, kann der Blutzucker in der Nacht auf Werte von beispielsweise 70 mg% abfallen, um am nächsten Morgen reaktiv über 300 mg% zu erreichen. Solche Patienten schlafen unruhig und wachen früh völlig zerschlagen mit einem starken Durstgefühl auf. Da im allgemeinen nächtliche Blutzuckerkontrollen nicht ohne weiteres möglich sind, empfiehlt Müting, bei dem Verdacht auf eine nächtliche Hypoglykämie, den Nachturin in zwei Portionen zu sammeln, nämlich von 19–24 Uhr und dann von 24–6 Uhr. Diese beiden Urinportionen kann dann der Patient selbst mit Teststreifen kontrollieren. Enthält die erste Probe Urin Zucker nur in Spuren, die zweite dagegen 1–2% Zucker, dann spricht dies sicher für einen nächtlichen Blutzuckerabfall! Diese Abklärung ist sicher extrem wichtig, weil sonst der Hausarzt wegen des hohen Blutzuckers am nächsten Morgen die Insulindosis weiter erhöht und damit die nächtliche Hypoglykämie nur noch weiter verstärkt. Es liegt auf der Hand, daß in solchen Fällen die Verordnung von klassischen Schlafmitteln das klinische Bild verständlicherweise nur verschleiern würde. Therapeutisch wäre in einem solchen Fall ein sog. «Spätstück» (1–2 Brot-Einheiten) zwischen 22 und 23 Uhr sinnvoll (MÜTING, 1979).

2.6 Schlafstörungen bei anderen inneren Krankheiten

Hinreichend bekannt sind Schlafstörungen bei Patienten mit einer Hyperthyreose und einer erheblichen vegetativen Labilität. Hier bieten sich als therapeutische Alternativen intensiver Sport, besonders Schwimmen oder längere Spaziergänge vor dem Schlafengehen an. Eine Duodenitis oder auch ein Ulkus können das Durchschlafen durch den Nüchternschmerz erschweren. Folge einer Hyperkaliämie können nächtliche Wadenkrämpfe sein. Dabei sind als häufigste Ursachen an den stark verbreiteten Laxantienabusus oder auch eine Langzeittherapie mit Kortikoiden und Durchfallserkrankungen zu denken. Die Nachtruhe kann auch ganz erheblich durch Gichtanfälle gestört sein, die vor allem durch abendlichen Alkoholgenuß oder eiweißreiche Mahlzeiten ausgelöst werden. Von stark übergewichtigen Menschen wird zunehmend über Müdigkeit und Einschlafen bei sitzenden Tätigkeiten geklagt. Eine intensive Gewichtsabnahme beseitigt diese Neigung zum Einschlafen in sitzender Stellung (sog. Pickwick-Syndrom) schnell. Die Therapie dieser und anderer Schlafstörungen interner Erkrankungen ist natürlich völlig different und besteht primär in der Ausschaltung der auslösenden Ursachen (MÜTING, 1980).

Asthma bronchiale: Vor allem im Stadium II werden oft Atemstillstände mit fatalem Ausgang beobachtet. Auch die Atemwegswiderstände sind vor allem im Stadium III und IV, also im Tiefschlaf, ausgeprägt. Dies ist damit für solche Patienten die gefährlichste Phase, nicht die REM-Phase (RÜHLE, 1989).

2.7 Schlafstörungen beim Morbus Parkinson

Solche Störsymptome begleiten die Krankheit fast regelmäßig in den fortgeschrittenen Stadien. Nicht allein der im Schlaf einsetzende Tremor kann dafür die Ursache sein. Meist stehen mit zunehmender Dauer der Erkrankung bzw. der Therapie Durchschlafstörungen im Vordergrund, für die von einigen Autoren ursächlich die L-Dopa-Gabe verantwortlich gemacht wird. Pathogenetisch ist eine therapeutisch-induzierte Neurotransmitter-Störung mit Abfall des Serotonin-Spiegels als auslösender Faktor denkbar. Es kann daran liegen, daß solche Patienten völlig steif und unbeweglich im Bett liegen und deshalb vorzeitig erwachen oder auch am Auftreten von schmerzhaften Fuß- und Wadenkrämpfen. Bei beiden Symptomen handelt es sich um Dopamin-Mangelerscheinungen. Bei Kranken mit On-Off-Symptomen findet man tatsächlich solche Phänomene nach langjähriger L-Dopa-Therapie. Hier kann die zusätzliche Gabe einer während der Nacht eingenommenen L-Dopa-Dosis therapeutisch hilfreich sein. Daß durch L-Dopa prinzipiell eine Verbesserung des Schlafes erreicht werden kann, wenn die motorischen Störungen Ursache sind, wurde durch Schlafstudien von Kendel et al., 1972, sowie durch Schneider et al., 1974, belegt. Neben einer L-Dopa-Gabe kann auch ein Behandlungsversuch mit Anticholinergika in Retardform gemacht werden. In anderen Fällen bewährt sich auch die abendliche Gabe trizyklischer Antidepressiva. Benzodiazepin-Schlafmittel, zurückhaltend und niedrig dosiert, sind bei innerlich unruhigen Patienten durchaus indiziert. Eine angepaßte niedrige Dosierung kann eine Antriebsminderung, Schläfrigkeit und Gangunsicherheit während des Tages vermeiden helfen (SCHNEIDER und Mitarb., 1984).

Ein Beispiel aus dem Bereich der Psychiatrie:

2.8 Schlafstörungen bei Depressionen

In der Gruppe der psychisch kranken Patienten beklagen immerhin etwa 70 % das Symptom Schlafstörungen (RUDOLF). Unabhängig vom Vorliegen einer psychotischen Erkrankung können Variationen des Schlafverhaltens inter- und intraindividuell auftreten. Dies gilt hinsichtlich der Schlafdauer, die zudem altersabhängig ist, des Geschlechtes und des Persönlichkeitstyps. Den Schlaf-Wach-Rhythmus wird man als ein schnell zu beeinflussendes labiles System deuten müssen. Auch der psychotisch Kranke ist diesen modulierenden Faktoren ausgesetzt. Deshalb wäre es falsch, alle bei Psychosekranken auftretenden Schlafstörungen ursächlich direkt der psychiatrischen Erkrankung zuzuordnen (RUDOLF).

Schlafstörungen bei depressiven Erkrankungen erscheinen fast obligatorisch. In mindestens 80 % solcher Patienten wird mit einer Schlafstörung gerechnet. Dies entspricht allgemeiner Erfahrung, daß psychogene Depressionen weitgehend mit Einschlafstörungen einhergehen, während es für endogene Depressive typisch ist, daß sie in der abendlichen Remission relativ leicht einschlafen, dann aber unter einem unruhigen und zerhackten Schlaf leiden und schließlich im Morgentief früh erwachen, um sich extrem elend zu fühlen. In der Praxis sieht der Arzt häufig Mischformen vor sich, so daß es verständlich ist, daß sich bei diesen Depressionen auch eine Mischung dieser verschiedenen Schlafstörungen zeigt (PÖLDINGER).

Für diese Patienten werden sich vor allem jene Präparate eignen, für die eine psycho-motorisch dämpfende Wirkung eigen ist. Dabei ist es ratsam, die Gesamtdosis am Abend zu geben (Amitriptylin). Eine weitere Möglichkeit besteht in der Gabe der Präkursoren des Serotonins, nämlich L-Tryptophan und 5-Hydroxy-Tryptophan. Dabei wird man berücksichtigen müssen, daß der eigentliche Wirkungseintritt u. U. erst nach Wochen zu verzeichnen ist.

Zu Beginn der Behandlung kann es auch erwägenswert sein, die Kombination eines dämpfenden Antidepressivums mit einem sedierenden Neuroleptikum zu versuchen. Schwere Schlafstörungen erfordern zuweilen schlafinduzierende Wirkstoffe, die rasch wirken und welche möglichst wenig störende Wechselwirkungen aufweisen. Hier wird man Benzodiazepin-Hypnotika verwenden, die sich vor allem durch eine längere bzw. mittellange Wirkungsdauer auszeichnen (z. B. Diazepam, Flurazepam oder Flunitrazepam; PÖLDINGER, 1985).

2.9 Schlafstörungen beim alten Menschen

Die qualitativen Schlafveränderungen können erklären, daß der alternde Mensch den Schlaf als nicht mehr erquickend erlebt, nach seinem persönlichen Empfinden am Morgen oft weniger ausgeruht ist. Die Erfahrung lehrt auch, daß der «Schlaflose» im allgemeinen die wach verbrachte Zeit um etwa ⅓ überschätzt.

Etwa ⅔ aller über 65jährigen leiden an mindestens einer chronischen somatischen Erkrankung. Diese verursachen häufig Schlafstörungen. So kann der nächtliche Schlaf bei Erkrankungen gestört sein, die mit akuten oder chronischen Schmerzzuständen einhergehen, z. B. Erkrankungen des rheumatischen Formenkreises (akuter Schub einer chronischen Polyarthritis, Morbus Bechterew) oder bei gastroenterologischen Erkrankungen (z. B. Ulcus ventriculi oder duodeni, Refluxösophagitis). Auch kardiale oder pulmonale Krankheitsbilder bewirken Schlafstörungen mit rezidivierender nächtlicher Atemnot (Linksinsuffizienz, respiratorische Insuffizienz) oder thorakale Schmerzen bei koronarer Herzkrankheit u. a.

Ein besonderes Problem ist das nächtliche Schlaf-Apnoe-Syndrom. Häufigste Symptome und Befunde sind: Bluthochdruck, lautes und unregelmäßiges Schnarchen, Einschlafneigung tagsüber und überwiegend nächtliche Herz-Rhythmus-Störungen. 50 % der über 50jährigen Männer schnarchen. In den meisten Fällen handelt es sich jedoch um harmloses Schnarchen. Gefährlich ist Schnarchen, wenn es dabei kontinuierlich zu einer Hypoxämie kommt. Das Schnarchmuster „laut und unregelmäßig" spricht immer für eine ernstzunehmende SBAS (schlafbezogene Atmungsstörung) (PETER und Mitarb., 1989). Bei Verdacht auf ein Schlaf-Apnoe-Syndrom ist in jedem Falle eine sorgfältige internistische Untersuchung mit Stufendiagnostik indiziert. Gewichtsreduktion, Alkoholkarenz und Seitenlagerung können eine Besserung bewirken. Therapie der Wahl ist die nächtliche Beatmung über ein nasales CPAP-System. Sedierende Pharmaka, auch Benzodiazepinderivate, sollten vermieden werden (BEHR, 1989).

Unter den psychischen Erkrankungen sind vor allem depressive Syndrome unterschiedlicher Ätiologien im höheren Lebensalter fast regelhaft mit Schlafstörungen verbunden. Dabei können solche Depressionen auch mit einem vermehrten

Schlafbedürfnis einhergehen. Auch paranoide Psychosen sind zu erwähnen, Demenzen können wohl unter allen psychiatrischen Krankheiten zu den extremsten Störungen des Schlaf-Wach-Rhythmus führen. Es kann zu einer völligen Umkehr dieses Rhythmus kommen, häufiges Einnicken oder stundenlanges Schlafen am Tage und andererseits unruhiges Umherwandern in der Nacht. Diese nächtliche Unruhe ist oft mit einem deliranten Syndrom vergesellschaftet (GERTZ und KANOWSKI, 1989).

2.10 Schlafstörungen bei Schichtarbeit und schnellem Zeitzonenwechsel

Die menschlichen Lebensfunktionen oszillieren chronobiologisch. Schlafen und Wachen oszillieren zirkadian und sind zudem mit verschiedenen endokrinen Parametern synchronisiert. Es liegt daher auf der Hand, daß es zu spezifischen Problemen des Schlafes und des Wachseins führen kann, wenn die Lebensäußerungen vom endogenen zirkadianen Rhythmus abgekoppelt werden. Exemplarisch ist das der Fall bei der Schichtarbeit und bei Transmeridianflügen, wo in kurzer Zeit mehrere Zeitzonen übersprungen werden.

Je nach untersuchter Stichprobe schlafen nach den Untersuchungen des Arbeitsmediziners Herrmann (1982) bis zu 80 % der Schichtarbeiter subjektiv schlecht. Knauth, der sich lange Zeit mit diesen Problemen befaßt hat, berichtet in einem Überblick über Studien an insgesamt 18 352 Personen, die Schichtarbeit leisten bzw. geleistet haben. Am häufigsten (70–90 %) leiden ehemalige Schichtarbeiter unter Schlafstörungen. Oft haben sie die Schichtarbeit deswegen verlassen, gefolgt von Personen mit ständiger (35–55 %) oder regelmäßiger Nachtschicht (10–95 %). In Schicht Arbeitende leiden auch vermehrt unter sonstigen psychovegetativen Beschwerden wie innere Unruhe, Nervosität, vorzeitige Ermüdbarkeit, Kopfschmerzen, Schweißausbrüche (KNAUTH, 1985).

Man muß den Eindruck haben, daß nach Nachtschichten grundsätzlich etwa 2 Stunden weniger geschlafen wird als nach Tagschichten. Dies kann mit dem tagsüber naturgemäß höheren Geräuschpegel erklärt werden. Andererseits könnte man dies auch chronobiologisch erklären: die endogenen Rhythmen von Schlaf, Temperatur und endokrinen Parametern sind nicht gleich lang, sie werden durch äußere Zeitgeber auf eine zirkadiane Periode synchronisiert. Die wichtigsten Zeitgeber sind die natürliche Helligkeit und Dunkelheit, also Tag und Nacht, sowie soziale Kontakte. Beide werden durch die Nachtschicht als Zeitgeber außer Kraft gesetzt. Eine vollständige Adaptation an Dauernachtschichten ist somit kaum möglich (AKERSTEDT, 1988). Nach anderen Untersuchungen wird vermutet, daß nach mehreren aufeinanderfolgenden Nachtschichten ein echtes Schlafdefizit vorliegt.

Aus chronobiologischer Perspektive werden deshalb in allen einschlägigen Publikationen heute schnell rotierende Schichtsysteme empfohlen und einzelne eingeschobene Nachtschichten mit 24 Urlaubsstunden anschließend als optimal erachtet, da in einem solchen Falle der Organismus eine Adaptation erst gar nicht versucht (MINORS, WATERHOUSE 1983, 1984, HERRMANN 1982, KNAUTH 1985, AKERSTEDT 1989). Die üblichen Wochenrotationspläne werden übereinstimmend als chronobiologisch ungünstig betrachtet, da sie das Auftreten von Schlafstörungen und eine Akkumulation von Schlafdefiziten fördern (KNAB 1989).

Der Zeitzonenwechsel ist chronobiologisch ähnlich einzuordnen wie die Schichtarbeit, wobei Flüge nach Westen eine künstliche Verlängerung, Flüge nach Osten eine künstliche Verkürzung des Tages darstellen. Flüge nach Westen werden besser vertragen als solche nach Osten (DEMENT et al., 1987). Wohl deshalb, weil auch die endogene Rhythmik länger ist als 24 Stunden. Schlafstörungen können auftreten, weil man zur endogen «falschen» Zeit schlafen oder wachen sollte. Ein Zeitzonenwechsel als Ursache für gestörten Schlaf unterscheidet sich aber in einem Punkt wesentlich von der Schichtarbeit: die äußeren Zeitgeber in der neuen Umgebung entsprechen den geforderten Schlaf-Wach-Zeiten, man muß sich nicht gegen sie verhalten. Zur wirklichen Schlafstörung können Transmeridianflüge dann führen, wenn man zu häufig versucht, den Schlaf medikamentös anzupassen, dabei könnte man eine Rebound-Schlafstörung nach Absetzen der Medikamente sich einhandeln (Knab, 1989). In aktuellen, belastenden Situationen kann jedoch die zeitlich befristete Gabe eines kurzwirksamen Mittels, wie z.B. Midazolam 7,5 mg, empfehlenswert sein.

2.11 Schlafstörungen bei weiteren Erkrankungen

Nachdem die Schlaf-Forschung so differenziert geworden ist und das thematische Spektrum der Ursachen und Hintergründe eine Breite heute einnimmt (HOLE, 1985), die den Rahmen dieses «Porträt einer Medikamentengruppe» sprengt, sei der interessierte Leser auf den Band «Schlafstörungen», Herausgeber V. Faust im Hippokrates-Verlag 1985, verwiesen. Folgende Themen, die erfahrungsgemäß immer wieder angesprochen und diskutiert werden, erfahren in diesem Band eine Würdigung:

Schlafstörungen	beim Kind (EGGERS)	
	im Alter (GÜNDEL/LINDEN)	
	chronische (LUND/RÜTHER)	
	und Alkohol (ANSCHÜTZ)	
	und Kopfschmerz (BAROLIN)	
	und Schichtarbeit (KNAUTH)	
	bei endogenen Psychosen (RUDOLF)	
	und Suizidalität (WEDLER)	
	bei neurologischen Erkrankungen (FINKE)	
Therapie	nichtmedikamentöse Schlafhilfen	(FAUST)
	Verhaltenstherapie	(SCHINDLER/HOHENBERGER)
	Autogenes Training und Hypnose	(THOMAS)
	neue Wege des Traumverstehens	(VOM SCHEIDT)
	Behandlung der Schlafstörungen	(PÖLDINGER)
	Depressiver und Schizophrener	

Eine weitere aktuelle Quelle für den interessierten Leser stellt das Themenheft «Schlafstörungen» der Wiener Med. Wochenschrift 139: 11 (1989) dar. Auch hier findet der interessierte Leser weiterführende Quellen zu detaillierten Themen wie die Klinik der Schlafstörungen (Pöldinger), chronische Hyposomnien (Steinberg), Schlafstörungen im Alter (Gertz und Kanowski), Straßenlärm und Schlaf (Saletu, Frey, Grünberger), Schnarchen und Schlaf-Apnoe-Syndrome (Peter und Mitarb.) sowie zur Klinik der Schlafmittel (Leutner).

2.12 Der Schlafgestörte am Tage danach

Analysiert man dazu die vorliegenden Erfahrungen in der Literatur, so muß auffallen, daß man den Auswirkungen von Schlafstörungen für den Patienten bisher wenig Raum gewidmet hat. Wie die Erfahrungen in der Sprechstunde und in der Klinik lehren, bilden die Folgen von Hyposomnien auf den wachen Zustand des Patienten ein weit verzweigtes Problemgebiet (Wieck, 1980, Abb. 14).

So finden wir in der Literatur Ansätze, die Erlebnisstörungen im Zusammenhang mit Schlafstörungen zu beschreiben. Es mag dazu erforderlich sein, die Folgen der Schlafstörung im Wachzustand mit psychopathometrischen Methoden zu beobachten. Bedeutsam erscheint die Schlafstörung in ihrer Auswirkung auf die Erlebnisfähigkeit und Befindlichkeit (Abb. 15). H. H. Wieck hat diese Aufgliederung vorgenommen. Weil die Minderung aller seelisch-geistigen Funktionen nicht das Ausmaß einer Funktionspsychose annimmt, spricht man hier von einer nichtpsychotischen Funktionsminderung. Es können beispielsweise Denkfunktionen im unausgeschlafenen Zustand gemindert sein. Dies trifft wohl vor allem für die schöpferischen Denkvorgänge zu.

Eine durch Schlafstörung bedingte Denkminderung kann für die betreffende Person von großer Bedeutung sein. So schrieb H. Lufft im Jahre 1939: «Alle Genialität nützt offenbar nichts, wenn ein gewisser Grad der Ermüdung oder Übermüdung erreicht ist. Der geniale Mensch hört dann einfach auf, genial zu sein». Gilt es, wichtige Entschlüsse oder Entscheidungen zu treffen, kann sich im unausgeschlafenen Zustand eine Unsicherheit bei der Willensbildung bemerkbar machen. So hat die Übermüdung von Feldherren oft eine geschichtliche Bedeutung erlangt, so z. B. auch bei Napoleon, dessen Schlachtengenie, wenn er unausgeschlafen war, zweifellos versagte. Es gibt auch Auswirkungen auf die neuro-psychologischen Vorgänge wie Sprechen, Worterkennen und Vollziehen von Bewegungen. Im unausgeschlafenen Zustand kann der eine Redner noch in seinem gewohnten Niveau formulieren, während dem anderen nicht so rethorisch begabt, keine spritzigen Redewendungen mehr einfallen oder er sogar Wortfindungsschwierigkeiten zeigt.

Deutlich ist eine Beeinträchtigung der Befindlichkeit. Häufig geben die Patienten ein allgemeines Unbehagen an, bei noch stärkerer Ausprägung leidet der Patient unter Schmerzen. Als emotionelle Störungen infolge von Hyposomnien beklagt dieser Patient depressive Verstimmungen, Angstgefühle, morose Stimmungslage sowie eine emotionale Unausgeglichenheit. Ein sehr «lahmer» und schwungloser

Patient leidet in Wirklichkeit manchmal tatsächlich nur an einer chronischen Schlafstörung. Damit sind an sich nach H. H. Wieck Selbstverständlichkeiten angesprochen, die sich aus der täglichen ärztlichen Erfahrung ergeben, die jedoch bisher kaum in eine wissenschaftliche Betrachtung einbezogen worden sind.

Eines wird immer wieder deutlich: Klassifikationen der Schlafstörungen sind gut, aber wichtiger ist der Patient. Eine zentrale Frage des Therapeuten sollte daher sein: Wie fühlt sich der Patient am Tage danach (RÜTHER, 1989)?

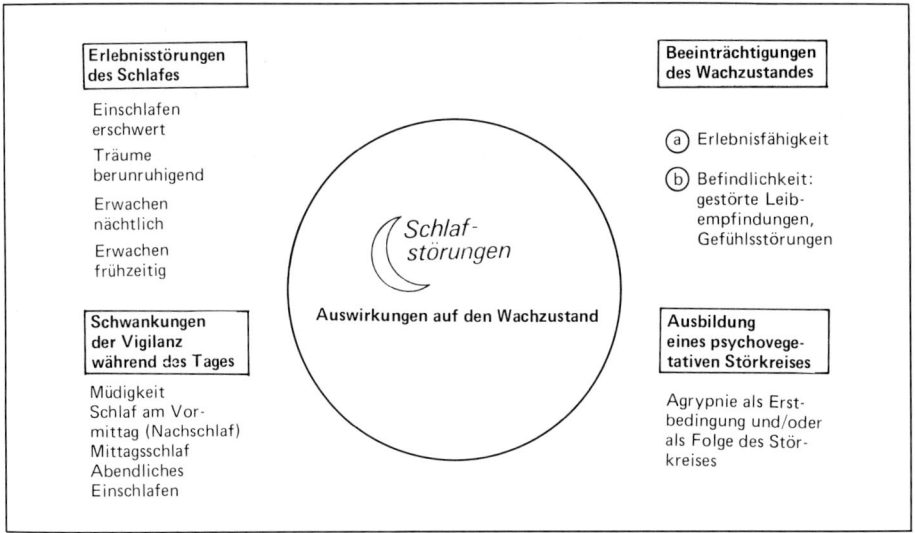

Abbildung 14. Die Schlafstörung und ihre Auswirkung auf den Wachzustand (nach H. H. WIECK, 1980, modifiziert).

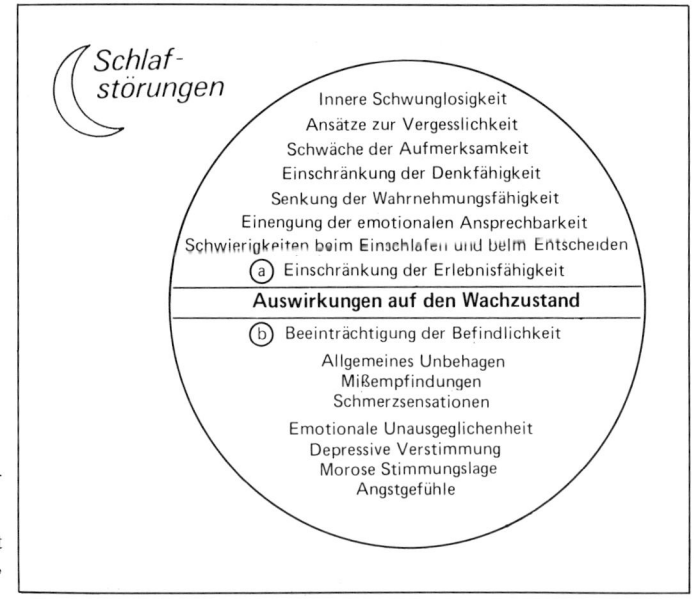

Abbildung 15. Die Schlafstörung in ihrer Auswirkung auf die Erlebnisfähigkeit und Befindlichkeit (nach H. H. WIECK, 1980, modifiziert).

2.13 Vigilanz-Profil

Dem faszinierenden Phänomen «Vigilanz», auch im Umfeld mit dem Schlaf, hat sich vor allem Kugler, 1979, zugewandt. Als Beispiel für unterschiedliche Änderungen der Vigilanz in Abhängigkeit von der Dosis eines Schlafmittels seien die elektroenzephalographisch bestimmten Vigilosomnogramme nach Flunitrazepam angeführt. Kugler hat 1984 von der «Vigilanzschichtung» gesprochen, wobei er vor allem die horizontale Dynamik in den einzelnen Niveaus der Vigilanz berücksichtigt (Abb. 16). In diesem Schema können wir Wachheit von Schlaf trennen. Zumeist sprechen wir von Vigilanz, wenn wir uns mit den oberen Schichten beschäftigen, in denen die Verhaltensweisen der Wachheit erkennbar sind. Alles Darunterliegende ist mit den klinischen Verhaltensweisen des Schlafes verbunden (KUGLER, 1984). Im langsamen Schlaf ist die Motorik reduziert, das Bewußtsein ausgeschaltet, die niedrigen Funktionen sind z. T. noch erhalten. Wir haben damit ein Vigilanz-Profil auf mittlerem durchschnittlichen Niveau. Im REM-Schlaf wird die Vigilanz in den höheren Funktionen angehoben. Wir erleben unsere Träume.

Wir assoziieren. Wir haben eine vigilante Gedächtnisfunktion. Wir können uns den Traum merken und nachher noch rapportieren. Es muß also das (mittlere) Vigilanzniveau im REM-Schlaf hoch sein. Die motorische Vigilanz ist jedoch gleich Null (KOELLA, 1984).

Es fällt naturgemäß schwer, den Zustand der «Müdigkeit» zu beschreiben. Bekannt ist, daß manche Patienten im Laufe des Vormittags noch einen kurzdauernden Nachschlaf benötigen, um ihre optimale Erlebnisfähigkeit zu erreichen. Das Bedürfnis nach einem Mittagsschlaf scheint unterschiedlich zu sein. Wird einem solchen Menschen seine Mittagsruhe entzogen, kann es zu psycho-vegetativen Allgemeinstörungen kommen. Nachtarbeiter pflegen nach ihrer beruflichen Tages-Tätigkeit für eine kurze Zeit zu schlafen, zu speisen und Kaffee zu trinken, um dann ungestört geistige Leistungen bis spät in die Nacht hinein zu vollbringen.

Schließlich kommt der Schlafstörung im psycho-vegetativen Störkreis ein ganz besonderer Stellenwert zu (Abb. 17). Wie jeder der anderen Faktoren, kann die Schlafstörung diesen Störkreis einleiten oder auch unterhalten, indem die Erlebnisfähigkeit des Patienten infolge einer chronischen Insomnie eingeschränkt wird. Dadurch kann es zu zwischenmenschlichen Konflikten kommen, die ihrerseits, vereint mit den Schlafstörungen, zunehmende Potenzschwierigkeiten hervorzurufen vermögen. Zugleich wird die Bereitschaft zur Ausbildung von Muskelverspannungen erhöht. Myotendinosen schmerzen, besonders nachts, wodurch die anfängliche Schlafstörung weiter verstärkt wird. Ohne angemessene ärztliche Hilfe greifen die Patienten gleichsam zur «Selbsthilfe», indem sie ihren Alkohol- und/oder Nikotinverbrauch steigern, was dazu führt, daß die psychovegetative Störspirale noch weiter sich verschraubt. Dieser Störkreis soll darauf aufmerksam machen, daß man die psycho-vegetativen Allgemeinstörungen nicht übersieht, wenn man beispielsweise die Hyposomnie allein nur behandelt, die oft weit verzweigten psycho-vegetativen Allgemeinstörungen dabei jedoch außer acht läßt. Aus klinischer Sicht kommt es jedenfalls darauf an, daß die Erlebnisfähigkeit sowie die innere Befindlichkeit des

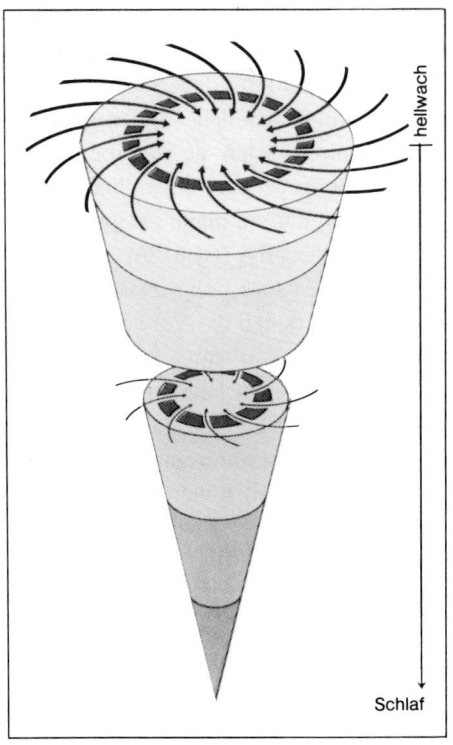

hellwach

Schlaf

Abbildung 16. Die «Schichtung» der Vigilanz (nach KUGLER, 1984).

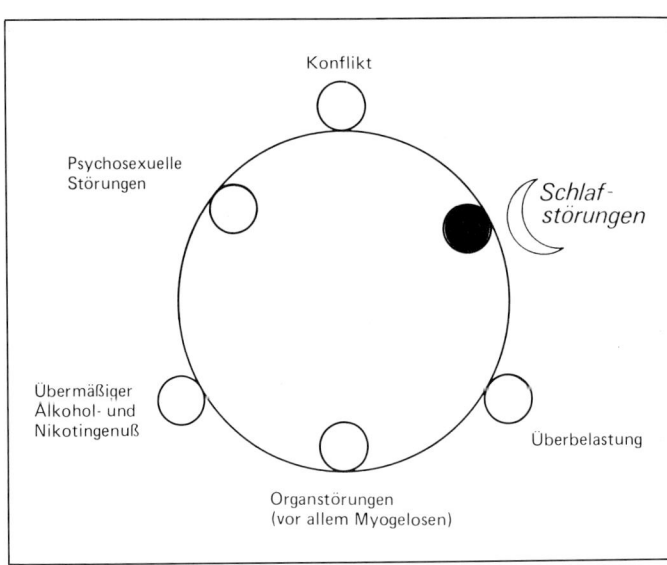

Konflikt

Psychosexuelle
Störungen

Schlaf-
störungen

Übermäßiger
Alkohol- und
Nikotingenuß

Überbelastung

Organstörungen
(vor allem Myogelosen)

Abbildung 17. Die Schlaf-
störung im psychovege-
tativen Störkreis: Jeder
der sechs Faktoren, die
untereinander in Wech-
selwirkung stehen, kann
ihn einleiten (nach H. H.
WIECK, 1980, modifi-
ziert).

Patienten den ganzen Tag über so günstig wie nur möglich sind. Damit wird man den Folgen von Schlafstörungen für den wachen Patienten eine große praktische Bedeutung zumessen müssen. Es erscheint daher notwendig, die Folgen der Schlafstörungen im Wachzustand mit psycho-pathometrischen Methoden systematisch zu beobachten (WIECK, 1980). Ansätze finden sich dazu bereits bei Lienert und Othmer, 1965, die schon damals auf die objektiven Korrelate einer erquickenden Wirkung des Schlafes hingewiesen haben.

Aus der Sicht des Hausarztes, so eine wiederholt geäußerte Empfehlung von Schneider, ist der Schlafgestörte ein Leidender. «Wer das nicht in seine Überlegungen mit einbezieht, macht einen groben Fehler» (SCHNEIDER, 1980). Dies signalisiert, daß Schlafstörungen in der subjektiven Wertung der Patienten einen hohen Stellenwert haben. Es ist daher wichtig, auf die Schlafproblematik vor allem psychisch Kranker differenziert einzugehen und in der Behandlung zu berücksichtigen, daß der Patient komplexe Therapieansprüche hat (GNIRSS et al., 1978). Ein solcher Leidensdruck erfährt der endogen Depressive, der besonders hartnäckige und quälende Schlafstörungen beklagt, welche oft als frühes Symptom bereits vor der depressiven Verstimmung auftreten können. Diese zentrale Stellung hat symptomatologisch damit die Schlafstörung zum «Achsensymptom der Depression» werden lassen (JUNG, 1952).

Der Therapeut ist sicher gut beraten, wenn er davon ausgeht, daß jede Art einer Schlafstörung für den betroffenen Patienten zu einem schmerzlichen, zentralen – in seiner «persönlichen Achse» gelegenen – Anliegen werden kann, das für ihn auch als Neurotiker, Herz-Patienten oder Schmerzkranken einen hohen Krankheitswert hat. Die Schlafstörung – damit ein Achsensymptom auch außerhalb der Depression?

3. Zur Historie der Schlafmittel

Die Medizin- und Pharmaziegeschichte kennt von Anfang an den Gebrauch psychotrop wirksamer Drogen, kennt auch den Umgang mit schlafmachenden Stoffen. Magier und Medizinmänner benutzten zu allen Zeiten Drogen und Stoffe mit einer Wirkung auf den Schlaf. In früher Vorzeit waren diese so Ausdruck und Spiegelbild von Kulturepochen, eingebettet und verstanden als magische Mittel im Umgang mit Dämonen und Göttern, als Drogen im klassischen Sinne der belebten Natur entnommen.

Heute orientieren sich solche Entwicklungen in der Regel am Standard von Methoden, die meist synthetischen Maßstäben folgen und die das Tabu früherer Jahrhunderte hinter sich gelassen haben. Der Mystizismus vergangener Epochen hat lediglich in den Praktiken der Drogenkultur unserer jungen Generation eine gewisse Renaissance erfahren.

Bereits vorgeschichtliche Menschen besaßen einen Glauben an eine Seele, die als ätherhaftes Ebenbild des Menschen seinen Körper im Schlaf, in der Ohnmacht oder im Tode verläßt und auf Wanderung geht, dabei treffen sich die Seelen und könnten miteinander sprechen, was als Traum empfunden werde. Das Phänomen Schlaf hat den Menschen seit altersher beschäftigt. So glaubten die alten Chinesen, die Seele verlasse während des Schlafes den Körper als eine Art Nebel. Aus biblischer Sicht begegnet uns der Schlaf zu Anfang im Mythus von der Entstehung des ersten Menschen. Jahwe läßt einen narkotischen Schlaf auf Adam fallen, entnimmt ihm eine Rippe und formt daraus Eva, die «Mutter aller Lebendigen» (Genesis 2, 21). Für die Welt der Germanen waren Schlaf und Tod Geschwister. Für beide sprachen sie vom «Sandmann», was wohl als «Sendbote» zu deuten ist. Nach den mystischen Anschauungen der Hildegard von Bingen (1098–1179) bestehe der Mensch aus zwei Teilen, aus «Wachsein» und «Schlaf». Auf doppelte Weise werde so der menschliche Körper ernährt, nämlich durch Speise und ausruhen. Die Übersetzerschulen von Monte Cassino, Toledo, und andere haben manches medizinische Wissen ins westliche Abendland gerettet. Für Konstantinus Afrikanus (um 1018–1087), ursprünglich ein Drogenhändler aus Karthago, der dann zum Christentum übertrat und 1058 Mönch im Benediktinerkloster Monte Cassino wurde, setzt sich der natürliche Schlaf aus der temperierten Feuchtigkeit des Gehirns und dem feuchten klaren Dunst, der vom ganzen Körper aus ins Gehirn aufsteigt, zusammen. Dies sei auch der Grund, weshalb man nach dem Essen schlafe, wenn eben der Dunst der Speisen ins Gehirn eintritt. In Basel war es Felix Platter (1536–1614), der als Professor der Anatomie den Schlaf als die «animi quies per se» und damit als Folge der Ermüdung durch geistige und physische Tätigkeiten katalogisierte, jedoch nicht als Folge eines Dunstes. Ende des

18. Jahrhunderts war es de La Roche aus Genf, für den das Gehirn durch einen Wechsel von Ruhe und Tätigkeit bestimmt wird. Durch Ermüdung, durch Abstumpfung der Reizbarkeit des Gehirnes entstehe Schlaf. Er katalogisiert demnach den Schlaf als einen «Zustand der Abspannung», das Wachsein als einen «Zustand der Erregung». Für August Bartels (1778–1838) bedeutet Schlaf und Wachen eine wechselseitige Tätigkeit des Gehirns, er sprach von der «Vita animalis», den Schlaf bezeichnete er als die «Vita vegetativa». Dem österreichischen Neurologen Constantin Alexander von Economo (1876–1931) verdanken wir erstmals die Beschreibung der Encephalitis lethargica epidemica (1917). Er vermutete ein Schlafsteuerungszentrum im Zwischenhirn.

In der Retrospektive fällt eine Systematisierung oder auch nur die Darstellung gegenseitiger Abhängigkeiten der verschiedenen Theorien zum Schlaf schwer. Interessant ist sicherlich der Versuch, Aspekte der modernen Schlafforschung, die vielleicht in früheren Theorien bereits vorhanden oder angedeutet sein mögen, heute vergleichend zu betrachten und zu bewerten (KUHLEN, 1983). Auf eine weitere Aufschlüsselung dieser zweifellos reizvollen Zusammenhänge muß jedoch im Rahmen unserer Darstellung verzichtet werden.

Die wechselvolle Geschichte der Schlafmittel – innerhalb des weiten Feldes der Psychopharmakologie – kennt nun manche Stationen. Legendär und doch von aktueller Präsenz ist der Alkohol, zweifelsfrei eines der ältesten Mittel in diesem Katalog. Er hat bereits eine Doppelrolle: Er ist Genußmittel und Rauschmittel und ist – wie wir heute zur Kenntnis nehmen müssen – nicht nur das ordinärste aller Rauschmittel, sondern unser sozialmedizinisches Problem Nr. 1. Eine andere psychotrope Droge mit einem Tripeleffekt (Schmerzmittel, Schlafmittel und Rauschmittel) schätzten die Ärzte des Altertums: Opium. Im historischen Katalog – wir überspringen einen größeren Zeitraum – kennen wir dann ab 1826 das Kaliumbromid, ab 1869 das Chloralhydrat, die Barbiturate seit 1903, den «Somnifen®-Schlaf» seit 1920 bis hin in das Jahr 1960, das uns mit Chlordiazepoxid (Wirkstoff von Librium®) das erste Derivat der Benzodiazepine beschert hat. 1963 konnte Clomethiazol als auch Diazepam (Wirkstoff von Valium® Roche) eingefülrt werden. Weitere Akzente setzten dann 1965 Nitrazepam (Wirkstoff von Mogadan® Roche), 1974 Flurazepam (Wirkstoff von Dalmadorm®), 1979 Flunitrazepam (Wirkstoff von Rohypnol®), Triazolam, 1980 Lormetazepam und 1984 Midazolam (Wirkstoff von Dormicum®) (Tabelle 6).

Als Beispiel eines ersten nicht-sedativen Hypnotikums darf das L-Tryptophan gelten. Nach physiologischen Erkenntnissen geht die somnogene, d. h. den natürlichen Schlaf fördernde Wirkung von L-Tryptophan darauf zurück, daß es die Konzentration des für die Schlafregulation wichtigen Neurotransmitters Serotonin im zentralen Nervensystem erhöht. Der eigentliche Mechanismus der Zufuhr dieses Neurotransmitters bei Insomnien ist bisher nicht genau bekannt. Denkbar wäre, daß bei der Insomnie eine – vielleicht nur lokale – Verminderung des Serotonin-Angebotes, ein erhöhter Bedarf oder auch eine veränderte Rezeptor-Sensibilität vorliegt. In Dosierungen über 1 g soll L-Tryptophan eine direkte positive Wirkung auf die Schlafregulation ausüben (SCHNEIDER-HELMERT, 1985).

Heute wird das L-Tryptophan bei chronischen Insomnien zur Langzeittherapie in einigen Schlafambulanzen zur Korrektur gestörter Regulationen versuchsweise eingesetzt. Die Urteile sind noch recht uneinheitlich. Die Möglichkeit eines Eosynophilie-Myalgie-Syndroms (EMS) wird zur Zeit noch diskutiert.

Der Schlafstoff DSIP (Delta-Sleep-Inducing-Peptide) wird ebenfalls noch intensiv experimentell und klinisch geprüft.

Wenn auch heute noch offenbleiben muß, wie das DSIP wirkt, wird angenommen, daß dieser Schlafstoff ein sog. Neuromodulator ist, der in den komplexen psychosomatischen Prozeß der Schlafregulierung eingreift (SCHNEIDER-HELMERT und SCHOENENBERGER, 1981). Diese Autoren fassen die Eigenschaften des DSIP wie folgt zusammen:

Einerseits somnogene Wirkung, die von derjenigen der herkömmlichen Hypnotika vollständig verschieden ist, andererseits direkten Einfluß auf das Wachverhalten i. S. einer erhöhten geistigen Konzentration und besserer psychomotorischen Leistung. Dazu kommt noch eine verbesserte Streß-Toleranz und Bewältigungsfreiheit (1983).

Die inzwischen vorliegenden Ergebnisse der klinischen Untersuchungen bei schweren Schlafstörungen sind allerdings noch nicht überzeugend. DSIP kann nur intravenös gegeben werden, nicht oral!

Andere Polypeptide mit hypnogenen Eigenschaften:
VIP (Vasoactive Intestinal Polypeptide), Faktor S (Sleep-promoting Factor S), AVT (Arginine Vasotocin; KOELLA 1983, URSIN und BORBÉLY 1983).

3.1 Kurzgefaßtes Zeitregister von Zubereitungen, die schlafbringende Stoffe enthielten (in Anlehnung an KUHLEN, 1983):

a) Schlafschwämme

9. Jahrh.	im Codex Montecassino (Opium, Mandragora u. a.)
	im Antidotarium Bamberg
	im Receptarius St. Gallen
11. Jahrh.	im Codex Kopenhagen
	in Practica Cophonis
12. Jahrh.	in Bamberger Chirurgie aus Salerno
	(Opium + suci u. a.)
13. Jahrh.	bei Teodorico de'Borgogni (1205–1298), bei Nicolaus Myrepsus (Succi mandragorae, succi lactucae, succi hyoscyami foliorum u. a.)
14. Jahrh.	im Codex Turin
	im Codex Rom
	bei Guy de Chauliac (1290–1368)
	(Opium, succus morellae, hyoscyami u. a.)
	im Gothaer mnd. Arzneibuch
16. Jahrh.	bei Gersdorff (um 1455–1529)
	bei Fragoso (1581)

| 19. Jahrh. | bei Dauriol (1832) (le suc de Solanium nigrum, du Hyoscya-mus, du Cicuta minor, du Datura stramonium, du Lactuca virosa) |

b) Umschläge und Pflaster

11. Jahrh.	in Practica Cophonis
13. Jahrh.	bei Michael Scottus (um 1200–1235)
	(«Pomum somniferum»)
14. Jahrh.	im Codex Berlin
	im Gothaer mnd. Arzneibuch
16. Jahrh.	bei Wecker (1528–1586)
	(«Epithema ad somnum Primum»)
17. Jahrh.	bei Fabry (1560–1634)
	(Cataplasma narcoticum)

c) Öle

12. Jahrh.	als Antidotarium Nicolai
	(Oleum mandragoratum)
14. Jahrh.	im Codex Berlin
	(Modus olei somniferi)
16. Jahrh.	bei Wecker (1528–1586)
	(Oleum mandragorae)

d) Salben

11. Jahrh.	Pseudo-Masuë
	(Ol. de papavere, Ol. nenupharini, opii, cassiae ligneae, Croci)
16. Jahrh.	bei Wecker (1528–1586)
	(«Somnia grata excitandi ratio»)
	(«Unguentum somniferum»)
17. Jahrh.	bei Schröder (1624–1689)
	(Unguentum narcoticum Schlaff-Salb)

e) Unguentum populeon

| 12. Jahrh. | Antidotarium Nicolai |

f) Räucherungen und Riechmittel

14. Jahrh.	bei Varignana (um 1270–1339)
	(Camomille, Florum aneti, melliloti u. a.)
	im Codex Rom
16. Jahrh.	bei Wecker (1528–1586)
	(«Pomum somnificum»)

g) Suppositorien

16. Jahrh.	bei Stromayr (1559)
	(Opium, Bilsen- und Mandragorasamen, Castoreum, Crocus)
	bei Wecker (1528–1586)
	(«Glans dolorem sedans»)

h) Tränke und Wasser

    14. Jahrh.   bei Varignana (um 1270–1339)

                              («Aqua somnifera», aus Opium, Myrrhe, Cort. Mandragorae u. a.)

    17. Jahrh.   bei Sydenham (1624–1689)

                              (Tinctura Opii crocata)

i) Pulver

    14. Jahrh.   im Codex Berlin

                              (Mandragore, Zafarani, Storacis, Opii)

                              bei Arderne (1307–1380)

k) Pillen und Trochisci

    9. Jahrh.   bei Rhazes (um 865–925)

                              (Opium, Cort. Mandragorae u. a.)

    10. Jahrh.   Antidotarium Glasgow («Ad Somnum»)

    14. Jahrh.   bei Varignana (um 1270–1339)

                              («Trocisci»)

    16. Jahrh.   bei Paracelsus (1493–1541)

                              (Opium, Cinamomum u. a.)

    17. Jahrh.   bei Schröder (1600–1664)

                              («Pilulae narcoticae Plateri»)

l) Elektuarien und Opiate

    9. Jahrh.   bei Rhazes (um 865–925)

    10. Jahrh.   Antidotarium Glasgow

                              («Antidotum ad somnum»)

    14. Jahrh.   im Codex Berlin

                              («Ars somnifera»)

    16. Jahrh.   bei Paracelsus (1493–1541)

                              («Descriptio anodyni»)

                              bei Fuchs (1501–1566)

                              (Philonii, croci, castorii u. a.)

                              bei Wecker (1528–1586)

                              («Requies»)

                              bei Croll (um 1560–1609)

                              («Electuarium Laudani»)

Diese kurzgefaßte und resümierende Darstellung läßt die große Vielfalt der Schlafmittel erkennen, dies betrifft vor allem auch die jeweiligen Applikationsformen: Schlafschwämme, Umschläge und Pflaster, Öle, Salben, Räucherungen und Riechmittel, Suppositorien, Tränke und Wässer, Pillen und Trochisci, Pulver, Elektuarien. Im Vordergrund stehen dabei als Inhaltsstoffe meist die Wirkstoffe der Solanaceen und des Papaver somniferum, hinzutreten Aromatika als Korrigenzien. Aus den Aufzeichnungen der Kräuterbücher des 16. und 17. Jahrhunderts stellt man fest, daß die Solanaceen dann stark zurücktreten. Die Ärzte jener Zeit hatten eine zunehmende Abneigung und erst später sind die Nachtschattengewächse wieder Bestandteil des offiziellen Arzneischatzes. Im 17. Jahrhundert dominieren dann die Opiumpräparate. Paracelsus hatte sich für den Mohn vor allem begeistert. Für die Beliebtheit des Opiums hat es auch später immer wieder Zeugnisse gegeben (KUHLEN, 1983).

Wie Linde in seinem Beitrag über «Chemie und Schlaf – Hoffnung und Hilfe für die Psychiatrie» darauf hinweist, wurden die Begriffe «Hypnotikum», «Narkotikum» und «Sedativum» mit unterschiedlichem Inhalt gebraucht, manchmal synonym, manchmal scharf gegeneinander abgegrenzt (1988).

1878 definierte Buchheim in seinem «Lehrbuch der Arzneimittellehre»:

Anästhestica – Stoffe, die das Gefühlsvermögen aufheben,

Narkotika   – Stoffe, die die Hirntätigkeit aufheben,

Hypnotika   – Stoffe, die Schlaf erzeugen und

Sedativa   – Stoffe, die die psychischen Exaltationszustände beseitigen.

Diese aus klinischer Erfahrung hergeleiteten Begriffsabgrenzungen gelten im Prinzip heute noch.

In Madrid steht eine griechische Statue von Hypnos, dem Gott des Schlafes, Sohn der Nacht und Zwillingsbruder von Thanatos, dem Tod. Der junge Gott geht traumwandlerisch einher, Mohnkapseln in der Hand. Die Aussage des Künstlers ist klar und wird von Homer bestätigt: Mohn bringt Schlaf, Betäubung und Vergessen. Die schmerzbetäubende und schlafbringende Wirkung ist von anderen Pflanzen schon lange zuvor bekannt, ebenso die Tatsache, daß der Betäubung eine anregende Wirkung vorausgeht. Wir kennen ähnliches vom Alkohol und vielen anderen zentralen Wirkstoffen. Wer mehr über dieses faszinierende Gebiet der «Anästhesia, Entdeckung, Fortschritt, Durchbrüche» erfahren will, dem sei dieser Titel eines von W. Hügin herausgegebenen Buches sehr empfohlen (1989).

3.2   Stationen aus der Historie schlafbringender Drogen und Hypnotika
(in Anlehnung an FREY und MAYRHOFER, modifiziert u. ergänzt)

Vorgeschichte	Alkohol, die wohl älteste psychotrop wirksame Droge.
um 2000 v. Chr.	Belladonna-Alkaloide im Gebrauch der Assyrer.
um 1550 v. Chr.	Opium, Erwähnung im Papyrus Ebers.
um 1149 v. Chr.	Helena reicht im Wein eine Droge, die Leiden beseitigt, Angst verjagt, alle Krankheit vergessen läßt (Homer: *Odyssee*).
um 1000 v. Chr.	Alkohol, Rausch zur Erzeugung von Empfindungslosigkeit (Charaka, Indien).
um 750 v. Chr.	König Mardukapaliddina II. von Babylon errichtet einen Arzneipflanzengarten mit narkotisch wirkenden Drogen.
um 700 v. Chr.	Nach Hesiod wurde der Mohn in eine Stadt bei Korinth gebracht, die dann Mekone genannt wurde.
um 20 n. Chr.	Lacrymae papaveris, von Celsus zur Schmerzstillung und Schlafförderung verwendet.

70	Dioskurides beschreibt die hypnotische Wirkung der Mandragora.
um 100	Plinius erwähnt den Namen Opium.
180	Opium, Erwähnung durch Galen.
um 800	Schlafschwämme, zu Narkosezwecken (*Bamberger Antidotarium*, Deutschland); Schlafschwämme mit Aufguß aus Opium, Stechapfel, Maulbeersaft, Hanf, Mandragora und Eisenhut. Nach Anfeuchten führen die Dämpfe zur Inhalationsnarkose.
um 1300	Schlaftrunk, Bericht über Komplikationen (Asphyxie, Kongestion, Tod; Guy de Chaliac, Frankreich).
1509	Opium, Erwähnung von Laudanum durch Paracelsus; Cocablätter (Monardes); Rauwolfiaalkaloide (Rumpf).
1648	Pharmakopoe von Toulouse; Mixtur aus Succ. Hyoscyami albi Opium thebaicum, Castoreum, Crocus; «Nepenthés».
1803	Morphin, Isolierung aus Opium durch F. Sertürner (Deutschland).
1826	Kaliumbromid als Sedativum erkannt.
1831	Chloroform, Entdeckung durch Guthrie, Liebig, Soubeiran.
1842	Äther, Narkose zur Entfernung eines Tumors am Hals (C. W. Long, USA).
1847	Äther, rektale Anästhesie (Pirogoff, Rußland). J. Snow (England), der erste hauptberufliche Anästhesist, veröffentlicht seine Monographie über die Äthernarkose. Chloroform, Einführung durch J. Simpson (Schottland). Das erste in Chloroformnarkose geborene Kind heißt Anthesia.
1848	Alkohol + Chloroform + Äther: Einführung dieser Kombination (ACE) durch Nunneley (England). Chloräthyl, Einführung durch Heyfelder (Deutschland).
1853	Chloroform, J. Snow (England): «Narkose à la Reine» bei Königin Victoria. Injektionsspritze: Pravaz (Frankreich) führt diese Technik ein.
1867	Endoskopie des Magens und Oesophagus durch Kussmaul (Deutschland).
1869	Chloralhydrat, Einführung als Schlafmittel durch O. Liebreich (Deutschland).
1882/83	Paraldehyd, erste Versuche an psychisch Kranken durch E. Morselli.
1887	Amylenhydrat, v. Mering und C. Scharschmidt.
1888	Sulfone: Sulfonal, Trional und Tetronal eingeführt (Kase, Rabbas).

1889	Amylenhydrat als Antiepileptikum (Wildermuth).
1900	Morphin + Scopolamin; Schneiderlein (Deutschland) gibt diese Kombination zur Prämedikation.
1903	Barbiturate. E. Fischer (Deutschland) synthetisiert Veronal®.
1905	Bromisoval.
1909	Pantopon®, Einführung des ersten injizierbaren Opiumpräparates.
1910	Carbromal, Acecarbromal.
1912	Phenobarbital.
1920	Somnifen®. Klaesi (Schweiz) praktiziert den «Somnifen-Schlaf».
1928	Pentenamid.
1932	Hexobarbital, Einführung durch H. Weese (Deutschland), Cyclobarbital.
1949	Piperidine als Schlafmittel: Pyrithyldion.
1955	Piperidine: Methyprylon (Noludar®), Glutethimid.
1955	Meprobamat, Einführung als «Tranquilizer».
1956	Halothan, Synthese, klinische Erstanwendung (Suckling, Raventos, Johnstone, England).
1958	Methaqualon als Schlafmittel.
1959	Neuroleptanalgesie, Dehydrobenzperidol (DHB) + Fentanyl, Einführung durch Mundeleer, De Castro (Belgien). Levallorphan: Einführung von Lorfan® als Morphinantagonist (Foldes et al., USA).
1960	Chlordiazepoxid, als erstes Derivat der Benzodiazepine eingeführt (Librium®, Sternbach, USA).
1963	Propanidid: Einführung als kurzwirkendes i. v. Narkotikum; Diazepam: Einführung von Valium® Roche als Psychopharmakon und zentrales Muskelrelaxans.
1965	Ketamin, Einführung der Dissociation Anesthesia (Chen, Corssen, Domino, USA); Nitrazepam (Mogadan® Roche).
1966	Droperidol + Fentanyl, Tropfmethode nach Lawin et al. (Deutschland); Methaqualon in Kombination.
1970	Neuroleptanalgesie-Infusion (Stoffregen, Meyer-Burgdorff, Deutschland); Kombinationsnarkose mit Valium® Roche + Fentanyl (Hutschenreuter, Beerhalter, Deutschland).
1971	Analgosedierung, Pentazocin + Diazepam (Aldrete et al.).
1974	Flurazepam (Dalmadorm®).
1975	Tranquanalgesie, Diazepam + Ketamin (Kreuscher, Hübner, Deutschland).

L-Tryptophan als essentielle Aminosäure, zum Beispiel von Bedeutung zur Biosynthese von Serotonin.

1976 Neuroleptanalgesie mit Valium® Roche (Bergmann, Necek, Österreich);

Tranquilanalgesie, potenzierte analgetische Anästhesie, Tranquilizer (zum Beispiel Flunitrazepam) + Fentanyl (De Castro, Belgien),

oder Ataranalgesie, Flunitrazepam + Ketamin (Vontin, Deutschland);

DSIP (Delta-sleep-inducing peptide) als «Schlafstoff» beschrieben (Monnier und Schoenenberger, Basel).

1979 Triazolam (Halcion®).

Flunitrazepam (Rohypnol®).

1980 Lormetazepam (Noctamid®).

1981 Temazepam (Planum®, Remestan®).

1982 Midazolam: Dormicum® Ampullen, als parenterales Kurzhypnotikum für die Anästhesiologie eingeführt (Schweiz).

1983 Dormicum® Tabletten als Einschlafhilfe (Schweiz).

1984 Dormicum® Ampullen in der Bundesrepublik Deutschland eingeführt.

1985 Brotizolam (Lendormin®).

1987 Flumazenil (Anexate®) als erster Benzodiazepin-Antagonist in der Schweiz eingeführt.

1989 Anexate®, Einführung in der BRD.

1990 Dormicum® 7,5 Lacktabletten zur oralen Prämedikation in der BRD eingeführt.

1991 Zopiclon (Ximovan®) und Zolpidem (Bicalm®, Stilnox®) in Deutschland eingeführt.

Tabelle 6
Stationen psychotrop wirksamer Drogen und Pharmaka

		Anregend stimulierend, euphorisierend, rauschartig	Dämpfend beruhigend, schlafmachend, krampflösend	Depressions-lösend stimmungs-aufhellend, antriebs-fördernd	Neuro-leptisch antihalluzi-natorisch	Tranquili-sierend angstlösend, muskelent-spannend
Vorgeschichte	**Alkohol**	■				
2740 v. Chr.	**Haschisch** (Shen-Nung)	■				
2000 v. Chr.	**Belladonna-Alkaloide** (Assyrer)		■			
1550 v. Chr.	**Opium** (Papyrus Ebers)		■	□		
600 v. Chr.	**Haschisch** (Persien, Avesta)	■				
450 v. Chr.	**Haschisch** (Herodot)	■				
330 v. Chr.	**Opium** (Theophrast)		■			
80 n. Chr.	**Haschisch** (Dioskorides)	■				
180	**Opium** (Galen)		■	□		
1509	**Laudanum** (Paracelsus)		■			
	Cocablätter (Monardes)	■				
	Rauwolfiaalkaloide (Rumpf)		■			
1546	**Opium** (Pharmakopoe, Nürnberg)		■			
1582	*Rauwolfia serpentina* (Rauwolf)			□		
1658	**Opium** (Wepfer)			□		
1664	**Tinctura opii crocata** (Sydenham)		■			
1700	**Opium** (Heute)		■	□		
1803	**Morphin** (Sertürner)		■			
1826	**Kaliumbromid**		■			
1857	**Natriumbromid** (Locock, Epilepsie)		■			
1869	**Chloralhydrat** (Liebreich)		■			
1885	**Opium** (Engelken jun.)			□		
1903	**Barbiturate** (Fischer, von Mering)		■			
1909	**Pantopon®**		■	□		
1918	**Mescalin** (Spaeth)	■				
1920	**«Somnifen®-Schlaf»** (Klaesi)		■			
1926	**Opium** (Schmitz)			□		
1932	**Reserpin** (Isolierung)				□	

	Anregend stimulierend, euphorisierend, rauschartig	Dämpfend beruhigend, schlafmachend, krampflösend	Depressions-lösend stimmungs-aufhellend, antriebs-fördernd	Neuro-leptisch antihalluzi-natorisch	Tranquili-sierend angstlösend, muskelent-spannend
1935 **Insulinkoma** (Sakel)		■			
1938 **Methamphetamin** (Hauschild)	■				
Hydantoine		■			
1943 **LSD** (Hofmann)	■				
1946 **Mephenesin**					■
1952 **Chlorpromazin** (Laborit, Delay)				■	
1954 **Meprobamat** (Berger)					■
Reserpin (Kline)				■	
1957 **Imipramin** (Kuhn)			■		
MAO-Hemmer Iproniazid (Loomer)			■		
1958 **Butyrophenone**				■	
1960 **Chlordiazepoxid (Librium®)** (Sternbach)		■			■
Lithiumprophylaxe (Schou, 1949 Cade)			■		
1961 **Amitriptylin (Laroxyl®)**			■		
1963 **Diazepam (Valium® Roche)** (Sternbach)		■			■
Clomethiazol		■			
1982 **Midazolam (Dormicum®)**		■			■

1987   **Flumazenil (Anexate®)**   Spezifischer Antagonist der Benzodiazepine, der die zentral dämpfenden Wirkungen dieser Wirkstoffklasse aufhebt.

4. Zur Pharmakologie des Schlafes

4.1   Nichtmedikamentöse Schlafhilfen als Erstmaßnahme

Ein guter Seelenarzt hat einmal einem schlafgestörten Patienten folgendes gesagt: «Sie haben mehr als einen Fehler gemacht. Der starke Kaffee am Morgen mochte noch angehen, aber nachmittags hätten Sie trotz der Müdigkeit nichts mehr trinken sollen, weil Sie es um diese Zeit nicht gewohnt sind und also vor Mitternacht nicht mit dem Abklingen der Wirkung rechnen durften. Abends machten Sie den zweiten Fehler: Sie rechneten sich die Schlafmenge aus, die Sie angeblich brauchten, um am nächsten Tag frisch zu sein, und gingen dabei von der falschen Voraussetzung aus, mindestens acht Stunden schlafen zu müssen. Das ist falsch. Ihr Körper zwingt Sie zum Schlafen, wenn er Schlaf braucht, Sie sollten es ruhig ihm überlassen. Der eine Mensch braucht mehr, der andere weniger, allgemein gültige Regeln gibt es da nicht. Freilich können Sie sich selbst beim Einschlafen stören, und das haben Sie dadurch getan, daß Sie ängstlich auf den Schlaf warteten. Das war Ihr dritter Fehler. Ihre gespannte Erwartung war gerade das, was Sie nun wachhielt und den Schlaf vertrieb. ‹Der Schlaf ist wie eine Taube auf der Hand; wenn man nach ihr greift, fliegt sie weg›, hat der alte Dubois einmal gesagt. Dann kamen Sie auf die Idee mit den Schafen. Das Zählen hat auch schon Leibniz als Einschlafmittel empfohlen, weil es für einen gescheiten Menschen nichts Langweiligeres gibt, als zu zählen, und Langeweile ist ein gutes Tor zum Schlaf.

Aber für Sie bedeuten Zahlen Geschäft, und Sie begannen also zu kalkulieren und wurden über den möglichen Chancen immer frischer und wacher. Der rechnende Verstand ist aber für den, der schlafen möchte, ein beinahe ebenso großer Störenfried wie die Angst. Deshalb legen Sie sich heute abend einmal ohne besondere Vorsätze ins Bett. Wenn Sie Schlaf brauchen, werden Sie schlafen, brauchen Sie noch keinen, so werden Sie sich ausruhen. Freuen Sie sich, wenn Sie das Licht gelöscht haben, daß Sie in dieser Nacht kein Mensch stören kann, wandern Sie mit Ihren Gedanken zu einem schönen Erlebnis, an das Sie gerne denken, und lassen Sie Ihre Gedanken dann laufen, wohin sie wollen.»

Ein solch «aufklärendes» Gespräch sollte in angemessener Weise am Anfang der *nicht*medikamentösen Behandlungsmethoden stehen. Die Analyse ist ohnehin der Einstieg in die Therapie, die Beachtung vernünftiger Regeln oft die ausreichende Antwort auf das «geklagte» Symptom Schlafstörung. Denken wir daran: Eine Schlafstörung ist zunächst eine Klage, nicht unbedingt eine Krankheit. Wenn aber ein Leidensdruck entsteht, zielt bei organischen Schlafstörungen die Therapie primär auf das somatische Leiden: zum Beispiel Infekt- und Schmerzbekämpfung, Stabilisierung von Kreislauf, Herz und Atmung.

In der Therapie der Schlafstörungen wird der Therapeut eine bewährte Strategie auf mehreren Ebenen einsetzen (FAUST, HOLE 1980):

1) Ausschluß exogener, organischer, psychischer oder psychosozialer Ursachen

2) Aufklärung und Beratung über die physiologische Schlafdauer, insbesondere im höheren Alter

3) psychotherapeutische Führung im weitesten Sinne; Anleitung zur Schlafhygiene

4) nicht-medikamentöse Schlafhilfen wie autogenes Training, gestufte Aktivhypnose, physikalische Therapie, Anleitung zum «Ermüdungsschlaf»

5) Pharmakotherapie, was nicht unbedingt sofort Schlafmittel heißen muß

Das Thema «nicht-medikamentöse Schlafhilfen» wurde von Faust in sehr verdienstvoller Weise wiederholt behandelt und aufgeschlüsselt (1985).

Sind Konflikte und Partnerprobleme mit verantwortlich für die geklagten Störungen, sollte man den Vorschlag ernsthaft erwägen, eine sog. «Konfliktaustragungsstunde» zu praktizieren, d. h., von Zeit zu Zeit ein Gespräch zur Entschärfung des Konfliktstoffes führen, der sich in der Zwischenzeit angestaut hat. Günther Grass hat einmal, vielleicht nicht zu Unrecht, gesagt: «Gespräche verhindern Taten!».

Vielleicht muß auch die Verhaltenstherapie individualisiert werden. Jede Schlafstörung ist eine individuelle. Der Patient weiß oft besser, was ihm gut tut. Er soll aktiv mitmachen und selbst Vorschläge unterbreiten. Die meisten Patienten schlafen zu lange, 1–2 Stunden weniger wäre oft besser (HAURI, 1989).

Auch den Feierabend einplanen, eine Pufferzone schaffen, ein „Grübelstuhl“ – und nur dafür – ist empfehlenswert (SIEBER, 1989).

Zusammenfassung

Nichtmedikamentöse Schlafhilfen: «Aufklärendes» Gespräch, regelmäßige Schlafzeiten, Entspannung vor dem Schlafengehen, richtige Schlafhygiene, regelmäßiges Körpertraining, autogenes Training.

Wenn dann der Einsatz *pharmakologischer* Schlafhilfen in Erwägung gezogen wird, stellt sich die Frage:

Medikamentöse Behandlung: Welches Schlafmittel? Monowirkstoff oder Kombinationspräparat? Herkömmliches Hypnotikum oder schlafbahnendes Mittel?

Vor dem Hintergrund dessen, was wir heute über Schlafmittel wissen, erscheint es gerechtfertigt, *zwei Großgruppen* zu unterscheiden (LEUTNER):

die «Schlaferzwinger» – die Hypnotika wie Barbiturate;

die «Schlafbahner» – die modernen Schlafmittel aus den Gruppen der Tranquilizer, Neuroleptika und Antidepressiva.

4.2 Barbiturate – «Schlaferzwinger»

Wir rufen uns die charakteristischen Wirkungen der *Barbiturate* – der typischen Vertreter der «Schlaferzwinger», der ersten Großgruppe schlafmachender Pharmaka – in Erinnerung (Abbildung 18a).

4.3 Angriffspunkt, Wirkungsmechanismus

Vor dem Hintergrund der heute für Benzodiazepine diskutierten Wirkungsmechanismen gewinnt auch diese Frage im nachhinein für die Barbiturate an Bedeutung. Am Modell von Polc und Mitarb. (1982) wird diese unterschiedliche Besonderheit deutlich: Barbiturate bewirken nicht nur eine Verstärkung des GABA-Effektes und eine Erhöhung der GABA-Rezeptor-Bindungsfähigkeit, sondern eine im Unterschied zu den Benzodiazepinen auch unmittelbare Beeinflussung des Chloridkanals. Dieser Einfluß besteht vor allem in einem längeren Offenhalten des Chloridkanals, so daß sich über einen verstärkten Chlorideinstrom eine die neuronale Aktivität

---

I. Sedativ, hypnotisch
«schlaferzwingend»

Charakteristika des Typs Barbiturate:

1. Dosisabhängige Stufenwirkung
Sedation ⇌ Schlaf ⇌ Narkose ⇌ Koma → Tod.

2. Angriffspunkt
Relativ undifferenzierte Hemmung des ZNS (Kortex, Formatio reticularis, Hypothalamus, verbindende retikuläre und thalamokortikale Faserbündel, limbisches System, Thalamus). «Mikronarkose». Direkter Einfluß auf den Chloridkanal am GABA-Rezeptor.

3. REM-Schlaf
Reduktion des REM-Phasen-Anteils.

4. Autonome Funktionen
Beeinflussung von Atmung, Blutdruck, Herzfrequenz, Körpertemperatur.

5. Enzyminduktion
Stimulation hepatischer Enzymsysteme, daraus können störende Interferenzen (zum Beispiel mit Antikoagulantien, Ovulationshemmern) resultieren.

6. Schlaf-Wirksamkeit
Vorausgehende Schläfrigkeit, Schlaf subjektiv als erzwungen empfunden, schwere Weckbarkeit, Schlaf bei Patienten mit und ohne Schlafstörungen.

7. Akute Toxizität
Als Mittel zum Suizid risikobehaftet und problematisch.

8. Abhängigkeit
Physische und psychische Abhängigkeit.

Wirkstoffklassen:

- Bromide
- Bromureide
- Aldehyde
- Pentenamidderivat
- Barbiturate
- Piperidinderivate
- Chinazolinonderivat

Abbildung 18a. «Schlaferzwingende» Hypnotika.

dämpfende Hyperpolarisierung ergibt (Abb. 18b). Darüber hinaus werden auch Wirkungen über das Adenosin-1-Rezeptorsystem diskutiert.

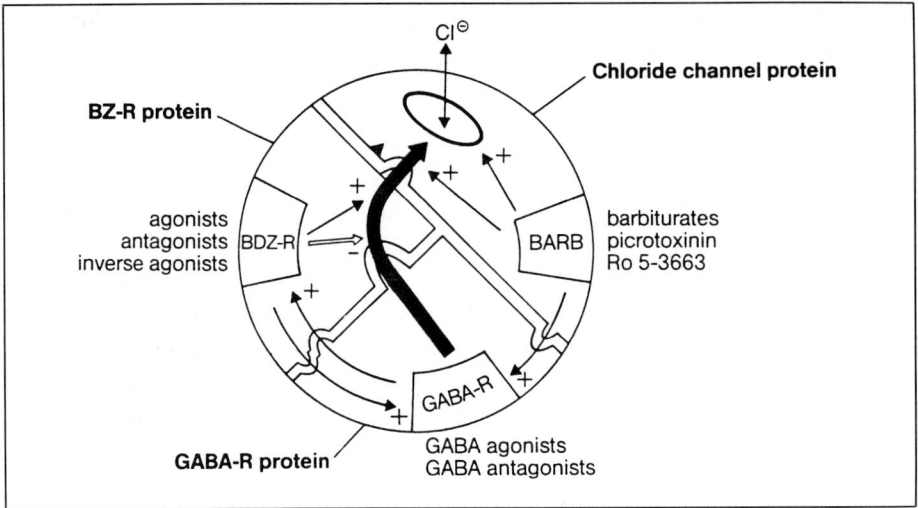

Abbildung 18b. Modell des GABA-Benzodiazepin-Rezeptors mit dem Chlorid-Kanal einschließlich der Bindungsstelle für Barbiturate (nach POLC et al. 1982).

4.4 REM-Schlaf

Barbiturate reduzieren nicht nur die Schlafstadien III und IV (zugunsten von Schlafstadium II), also Anteile des langsamen Schlafes, sondern vermindern vor allem die Dauer des REM-Schlafes. 1963 konnte Oswald bereits zeigen, daß Heptabarbital in «klinischen» Dosen bei depressiven Patienten mit Schlafstörungen wie auch bei normalen Personen die Dauer der REM-Schlaf-Perioden markant vermindert. Ähnliche Befunde wurden von Feinberg 1964 mit Pentobarbital und von Hartmann 1968 mit Phenobarbital erhoben. Kales et al. fanden 1969, daß Barbiturate (100 mg Secobarbital oder Pentobarbital) während der drei Nächte unter Medikation mit abnehmender Intensität den REM-Schlaf-Anteil deutlich vermindern; die REM-Latenz wird verlängert. Wie Kales et al. 1975 in einer neueren Studie mit 27tägiger Verabreichung von Pentobarbital (100 mg täglich) an schlafgestörten Individuen zeigen konnten, ergab sich ebenfalls eine REM-Reduktion von durchschnittlich 21 %. In einer weiteren Untersuchungsserie an Schlafgestörten über eine kurze Verabreichungsdauer (drei Nächte) verkürzte Secobarbital (100 mg) den REM-Anteil von 23 auf 21 %, bei länger dauernder Medikation (drei Wochen) war kein REM-Effekt zu konstatieren. Barbiturate vermindern außerdem den Anteil an Stadium IV. Bei diesen Studien fiel auf, daß der durch das Barbiturat verursachte Verlust an REM-, S-IV- und S-III-Anteil durch eine oft markante Zunahme von S II «wettgemacht» wird (KOELLA). Bei regelmäßig wiederholter Zufuhr von Barbituraten wird der REM-Schlaf zunächst laufend verkürzt, pendelt sich dann aber auf einen bestimmten niedrigen Wert ein. In jedem Falle wird die Zeit, die der Schläfer in der REM-Phase zubringt, unter Barbituraten vermindert (KUSCHINSKY). Barbiturate können so eine

Dyssomnie, einen Schlaf mit einem desynchronisierten Schlafmuster, erzeugen, greifen also unphysiologisch ein.

4.5 Enzyminduktion

Barbiturate sind mit die stärksten Enzyminduktoren, die wir heute kennen. Welch et al. zeigten 1969 an Hand eines Experimentes am Hund sehr eindrucksvoll die Konsequenzen der Enzyminduktion und postmedikamentöser «Anti-Induktion». Den Tieren wurde zunächst das Antikoagulans Bishydroxycumarin so hoch dosiert verabreicht, bis konstante Plasmakonzentrationen und konstante Prothrombinzeiten erzielt wurden. Dann gab man zusätzlich Phenobarbital, was eine Abnahme der Wirkung des Antikoagulans zur Folge hatte. Die Dosis dieses Präparates wurde daher um das Fünffache erhöht, ohne nachteilige Effekte. Nach Absetzen des Phenobarbitals und ohne Reduktion des Antikoagulans kam es dann – infolge eines plötzlichen Ansteigens der Antikoagulanskonzentration und der damit verbundenen Abnahme der Blutgerinnungspotenz – zu markanten Hämorrhagien. Wie dieses Beispiel zeigt, ist Phenobarbital demnach ein typischer Enzyminduktor.

Dayton et al. zeigten schon 1961 für verschiedene andere Barbiturate solche «effizienzvermindernde Effekte». Nach Hunninghake und Azarnoff vermindern Barbiturate die Blutkonzentration von Warfarin. Auch Glutethimid und Chloralhydrat (CUCINELL et al.) zeigten eine solche Wirkung auf Antikoagulantien, nicht jedoch Nitrazepam (BRECKENRIDGE und ORME) und Diazepam (MATIS). Eine enzyminduzierende Wirkung mit Beschleunigung des Abbaus von Methadon durch Phenobarbital wurde 1972 von ALVAREZ und KAPPAS beschrieben. Barbiturate vermindern auch den Plasmaspiegel von Nortriptylin (ALEXANDERSON et al.) und von Antikonvulsiva (RUBIN und LIEBER). Nach Conney soll Phenobarbital auch den Metabolismus von verschiedenen Steroidhormonen, wie Cortisol, Testosteron, Progesteron und Estradiol, beschleunigen. Nach Gagnaire et al., sowie Azarnoff und Hurwitz dürfte dies vor allem im Zusammenhang mit kontrazeptiven Ovulationshemmern eine große praktische Bedeutung haben.

Verdrängungsreaktion Clofibrat Phenylbutazon Phenytoin	Quick ↓	Blutungsneigung	Dosis ↓
Eliminationsverzögerung Allopurinol	Quick ↓	Blutungsneigung	Dosis ↓
Eliminationsbeschleunigung Barbiturat	Quick ↑		Dosis ↑
Enzyminduktion Barbiturat	Quick ↑		Dosis ↑
Enzymhemmung Clofibrat	Quick ↓	Blutungsneigung	Dosis ↓
Pseudointeraktion Vitamin-K-Mangel (Antibiotika) Vitamin-K-Synthese-Störung (Leberschaden)	Quick ↓	Blutungsneigung	∅

Abbildung 19. Interaktionen von Marcumar® mit anderen Pharmaka (nach DÖNHARDT).

Klinisches Beispiel: der Herzinfarktpatient, der unter einer Langzeitmedikation von oralen Antikoagulantien, beispielsweise Marcumar®, steht und der wegen Schlafstörungen Barbiturate einnimmt. Störende Interferenzen sind hier zu erwarten, da Barbiturate zu einer Erhöhung des Quick-Wertes führen, den Thromboseschutz also in Frage stellen. Gerade dieses Beispiel zeigt deutlich, welche klinischen Konsequenzen vor allem bei einer Mehrfachmedikation zu beachten sind beziehungsweise welche Schwierigkeiten bei der Einstellung auf das optimale Niveau des Quick-Wertes (15–30 % der Norm) auftreten können (DÖNHARDT; Abbildung 19).

Beschrieben wird auch eine Aktivierung des Zytostatikums Cyclophosphamid zum wirksamen Metaboliten, wobei die Gefahr einer verstärkten Myelosuppression droht (ILLIGER et al.).

4.6   Barbiturate: Eliminations-Halbwertzeiten

Bei chronischer Gabe wird die Eliminations-Halbwertzeit reduziert, was bedeutet, daß die Barbiturate ihren eigenen Abbau beschleunigen. So weist Butobarbital bei chronischer Applikation eine um 20–25 % niedrigere HWZ auf. Für Phenobarbital beträgt die HWZ bei Kindern die Hälfte und bei Kleinkindern das 2- bis 5fache derjenigen bei Erwachsenen (HARVEY, 1980). Die Eliminationsraten können auch bei Lebererkrankungen erniedrigt sein, wogegen eine Niereninsuffizienz zu einer Kumulation polarer Metaboliten führen kann (BREIMER, 1977; Tab. 7).

Stunden			Stunden
Amobarbital	8–42	Vinylbital	17–33,5
Aprobarbital	14–34	Glutethimid	5–22
Butobarbital	34–42	Methyprylon	4
Cyclobarbital	8–17	Methaqualon	10–40
Heptabarbital	6–11	Chloralhydrat:	
Pentobarbital	15–48	-Trichlorethanol (Metabolit)	7–9,5
Phenobarbital	24–140	-Trichloressigsäure (Metabolit)	96
Secobarbital	19–34	Clomethiazol	3,5–4,5

Tabelle 7: β-Eliminations-Halbwertzeiten der herkömmlichen Hypnotika (nach BREIMER, 1977; GOODMAN und GILMAN, 1980; ergänzt)

4.7   Abhängigkeit

Barbiturate sind Wirkstoffe, die sowohl physische wie psychische Abhängigkeit verursachen. Seit 1964 ist dieser Typ als Drug dependence vom «Barbiturat-Alkohol»-Typ von der WHO definiert. Im Vergleich zu anderen psychotropen Gruppen hat Kielholz den Gefahrenquotienten als relativ hoch ansetzen müssen. Die Abhängigkeit von Barbituraten ist hinreichend dokumentiert (DENIKER et al.; EDDY et al.; FRASER und GRIDER; ISBELL; JAFFE; KOELLA; SMITH und WESSON; WANG). Kombinationen von Barbituraten mit, zum Beispiel, Amphetaminen oder Alkohol können die Symptomatologie drastisch beeinflussen. Der an sich dämpfende Effekt des Barbiturates wird durch Analeptika kompensiert oder qualitativ verändert. Dramatisch und oft bedrohlich ist die Entzugssymptomatik. Relativ häufig treten während des Barbituratenentzugs bei 75 % der Patienten Konvulsionen auf (ESKARSY und STAMATE; KOELLA).

Seit 1974 erfahren diese klassischen Schlafmittel in zunehmendem Maße Kritik. So fordern Ärztegruppen und Experten in England und den USA, auf die «aus heutiger Sicht archaischen Barbiturate» zu verzichten (BOFFA; KOCH-WESER und GREENBLATT; KUSCHINSKY).

Als Gründe werden die Eigenschaften angeführt, die für den praktischen Gebrauch von Nachteil sind: Beeinflussung des REM-Schlafes, Enzyminduktion, EEG-Veränderungen, sonstige Nebenwirkungen, Risiken bei Überdosierung, hohes Abhängigkeitspotential. Unbestritten bleibt lediglich ihr Platz in der Narkoseeinleitung, im Rahmen der Langzeitsedierung und in der Epilepsiebehandlung.

4.8 Benzodiazepine – «Schlafbahner»

Als *schlafeinleitende* Mittel und damit als Vertreter der zweiten Großgruppe, der *«Schlafbahner»,* sind neben dämpfenden Neuroleptika (Promazin, Levomepromazin) und sedierenden Antidepressiva (Amitriptylin) heute die *Tranquilizer,* vor allem die Schlafmittel der *Benzodiazepinreihe,* unentbehrlich geworden (Abbildung 20).

II. Sedativ, hypnogen *«schlafanstoßend»*	Wirkstoffklassen:
Charakteristika des Typs Benzodiazepine:	
1. Wirkungskurve Auch in hohen Dosen keine narkotische Wirkung.	
2. Angriffspunkt Verstärkung physiologischer Hemmechanismen, bei denen GABA (γ-Aminobuttersäure) beteiligt ist. Bindung an spezifische Rezeptoren in synaptischen Membranen.	Tranquilizer: Benzodiazepin- derivate
3. REM-Schlaf gegenüber Barbituraten geringere Beeinflussung bei Schlafgestörten.	
4. Autonome Funktionen Praktisch fehlende Beeinträchtigung.	
5. Enzyminduktion Stimulation von Leberenzymsystemen wird im therapeutischen Bereich nicht oder kaum beobachtet. Störende Interferenzen sind nicht zu erwarten.	Neuroleptika mit dominantem «schlaf- anstoßendem» Effekt
6. Schlaf-Wirksamkeit Selten vorausgehende Schläfrigkeit, Schlaf subjektiv nicht als erzwungen empfunden, jederzeit weckbar. Schlaf ausgeprägt bei schlafgestörten Patienten.	
7. Akute Toxizität Als Mittel zum Suizid praktisch untauglich.	
8. Abhängigkeit Gefahrenquotient kleiner als bei Barbituraten.	Antidepressiva mit deutlichem Dämpfungseffekt

Abbildung 20. «Schlafanstoßende» Hypnotika.

4.9 Angriffspunkt, Wirkungsmechanismus

Zum Wirkungsmechanismus können wir heute präzisere Vorstellungen zur Diskussion stellen. Die auffallendste neuropharmakologische Wirkung der Benzodiazepine ist eine Verstärkung synaptischer Hemmechanismen auf verschiedenen Ebenen des ZNS. Hier ist es allerdings bedeutsam, daß Benzodiazepine nur jene prä- und postsynaptischen Hemmphänomene verstärken, bei denen GABA (γ-Aminobuttersäure) als inhibitorischer Transmitter nachgewiesen ist. Benzodiazepine verstärken also einen natürlicherweise im ZNS vorhandenen Hemmechanismus. Bei diesen Untersuchungen erwies sich beispielsweise Flunitrazepam als außerordentlich wirksam, es beeinflußte die GABAergen Transmissionen schon in wesentlich kleineren Dosen als viele der anderen Benzodiazepine.

Die wichtige Rolle der γ-Aminobuttersäure (GABA) als zentralnervöser ubiquitärer «Hemmstoff» (Transmitter von zum Teil kurz-, aber auch langaxonigen Hemmneuronen) steht heute außer Zweifel. Als unerläßlicher Steuermechanismus bei praktisch allen zentralnervösen Funktionen ist diese Aminosäure eingeschaltet. Die Rolle der GABA könnte so im Rahmen der Schlaforganisation als eine positiv-permissive gesehen werden, in dem Sinne, als diese Aminosäure eine den Schlaf potentiell störende und hindernde Verhaltensaktivität zurückbindet oder überhaupt ihr Auftreten unterdrückt. Ein wichtiger Wirkungsmechanismus der Benzodiazepine besteht sicherlich in einer Bahnung GABAerger Informationsübermittlung (COSTA und GUIDOTTI; KOELLA).

Diese Zusammenhänge könnten dem in der Abbildung 21 dargestellten Modell (HAEFELY) entsprechen. Den GABAergen Neuronen sind verschiedene andere Neuronen mit unterschiedlichen Transmittern (z. B. Noradrenalin, Dopamin, Serotonin, Azetylcholin) vor- und nachgeordnet. Durch direkte bzw. indirekte pharmakologische Beeinflussung der nachgeordneten Neuronen in dem komplexen neuronalen Netzwerk resultieren letztendlich die verschiedenen pharmakologischen Benzodiazepinwirkungen.

Erwähnenswert ist in diesem Zusammenhang die Tatsache, daß im ZNS spezifische Rezeptoren für Benzodiazepine gefunden werden konnten. Das war im Jahre 1977. Neben einer Forschergruppe in Kopenhagen (SQUIRES und BRAESTRUP) waren es Möhler und Okada, Basel, die fanden, daß Benzodiazepine im ZNS an ganz bestimmte Rezeptoren sich binden, an große Empfängermoleküle, in die sie passen wie der Zündschlüssel ins Zündschloß. Die Suche nach der Lokalisation dieser Rezeptoren begann. Möhler und seine Mitarbeiter präparierten und homogenisierten Rattengehirne und isolierten daraus Membranbruchstücke von Nervenzellen, an denen die Rezeptoren vermutet wurden. Sie setzten den Membranbruchstücken im Reagenzglas Diazepam (Wirkstoff von Valium® Roche) zu, das zuvor radioaktiv markiert wurde. Nach Filtration der Membranbruchstücke zeigte sich, daß viel markiertes Diazepam an den Membranen hängengeblieben war (Abbildung 22, a).

Erfolgte diese Bindung wirklich an spezifische Rezeptoren? Um dies zu klären, wurde in einem zweiten Schritt den Membranbruchstücken im Reagenzglas neben radioaktiv markiertem Diazepam zusätzlich unmarkiertes Flunitrazepam (Wirkstoff von Rohypnol®) zugesetzt (Abbildung 22, b). Die Membranbruchstücke werden

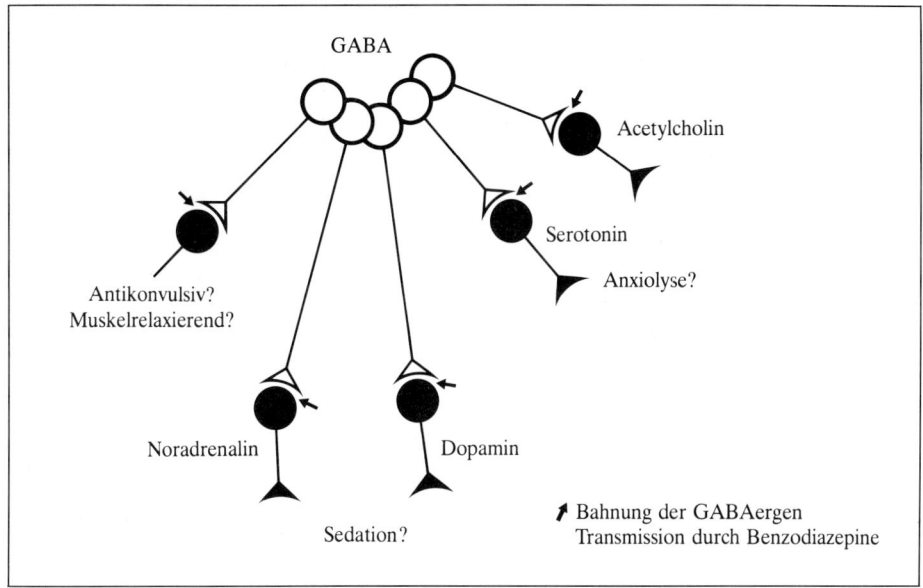

Abbildung 21. GABA und Benzodiazepine: Was tut sich? (Nach HAEFELY.)

herausgefiltert. Es zeigt sich, daß jetzt nur wenig markiertes Diazepam gebunden ist, weil es durch das stärkere Flunitrazepam von den Benzodiazepinrezeptoren verdrängt worden ist. Diese Befunde sprechen eindeutig für die Existenz von Benzodiazepinrezeptoren. Wären sie nicht vorhanden, hätten sich weder Diazepam noch Flunitrazepam spezifisch an die Membranbruchstücke gebunden. Übrigens – die Affinität der verschiedenen Benzodiazepine korreliert sehr gut mit dem Ausmaß ihrer pharmakologischen Wirkung, das heißt, die klinisch beziehungsweise pharmakologisch wirksamsten Derivate haben auch die stärkste Affinität zum Rezeptor (MÜLLER; s. Tab. 19).

Die Fortführung dieser faszinierenden Versuche bestätigte sowohl die vermutete Eiweißstruktur der Benzodiazepinrezeptoren als auch die Frage nach der Lokalisation im Hirngewebe. Diese konnte durch elektronenmikroskopische Aufnahme eines Teiles des Gehirngewebes einer Ratte in 117 000facher Vergrößerung illustriert werden (Abbildung 23).

Der schwarze Fleck an der Kontaktstelle zweier Nervenzellen ist durch die Strahlung radioaktiver Benzodiazepinmoleküle entstanden, die an ihren Wirkungsort, nämlich an Benzodiazepinrezeptoren, gebunden sind (HAEFELY und MÖHLER). Andere Untersuchungen machten zunächst eine Reaktion der Benzodiazepinrezeptoren mit endogenen Wirkstoffen wie Purinen und Nicotinamid wahrscheinlich, wobei in vivo benzodiazepinähnliche Eigenschaften nachgewiesen wurden (TALLMANN et al.). Endogene Substanzen mit einer Bindungsaffinität zum Benzodiazepin-Rezeptor sind in den letzten Jahren isoliert und auch biochemisch näher charakterisiert worden, z. B. DBI (Diazepam-binding inhibitor), ODN (Octadecaneuropeptide), EP (Endozepine), N-Desmethyl-diazepam, Diazepam, βCCE (Ethyl-β-carboline-3-carboxylate). Bisher ist jedoch keiner dieser Wirkstoffe als endogener Ligand des BDZ-

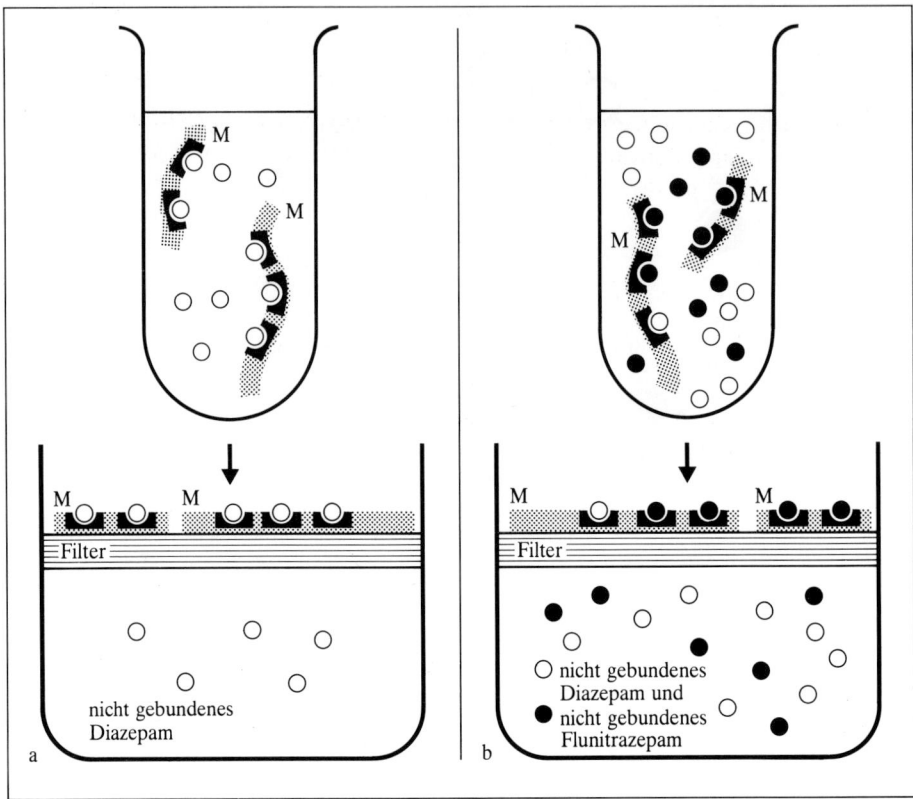

Abbildung 22. Membranbruchstücke (M) von Rattengehirnen. a. Zusetzen von markiertem Diazepam (O). b. Zusätzlich zu Diazepam wird unmarkiertes Flunitrazepam (●) zugesetzt (nach HAEFELY und MÖHLER).

Rezeptors eindeutig nachgewiesen worden. So haben das Peptid DBI und sein Fragment ODN eine nur geringe Affinität zum BDZ-Rezeptor (DE ROBERTIS und Mitarb.; HAMON, 1988).

Für Diazepam und N-Desmethyl-diazepam, welche aus tierischen und menschlichen Hirngeweben isoliert werden konnten, ist bisher eine Biosynthese in diesen Geweben nicht beschrieben worden. Auch ist für den BDZ-Rezeptor die Annahme eines endogenen Liganden nicht unbedingt erforderlich (HAEFELY, 1988).

Mehrere Aussagen lassen sich machen:

1. Die Benzodiazepinrezeptoren sind über das ganze Gehirn verteilt. Sie befinden sich in hoher Dichte in der Großhirn- und der Kleinhirnrinde, in mittlerer Dichte im limbischen System und im Hypothalamus sowie in geringen Mengen in der Medulla oblongata und im Rückenmark. Die Anzahl im menschlichen Gehirn dürfte etwa zehn Billiarden betragen.

2. Die Benzodiazepinrezeptoren sind in GABAergen Synapsen lokalisiert.

3. Benzodiazepine und ihre Rezeptoren kann man als «Servomechanismus» bezeichnen. Benzodiazepine aktivieren die Bremse selbst nicht, aber verstärken die Bremswirkung der GABAergen Neurotransmission.

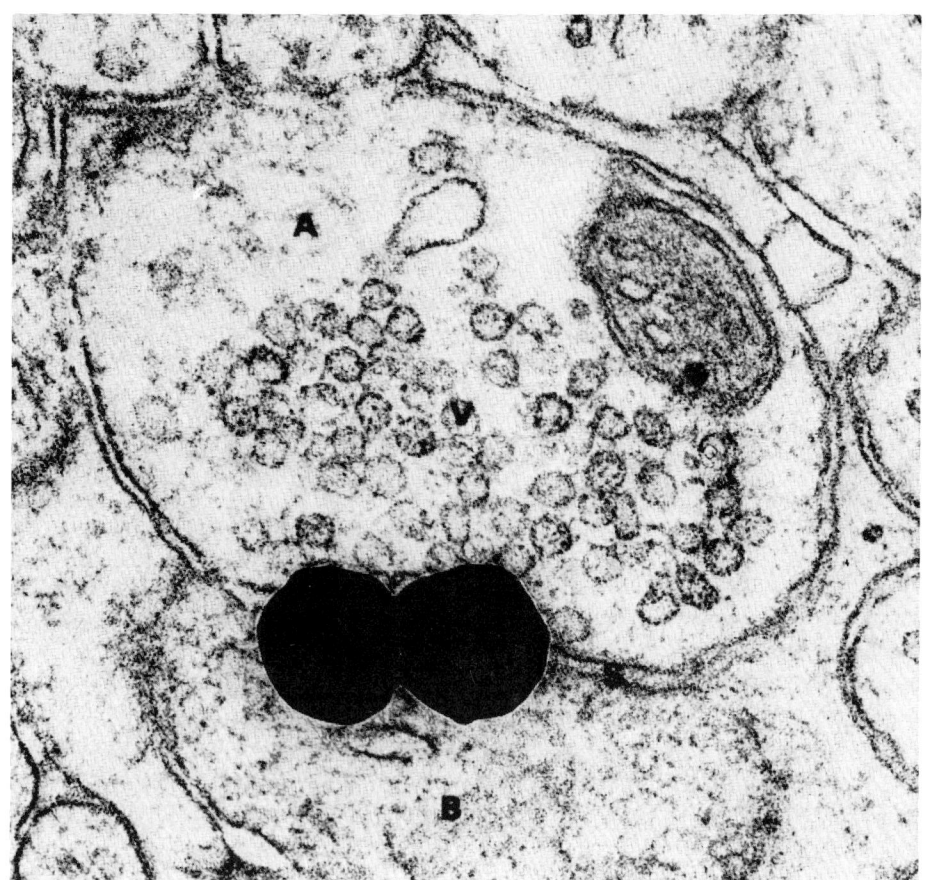

Abbildung 23. Benzodiazepinrezeptoren am synaptischen Spalt in 117 000facher Vergrößerung (nach HAEFELY und MÖHLER).

Viele Fragen bleiben heute noch offen, z. B. die eine: Warum hat sich der Organismus im Laufe der Evolution ein spezifisches Benzodiazepinrezeptoren-System eingerichtet, ohne dabei «wissen» zu können, daß eines Tages Benzodiazepine als Arzneimittel zur Verfügung stehen? Im Gegensatz zum Opiatrezeptor, bei dem die Suche nach den endogenen Liganden zu einer neuen, bisher unbekannten Stoffklasse – den Endorphinen – geführt hat, ist es bisher nicht gelungen, einen endogenen Liganden des Benzodiazepinrezeptors eindeutig zu identifizieren (MÜLLER).

Eine vereinfachte Arbeitshypothese zum molekularen Wirkungsmechanismus vermittelt Abb. 24. In der postsynaptischen Membran des Effektorneurons liegen in einem supramolekularen Komplex zusammen: Der GABA-Rezeptor, der Benzodiazepin-Rezeptor, ein Regulator-Protein und der Chloridionenkanal. Wird nun in synaptischen Kontaktzonen GABA freigesetzt, interagiert es an der benachbarten Zielzelle mit spezifischen GABA-Rezeptoren. Dies führt zur Öffnung von Chloridkanälen, durch die nun Chloridionen ins Innere der postsynaptischen Nervenzelle

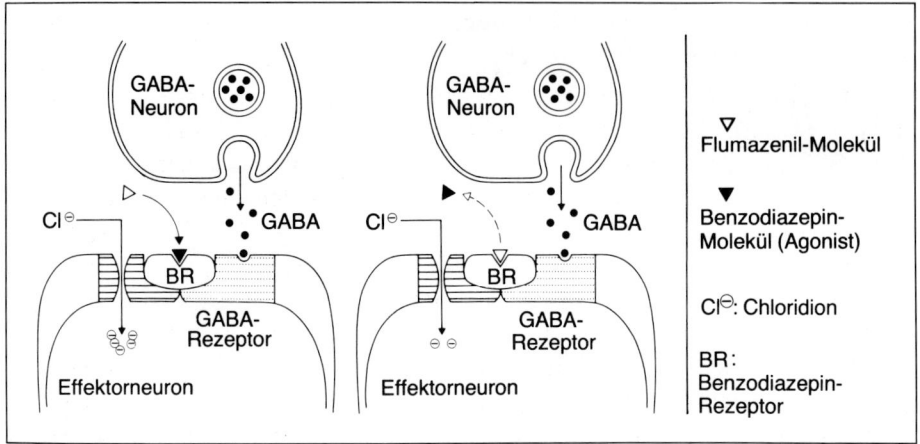

Abbildung 24. Kompetitive Verdrängung eines Benzodiazepin-Agonisten durch Flumazenil am spezifischen Rezeptor und Aufhebung der Benzodiazepin-Wirkung am Chlorid-Kanal

einströmen, das führt zur Verstärkung einer negativen Ladung, zu einer Hyperpolarisation, damit zu einer verminderten Erregbarkeit dieses Neurons. Dies bedeutet Hemmung! Sind jetzt Benzodiazepine – durch Kupplung an ihren Rezeptor – beteiligt, so kommt es zu einer häufigeren Öffnung der durch GABA gesteuerten Chloridkanäle (ursprünglich 40 000, jetzt 90 000 Öffnungen in der Sekunde!). Dadurch also fließen mehr Chloridionen in die Zelle, dadurch stärkerer Aufbau der negativen Ladung (Hyperpolarisation), dadurch stärkere Hemmung der Zelle. Und Hemmung bedeutet letztlich Anxiolyse, Sedation, Schlafinduktion (Abb. 24 links). Flumazenil als spezifischer Antagonist verdrängt kompetitiv die Benzodiazepin-Agonisten vom Rezeptor und hebt damit die pharmakologischen und klinischen Effekte auf (Abb. 24 rechts).

Neuronen, die mit dem Neurotransmitter GABA operieren, stellen das interne «Bremssystem» des Gehirns dar, das etwa ein Drittel aller Synapsen im Gehirn umfaßt. Das Ausmaß der synaptischen Wirkung der Benzodiazepine ist von der jeweiligen Konzentration von GABA im synaptischen Spalt abhängig. Die Wirkung der Benzodiazepine kommt als Verstärkung der GABAergen Hemmung dort zum Tragen, wenn niedrige Konzentrationen von GABA, bei denen eine submaximale synaptische Hemmung erzeugt wird, vorhanden sind. Liegt eine hohe Konzentration von GABA bereits vor, ist also eine GABAerge Hemmung bereits maximal, wird diese durch Benzodiazepine nicht weiter verstärkt. Je nach dem Aktivitätsgrad der Synapsen wird daher auch die Intensität der Wirkung der Benzodiazepine sehr unterschiedlich sein. Die Wirkung der Benzodiazepine bleibt dabei beschränkt auf diejenigen GABA-Rezeptoren, die mit Chloridkanälen gekoppelt sind und in GABAergen Synapsen vorliegen. Es ist weitgehend unbekannt, welche Neurone von der Verstärkung der GABergen synaptischen Hemmung durch Benzodiazepine betroffen sind. Angstgefühle und erhöhte Vigilanz könnten z. B. auf einer Hyperaktivität bestimmter exzitatorischer Neurone – möglicherweise im limbischen System – beruhen. Die Schaffung eines Gleichgewichts zwischen erregender und hemmender synaptischer Aktivität durch Benzodiazepine könnte als angstlösende und/oder beruhigende Wirkung des Pharmakons erfahren werden (MÖHLER 1987).

Die Benzodiazepine zeigen bekanntermaßen ein breites Spektrum von klinischen Wirkungen, die mit unterschiedlichen Dosen erreicht werden. So beginnt das Kontinuum dieser Wirkungspalette bei niedrigsten Dosen mit der Abschirmung gegenüben Stressoren, Tranquilisation, Anxiolyse. Mit Steigerung der Dosis treten Schlafförderung, Muskelrelaxation und Amnesie hinzu. Der Endpunkt wird erreicht mit vollständiger Relaxation. Es ist heute jedoch noch nicht möglich, die anxiolytische Wirkung einerseits sowie die hypnotische Wirkung andererseits der Beeinflussung bestimmter neuronaler Systeme zuzuordnen. Durch systematische chemische Variation und phänomenologisch begründete Selektion in einem Molekül kann man die erwünschten Eigenschaften optimieren. So erwartet man für ein als Hypnotikum einzusetzendes Benzodiazepin eine geringe Separation der anxiolytischen und hypnotischen Wirkkomponente, auch ein schneller Wirkungseintritt sowie eine Wirkungsdauer in der Größenordnung der normalen Schlafdauer oder auch kürzer.

Schlafstudien am Tier lassen differenzierte Aussage über Stärke und Dauer eines hypnotischen Effektes zu. So haben derartige Studien eindeutig ergeben, daß beispielsweise Midazolam eine kurze Wirkungsdauer besitzt und deshalb besonders als Schlafinduktor geeignet ist (SCHERSCHLICHT 1987).

Die schlaffördernde Wirkung der Benzodiazepine, auch und insbesondere die REM-Schlaffördernde Wirkung niedriger Dosen, scheint auf einer Verstärkung der Wirkung von GABA zu beruhen. Es konnte z. B. gezeigt werden, daß Verstärkung der GABAergen Inhibition mit anderen Mitteln, nämlich Erhöhung der GABA-Konzentration im ZNS, die Wirkung der Benzodiazepine auf den Schlaf verschiedener Tierspezies exakt imitiert. Diese Erhöhung der GABA-Konzentration wird mit L-Cycloserin als Hemmer des Enzyms GABA-Transaminase erreicht. Dieses Enzym bewirkt die Transaminierung und damit Inaktivierung von GABA. Seine Hemmung läßt die kontinuierlich produzierte GABA akkumulieren (SCHERSCHLICHT 1985).

Ein funktionelles Konzept eines integrativen, schlaforganisierenden und regulierenden Apparates (SORA) auf der Basis des derzeitigen Kenntnisstandes über neuronale Netzwerke, Neurotransmittoren und Neuropeptiden diskutierte Koella (1984). Ein programmierendes Zentrum enthält ein Wach- und ein Schlafprogramm mit zwei Unterprogrammen für NREMS und REMS. Ein solches Konzept beinhaltet auch eine theoretische Deutung des funktionellen 2-Prozeß-Modells der Schlafregulation von Borbély (1982) mit dem schlafabhängigen Prozeß S und dem zirkadianen Prozeß C. Physiologischen Schlafstoffen könnten dabei auch eine Funktion zugewiesen werden. Die Benzodiazepine könnten hier ihre Wirkung in den Kanalnetzwerken der Output-Seite entfalten. Als Überträgerstoffe der neuronalen Netze nimmt Koella weiterhin die klassischen monoaminergen und cholinergen Transmitter an.

Die *schlafinduzierende Wirkung* der Benzodiazepine wird man heute zwanglos als das Resultat einer generellen Dämpfung eines übererregten ZNS und damit einer Abschirmung gegenüber den häufigsten Störfaktoren erklären dürfen. Dennoch weisen Befunde, wonach diese Medikamente bei Mensch und Tier auch die innere Uhr beeinflussen, welche den Schlaf-Wach-Rhythmus steuert, also Anpassung der zirkadianen Rhythmik auf äußere Zeitgeber erleichtern, darauf hin, daß GABAerge Mechanismen unmittelbar oder mittelbar auch an der Steuerung von Generatoren für Biorhythmen beteiligt sein könnten (HAEFELY, MÖHLER, 1986).

4.10 REM-Schlaf

Die Beurteilung des REM-Schlafes unter Benzodiazepinen läßt im ganzen gesehen gegenüber Barbituraten eine geringere Einflußnahme erkennen.

So zeigen Untersuchungen im Schlaflabor, daß bei Versuchspersonen, die an Schlaflosigkeit litten, Flurazepam im Vergleich zu anderen Schlafmitteln noch nach zwei bis drei Wochen den REM-Schlaf nur wenig unterdrückte und die Wirkung auf die Schlafzeit erhalten blieb. Nach Untersuchungen von Kales et al. bewirkte Flurazepam bei der Kurzzeitanwendung einen leichten Abfall des REM-Schlafes und ein Ansteigen der REM-Latenz. Nach Absetzen des Präparates zeigte sich kein Rebound-Effekt. In anderen Untersuchungen von Kales und Cary konnte auch die Wirkungskonstanz des Flurazepams gegenüber anderen hypnotisch wirksamen Substanzen nachgewiesen werden. Nach einer zweiwöchigen Testperiode behielt lediglich Flurazepam seine volle Wirkung bei. Kales und Scharf sahen nach einer Dosis von 2 mg Flunitrazepam eine mäßige Abnahme des REM-Schlafes, nach 0,25 bis 1 mg ergab sich keine signifikante Änderung im REM-Schlaf (SALETU). Oswald et al. gaben Flunitrazepam über Wochen in Dosen von 2–4 mg; hier kam es zu einer Normalisierung der REM-Phasen-Anteile im Laufe der Prüfungsnächte unter Flunitrazepam durch «innere Kompensation». Bei Patienten mit Schlafstörungen verlängerten sich die pathologisch verkürzten REM-Phasen unter dem Einfluß von zwischen 2 und 6 mg Flunitrazepam in den ersten Nächten; im weiteren Verlauf normalisierte sich die Dauer des REM-Schlafes. Nach Untersuchungen von Gaillard et al. gibt es wohl bestimmte Schlafstörungen, bei denen Flunitrazepam sogar regulatorische Eigenschaften zu haben scheint. Andere Untersucher, wie Bixler et al., Kales et al. und Maxion et al., sahen allerdings eine gewisse Verminderung des REM-Schlafes nach Gabe von Flunitrazepam.

Weshalb Flunitrazepam zum Beispiel die tiefen Schlafstadien sowohl verkürzt (CERONE et al.; GAILLARD und TISSOT; KALES et al.; MONTI et al.; OSWALD et al.) als auch verlängert (CAILLE und BASSANO; JOVANOVIC; MAXION et al.) ist nicht geklärt.

Wie Benzodiazepin-Tranquilizer bewirken Benzodiazepin-Hypnotika eine Vermehrung von ß-Aktivitäten und Abnahme von alpha-Aktivität, während im höheren Dosenbereich jedoch auch noch eine Vermehrung von Delta-Aktivitäten die hypnotischen Qualitäten des jeweiligen Präparates anzeigt (SALETU, 1986). Je stärker die Potenz, desto ausgeprägter die Veränderungen.

Benzodiazepine wie auch andere Psychopharmaka verändern den physiologischen Schlaf (MENDELSON, 1980). Neben der Herabsetzung des Tiefschlafanteils (Stadien III und IV) kann auch der REM-Schlaf vermindert sein (BORBÉLY, 1986).

Wir erinnern uns: REM-Schlaf kann nach chronischer Zufuhr bestimmter herkömmlicher Schlafmittel (zum Beispiel Barbiturate) reduziert werden. Werden diese Schlafmittel dann abrupt entzogen, kommt es zu einem Überschießen, zu einem Nachholen von REM-Schlaf (Rebound-Phänomen, Abb. 25), was schwerwiegende Folgen haben kann, denn im REM-Schlaf können jetzt gehäuft Angina-pectoris-Anfälle oder kann auch eine starke HCL-Produktion beim Ulkuskranken auftreten (KALES und KALES).

Diese unter herkömmlichen Hypnotika induzierte Zunahme der Schlafmenge, die Abnahme an REM- und Tief-Schlaf (Dyssomnie) sowie die Tatsache der Rebound-Insomnie, des REM-Rebounds und des «Nachschleichens» von Schlafstadium IV nach Absetzen des Schlafmittels gibt die Abbildung 25 wieder. Man beachte hier die Abnahme der hypnotischen Wirkung sowie des den REM- und den Stadium-IV-Schlaf unterdrückenden Effektes unter der Medikation (KOELLA).

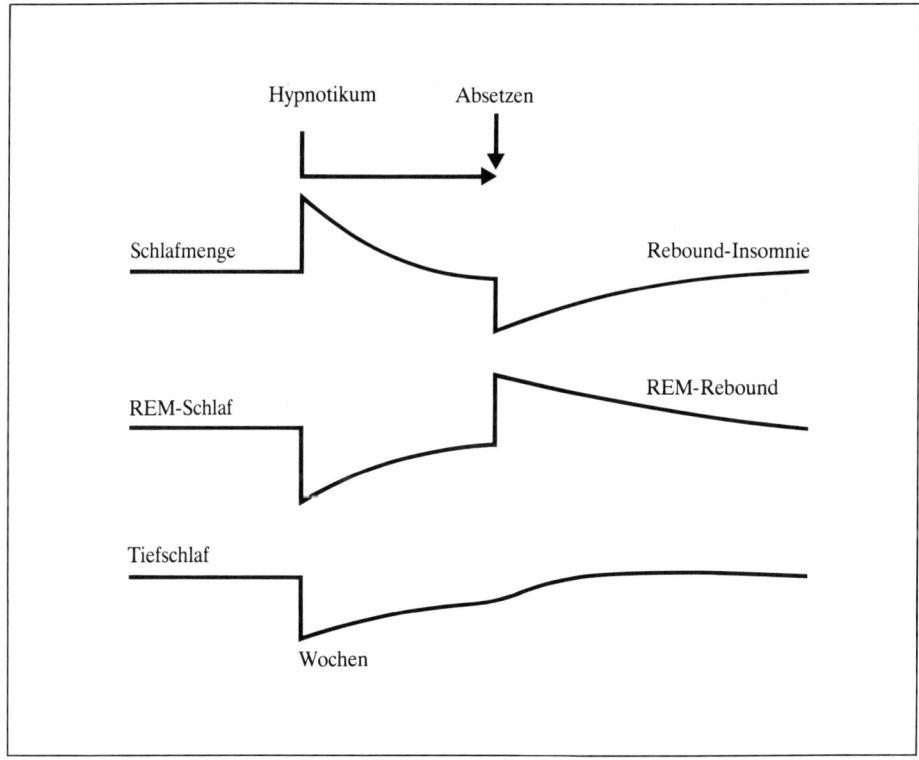

Abbildung 25. Abruptes Absetzen vor allem von klassischen REM-Schlaf-Depressoren (z. B. Barbiturate) führt zu REM-Rebound (nach KOELLA).

Bei einer chronischen Medikation kann es neben der fortbestehenden Insomnie zu einer Veränderung der Schlafphysiologie mit REM- und Delta-Suppression kommen. Eine solche Unterdrückung zeigte sich bei den Derivaten mit langer Eliminations-Halbwertzeit deutlich (SCHNEIDER-HELMERT, 1989).

Auch Parameter, wie K-Komplexe und Schlafspindeln, können Abweichungen (Reduktion bzw. Vermehrung) erkennen lassen, wie Untersuchungen an gesunden Probanden zeigen (KUBICKI/HAAG, 1986).

Neuerdings wird der langsamwelligen Aktivität (LWA) des EEG als Meßgröße zur Quantifizierung homeostatischer Prozesse im Non-REM-Schlaf eine gewisse Bedeutung zugemessen. Alle bisher untersuchten Benzodiazepine reduzieren die LWA, die Frage nach der klinischen Relevanz dieser Befunde ist noch nicht eindeutig zu beantworten (BORBÉLY, 1989).

Vielfach wurde bisher die Qualität eines Hypnotikums am Ausmaß der Reduktion des REM- als auch des Delta-Schlafes gemessen. Diese vielleicht einseitige Betrachtungsweise der Schlafqualität hält heute einer kritischen Beurteilung kaum mehr stand. Praxisrelevanter ist wahrscheinlich die Objektivierung am schlafgestörten Patienten, inwieweit unter dem Einfluß des Schlafmittels eine weitestgehende Annäherung an physiologisch normale, zyklisch geordnete Schlafprofile erreicht werden kann. Dies kann über eine Abschirmung der schlafregulierenden basalen Zentren gegenüber störenden inneren Afferenzen, die als häufige Ursachen von Schlafstörungen angesehen werden müssen, erzielt werden. Dabei sind Wirkstoffe, wie die Benzodiazepine, von Vorteil, die die Zentren der zyklischen Schlaforganisation selbst nicht inhibieren (KUBICKI/HAAG, 1986).

Eines sollte man in jedem Falle nicht übersehen: Das Ausgangniveau der Untersuchten spielt eine große Rolle. So wird die gleiche Dosierung bei Probanden zu anderen Ergebnissen führen als bei Schlafgestörten. Dies ist auch für die EEG-Messung relevant. Die Änderung des Schlafprofils unter Benzodiazepinen kann außerdem einmal eine Normalisierung bei Schlafgestörten, andererseits auch spezifische Veränderungen bestimmter Schlafstadien bedeuten (SALETU, 1986).

4.11 Enzyminduktion

Enzyminduktionen der Benzodiazepine sind im therapeutischen Bereich so gut wie nicht zu erwarten. Störende Interaktionen mit Antikoagulantien sind praktisch nicht gegeben. Die Schlafstörung eines Patienten unter Antikoagulantien (zum Beispiel Marcumar®) kann deshalb störungsfrei mit einem Schlafmittel der Benzodiazepingruppe angegangen werden. Dies wurde beispielsweise für Diazepam, Flurazepam, Flunitrazepam und Nitrazepam überprüft. Heute wissen wir, daß die meisten Schlafmittel auf dem Weg der Biotransformation durch die mikrosomalen Enzyme der Leber chemisch verändert werden. Barbiturate speziell durch Oxydation der Seitenkette, durch Desalkylierung am N-Atom, durch hydrolytische Spaltung des Ringes.

Diese verantwortlichen Enzyme erfahren nun unter der Wirkung einer größeren Zahl von Pharmaka eine Vermehrung, was eine Aktivitätszunahme zur Folge hat, das heißt einen beschleunigten Abbau der entsprechenden Pharmaka. Dieser Mechanismus ist *ein* geklärter Grundvorgang, der zur Barbituratgewöhnung führt. Dieses Phänomen hat nun eine noch weitergehende Konsequenz:

Da diese Enzyme recht unspezifisch sind, werden auch andere Wirkstoffe, so körpereigene (Sexualhormone, Vitamin D), schneller inaktiviert. Vielleicht hängt damit die Beobachtung zusammen, daß Frauen trotz «Pille» schwanger wurden, weil sie längere Zeit enzyminduzierende Schlafmittel, wie Barbiturate, zusätzlich genommen hatten.

4.12 Akute Toxizität

Die klinischen Erfahrungen haben über die Jahre hinweg gezeigt, daß Benzodiazepine *allein* als Mittel zum *Suizid* praktisch untauglich sind. Die maximalen Dosen, die in suizidaler Absicht eingenommen und bei einer Monovergiftung überlebt wurden, lagen zum Beispiel
für Nitrazepam (Mogadan Roche) bei 1000 mg (200 Tabletten);
für Flurazepam (Dalmadorm) bei 2400 mg (80 Tabletten);
für Diazepam (Valium Roche) bei 2000 mg (200 Tabletten zu 10 mg);
für Flunitrazepam (Rohypnol) bei 280 mg (140 Tabletten).
Diesem Verhalten liegt die für ein Benzodiazepin typische «Dosis-Wirkung-Kurve» zugrunde (Abb. 26).

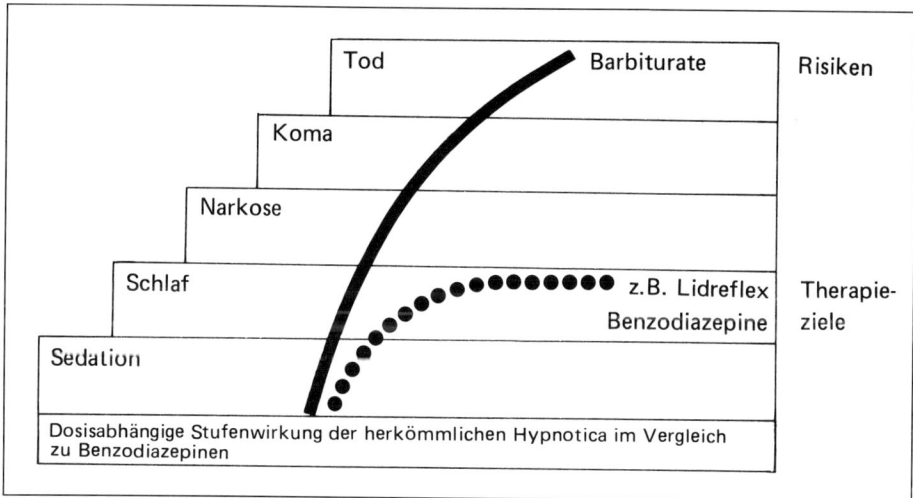

Abb. 26: Barbiturate folgen einer nahezu linearen Dosiswirkungsrelation, Benzodiazepine führen darüber hinaus im wesentlichen nur zu einer Wirkungsverlängerung.

Während Barbiturate dosisabhängig exzitatorische Mechanismen hemmen, was mit steigender Dosierung (Überdosierung) zum letalen Ausgang führen kann, verstärken Benzodiazepine nur physiologische Hemmungsmechanismen. Diese Mechanismen können nicht mehr als maximal verstärkt werden. Trägt man in Form einer Skizze die Wirkung der Präparate gegen die Dosis auf, so folgen Barbiturate nahezu linear einer Dosis-Wirkungs-Relation, d. h., mit höheren Dosen werden

71

höhere und stärkere Effekte erreicht. Klinisch bedeutet dies, daß mit Barbituraten jeweils genau definierbare Stadien zu titrieren sind, z. B. Verlust des Lidreflexes, Verlust des Kornealreflexes usw. Benzodiazepine dagegen folgen nur in einem bestimmten Dosisbereich einer strengen Dosis-Wirkungs-Relation und nähern sich dann asymptotisch einem oberen Grenzwert. Versucht man durch Erhöhung der Benzodiazepindosis Stadien zu erreichen, die für die Barbiturat-Narkose typisch sind, so wird man in der Regel nur eine Wirkungsverlängerung der Benzodiazepine erwirken. Dieses «ceiling»-Phänomen hat seine Ursache in dem Wirkungsmechanismus der Benzodiazepin-Derivate (KAPP 1984, Abb. 26).

4.13 Abhängigkeit

Hinsichtlich einer «drug dependence» wird heute kaum eine andere Arzneimittelgruppe so kontrovers und auch emotional diskutiert wie die Benzodiazepine. Aufgrund der großen therapeutischen Breite wurden Benzodiazepine ursprünglich zu unkritisch eingesetzt. Fälle echter Hochdosis-Abhängigkeit sind relativ selten. Das größere Problem ist die low dose-Abhängigkeit, also die Gewohnheitsbildung bei niedriger Dosierung, z. B. bei älteren Patienten. Die Meinung der Experten in einer kontroversen Diskussion heute: Benzodiazepine – oft umstritten und doch nicht zu ersetzen! Man ist sich heute auch darüber einig, daß Benzodiazepine, auch Schlafmittel, primär nicht zu häufig, sondern im Einzelfall oft zu lange verordnet werden. Deshalb gilt heute die Forderung nach der Therapie mit den «5 K»: klare Indikation, kleine Dosis, kurze Anwendung, kein abruptes Absetzen nach Langzeitmedikation, keine Rezeptur bei Polytoxikomanen, Drogenabhängigen (LEUTNER, 1992).

Es muß deshalb als Kunstfehler angesehen werden, beispielsweise Alkoholikern, Polytoxikomanen, aber auch Drogenkonsumenten Benzodiazepine in der Entziehungsphase zu verordnen. Wer schon abhängig ist, wird auch auf Benzodiazepine «abfahren».

In einer jüngsten Stichprobe von 6478 Versicherten der AOK Dortmund sind 7,3 % der Benzodiazepin-Patienten und 8 % der Barbiturat-Empfänger als abhängig eingestuft worden (von FERBER et al., 1992). Zur Häufigkeit der Benzodiazepin-Abhängigkeit liegen nach Ziegler (1991) sehr kontroverse Zahlen und unterschiedliche Meinungen vor. Faßt man diese Zahlen zusammen, so besteht bei rund 1 % der Fälle ein solches Risiko im Rahmen von Langzeiteinnahmen. Andererseits ergab eine Untersuchung in Süd-Niedersachsen, daß in einer Gruppe von 1 194 Benzodiazepin-Patienten über 50 % ihre Abhängigkeitskarriere mit einem Nicht-Benzodiazepin begonnen haben, meist Alkohol oder auch Cannabis (POSER, 1990, 1991).

Die Diskussion, ob es Unterschiede im Abhängigkeitspotential der Benzodiazepine gibt, ist noch im Gang. Experten halten Lorazepam für ein gewisses Risiko, während alle anderen Benzodiazepine, vergleichbare Dosen zu Grunde gelegt, zur Zeit gleich zu bewerten sind. Als Sonderfall darf das Clonazepam gelten; als

Vertreter der sog. partiellen Agonisten scheint hier ein solches Risiko abgeschwächt (POSER, 1991).

Es gibt sogar schon Hinweise darauf, daß bei Vorliegen einer BZ-Abhängigkeit ambulant ein Entzug mit Clonazepam in fallenden Dosen (10 % pro Woche) in Verbindung mit der Therapie der Grundkrankheit (Angststörungen, Depressionen) und einer engmaschigen Psycho- bzw. Verhaltenstherapie praktiziert werken kann. Das Vorliegen einer Tropfenform (Rivotril® Tropfen) erlaubt eine sehr langsame Dosisreduktion (ZIEGLER, 1991).

Angesichts der Akzeptanz der Benzodiazepine stellt sich die Frage, ob die erwünschten Wirkungen, z. B. die anxiolytischen, oder besser gesagt die «antinozizeptiven», Eigenschaften dieses Risiko einer Abhängigkeitsentwicklung beinhalten. Wie Harrer u. Goergen, 1987, schon darauf hinweisen, hat die verführerische Plausibilität dieser, in letzter Zeit oft mit emotionellem Engagement vorgetragenen Annahme, die unpräzise Beschreibung und Deutung tatsächlich beobachteter Phänomene, aber auch der undisziplinierte Umgang mit statistischen Daten sowie die sensationellen Darstellungen in den Medien doch zu einer erheblichen Verunsicherung von Arzt und Patient geführt. Es hat aber doch den Anschein, daß die so entstandenen irrationalen Ängste und Vorbehalte allmählich einem dem tatsächlich bestehenden Risiko angemessenen Problembewußtsein weichen.

Neben diesen „alten" Begriffen der primären und sekundären Abhängigkeit unterscheiden wir heute hinsichtlich der Entstehungsbedingungen, der Erscheinungsformen, des Verlaufs und der Prognose zwei weitere Gruppen der Abhängigkeit am Beispiel der Benzodiazepine (HARRER u. GOERGEN, 1987):

1) Die relativ seltene *Hochdosis*-Abhängigkeit, charakterisiert durch die mißbräuchliche Einnahme therapeutisch unüblicher, exzessiver Dosen bei meist bestehender Polytoxikomanie und primärer Abhängigkeitsdisposition, ausgeprägtem Neurotizismus, sozialer Desintegration und eher schlechter Prognose (high-dose-Dependence).

2) Die wesentlich häufigere *Niedrigdosis*-Abhängigkeit, sog. low-dose-Dependence, charakterisiert durch Absetzschwierigkeiten infolge des Auftretens von Rebound-Phänomenen nach Langzeittherapie in durchaus ambulanzüblichen Dosen, Symptomfreiheit bei Weiterführung der Therapie, daraus resultierende mangelnde spontane Bereitschaft des Patienten, auf die Einnahme zu verzichten, in aller Regel dennoch erhaltene Einsicht und Motivierbarkeit zu einer Beendigung der Therapie und gute Prognose.

Bei einem nicht geringen Teil der Patienten mit Niedrigdosis-Abhängigkeit besteht durchaus der Wunsch, die Einnahme zu beenden, was bei zu schnellem Dosisabbau zu dem reboundbedingten oft verstärkten Wiederauftreten der ursprünglichen Symptome führt, welche die Langzeiteinnahme unterhalten. Bei langsamem Ausschleichen jedoch halten sich diese reboundbedingten Entzugsphänomene in tolerablen Grenzen und der Patient ist im allgemeinen zur Beendigung der Therapie motivierbar.

Die Entzugssymptomatik begründet bei beiden Verlaufsformen die Diagnose einer physischen Abhängigkeit. Eine psychische Abhängigkeit wird jedoch regelhaft

73

nur bei der Hochdosis-Abhängigkeit beobachtet. Nach Meinung der Expertenkommission der AGNP ist auch die derzeitige Problemsituation durch das Statement charakterisiert, wonach Benzodiazepine nicht zu häufig, sondern beim einzelnen Patienten im allgemeinen zu lange verordnet werden.

Dem Risiko der Entwicklung einer low-dose-Dependence könnte bei Beachtung einiger wichtiger Grundsätze wirksam begegnet werden (HARRER, GOERGEN 1987):

1) Möglichst niedrige aber ausreichende Dosierung. 2) Dosisreduktion zum frühestmöglichen Zeitpunkt. 3) Dosisreduktion in kleinen Schritten. 4) Beschränkung der kontinuierlichen täglichen Verabreichung auf die Akutphase der Therapie. 5) Frühestmöglicher Übergang auf diskontinuierliche Einnahme bei Bedarf. 6) Sicherstellung der Einnahmedisziplin.

Die Ergebnisse einer Untersuchung bei 283 Ärzten mit 283 Patienten lassen erkennen, daß eine sachgerechte Anwendung von Tranquilizern und Schlafmitteln, wie sie nach dem derzeitigen Stand der Erkenntnis postuliert werden muß, unter den üblichen Praxisbedingungen problemlos realisierbar ist. Es besteht demnach die grundsätzliche Forderung, die kontinuierliche Verabreichung von Benzodiazepin-Tranquilizern oder -Hypnotika auf die Phase der akuten Krisenintervention – also auf wenige Wochen – zu beschränken und dann auf gelegentliche Einnahme bei Bedarf überzugehen. Demgegenüber kann in Einzelfällen eine kontinuierliche Langzeittherapie sehr wohl ärztlich indiziert sein, wenn sie die einzig realistische Möglichkeit einer wirksamen Hilfe bleibt und das einzige Risiko einer solchen Langzeitbehandlung – auch über Jahre – darin besteht, daß bei abruptem Absetzen Entzugsphänomene auftreten können, die durch ausschleichende Behandlung der Therapie vermeidbar oder zumindest in tolerablen Grenzen zu halten sind (HARRER, GOERGEN 1987).

So werden Richtlinien für eine risikoarme, zweckmäßige Verordnungspraxis verständlich, wie sie seit Jahren in den «10 Geboten» formuliert werden oder u. a. Pöldinger ausgegeben hat, so z. B. die Empfehlung, «Dosis allmählich reduzieren, kein plötzlicher Abbruch» (1983). Es trifft zu, daß man anfangs trotz oder wegen der relativen Risikolosigkeit dieser Stoffgruppe das Problem der Abhängigkeit unterschätzt hat. Das Thema «Abhängigkeit» sollte nicht verharmlost, aber auch nicht dramatisiert werden. Dies bedeutet sonst eine Verunsicherung des Therapeuten und des Therapierten. Damit erweist man keinem einen Dienst, wenn man an die echten Vorteile dieser Wirkstoffe gegenüber bisher gebrauchten Medikamenten und auch Schlafmitteln bei der gleichen Indikation denkt (HAASE/LINDE, 1981).

Bei dieser immer wieder und auch mit unterschiedlicher Leidenschaftlichkeit geführten Diskussion sollte nicht übersehen werden, daß eine Abhängigkeit primär nicht ein rein pharmakologisches, sondern in erster Linie ein psychopathologisches Problem darstellt, wenn man einmal von Heroin absieht, einem Mittel mit nachweislich starker und imperativer Suchtpotenz.

Wie Rickels andererseits im Rahmen einer Untersuchung bei älteren Patienten belegen konnte, hat sich bei genauer Befragung dieser Population eindeutig herausgestellt, daß viele dieser Patienten zwar regelmäßig «Besitzer» von Benzodiazepinen sind, keinesfalls aber regelmäßige «Nehmer». Sie haben zwar immer Medikamente bei sich, nehmen sie aber nur relativ selten ein (1986).

Zusammengefaßt stellt sich also das «Behandlungsrisiko» bei der Verabreichung von «Schlaferzwingern» und von «Schlafbahnern» – grob vereinfacht – etwa so dar, wie die Tabelle 8 zeigt.

Tabelle 8
Nebeneffekte der Hypnotika (nach KOELLA)

	Übliche	Interaktionen	Abhängigkeit	Dyssomnie
Barbiturate	+ + +	+ + +	+ + +	+ + +
Methaqualon	+ +	(+)	+ + +	+ +
Glutethimid	+ +	+ +	+ + +	+ +
Chloralhydrat	(+)	?	?	(+)
Benzodiazepine	0 bis + +	0	+	+

4.14 Benzodiazepin-Antagonist: Flumazenil

Im Rahmen der langjährigen Studien zur Rezeptorbindung der Benzodiazepine wurden auch Substanzen untersucht und gefunden, die eine hohe Affinität zum Benzodiazepin-Rezeptor haben, pharmakologisch jedoch inaktiv sind. Diese Wirkstoffe sind in der Lage, Benzodiazepine aus dieser Rezeptorbindung zu verdrängen. So haben Untersuchungen an gesunden Probanden gezeigt, daß bereits Dosen unter 1 mg Flumazenil den Tiefschlaf nach 2 mg Rohypnol® i. v. innerhalb von 45–60 Sekunden zuverlässig durchbrechen. Diese Tatsache ist außerordentlich überraschend, da dieser Zeitraum im Bereich einer Kreislaufzeit liegt. Diese Substanz ist außerordentlich potent. Sie muß deshalb mit besonderer Vorsicht gehandhabt werden.

Chemie
Flumazenil: 8-Fluor-5,6-dihydro-5-methyl-6-oxo-4 H-imidazo [1,5-a] [1,4] benzodiazepin-3-carbonsäure-äthylester

Molekulargewicht	303,30
Schmelzpunkt	200° C
Verteilungskoeffizient (*n*-Octanol/wässeriger Phosphat-Puffer, pH 7,4)	14
pK_a	1,7
Löslichkeit in Phosphat-Puffer, pH 7,4	0,42 g pro Liter

Metabolismus

Nach der i. v.-Verabreichung von 40 mg radioaktiv markiertem Wirkstoff von Anexate (^{14}C-Flumazenil) an 3 männlichen Probanden wurden 90–95 % der verabreichten Radioaktivität im Urin und 5–10 % in den Fäzes ausgeschieden. Im Urin wurden als einzige Metaboliten die freie Karbonsäure des ^{14}C-Flumazenils (entstanden durch Esterspaltung) und das entsprechende Glukuronid der Karbonsäure identifiziert.

Freie Carbonsäure (Hauptmetabolit)

Verteilungsvolumen (V_{ss})	: 950–1000 ml/kg
Clearance (Cl_{pl})	: 1000 ml/min.
Eliminationshalbwertzeit ($t_{1/2}\beta$)	: 50 min.

Es wurde praktisch kein unverändertes Flumazenil im Urin gefunden: Der Wirkstoff wird demnach im Körper vollständig metabolisiert. In pharmakologischen Tests war der Hauptmetabolit von Flumazenil weder als Benzodiazepinagonist noch als -antagonist wirksam.

Flumazenil wird nahezu vollständig in der Leber metabolisiert. Es wurden bislang 3 Metabolite identifiziert, N-Desmethylflumazenil, N-Desmethylflumazenil-Säure und Flumazenilsäure (ZELL/TIMM, 1986), die zu 95 % über die Nieren und zu 5 % über den Darm ausgeschieden werden.

Klotz et al. (1985) konnte zeigen, daß durch die gleichzeitige Verabreichung anderer Benzodiazepine oder Ethanol die ermittelten kinetischen Parameter nicht verändert werden. Es ergab sich außerdem bislang kein Hinweis, daß Flumazenil die Kinetik anderer Benzodiazepinderivate beeinflußt (DARRAGH et al., 1982; O'BOYLE et al., 1983).

Wirksame Blutspiegel dürften in der Größenordnung von 10–20 ng/ml liegen (KLOTZ, 1985).

Obwohl Flumazenil in aller Regel auf intravenösem Wege appliziert wird, ist auch die orale Verabreichung möglich (DARRAGH et al., 1982; RONCARI et al., 1986).

Dabei wird Flumazenil schnell resorbiert mit einer Resorptionshalbwertzeit von 0,3 Stunden, so daß 20–90 Minuten nach Einnahme maximale Blutspiegel gemessen werden können.

Da ein Großteil der Substanz im Rahmen eines beträchtlichen «first pass» durch die Leber metabolisiert wird, ist die Bioverfügbarkeit nach oraler Gabe mit 16 % gering (RONCARI et al., 1986). Dies war auch schon theoretisch aufgrund der hohen Plasmaclearance zu erwarten.

Klinik

Der Weckeffekt bei Patienten mit Benzodiazepin-bedingter Sedation zeigt Abb. 28. Eine Stunde nach Beginn einer Midazolam-Infusion ist der steady-state erreicht, die Ergebnisse im Testverfahren entsprechend, ausgeprägt die Sedation. Bereits 1 Minute nach Injektion des Antagonisten sind die Effekte aufgehoben, die Wirkung dauert etwa 3,5 Stunden an; eine zweite Gabe von Flumazenil (Ro 15–1788) wiederholt diese Wirkung (ZIEGLER/SCHALCH, 1983).

Damit führt der Antagonist zu mehr Sicherheit in der postoperativen Phase und zu einer Ökonomisierung der Klinik-Routine. In Fällen von Suizidversuchen (SCOLLO-LAVIZZARI, 1983; BREZINS et al., 1986) ist Anexate nicht nur ein antagonistisches, sondern auch ein diagnostisches Instrument. Auch kann der Antagonist von Bedeutung sein, wenn bei langdauernden Anästhesien und größeren Benzodiazepin-Konzentrationen in der postoperativen Phase der additive Effekt mit einem Analgetikum vermieden werden soll (DOENICKE/SUTTMANN/KAPP/KUGLER/EBENTHEUER, 1984). In der Intensivmedizin ermöglicht der Antagonist eine bessere Steuerung bei der Sedation bzw. bei der Sedationsaufhebung von langzeitbeatmeten Patienten und beim Status epilepticus (SCOLLO-LAVIZZARI, 1983; ZIEGLER/SCHALCH, 1983; MALACRIDA/FRITZ, 1986).

Es gelingt also, partiell oder auch total, die sedative Wirkung der Benzodiazepine aufzuheben, ebenso die anterograde Amnesie, wie sie vor allem bei parenteraler Gabe als erwünschte Wirkung in der Anästhesiologie genutzt wird. Damit ist eine Steuerbarkeit der Benzodiazepin-Effekte in Allgemeinanästhesie und Sedation weitgehend gegeben. Damit ergeben sich folgende Anwendungsbereiche: Tabelle 9.

Analog dem Verhalten der Morphinantagonisten wird man darauf hinweisen müssen, daß bei Patienten, die über längere Zeit Benzodiazepine erhalten haben, vor allem bei zu rascher Injektion des Antagonisten, eine Entzugssymptomatik (Angst, Unruhe, vegetative Symptome, Krämpfe) auftreten kann. Werden solche Entzugsphänomene durch den Antagonisten provoziert, so lassen sich diese durch intravenöse Verabreichung einer kleinen Dosis eines Benzodiazepins, beispielsweise Diazepam 5 mg, zum Verschwinden bringen.

Die Wirkung von Anexate ist sehr selektiv. Eine Antagonisierung tritt nur bei Wirkstoffen ein, die über den Benzodiazepinrezeptor wirken. So wird beispielsweise der pharmakologische Effekt von Barbituraten, Etomidat, Ketamin, Meprobamat, Methaqualon und Haloperidol nicht beeinflußt. In den tierexperimentellen Untersu-

Tabelle 9: Einsatzgebiete für den BZD-Antagonisten Anexate®
(in Anlehnung an SCHOU, 1989)

Anästhesie	zur Diagnostik	zur Therapie	zur Erhöhung der therapeutischen Sicherheit der BZD
Verbesserung der postanästhetischen Vigilanz (nur in Problemfällen)		×	×
Vermehrte Verwendung von totaler i. v. Anästhesie möglich			×
Regionalanästhesie, Gastroskopie u. a.:			
bei respiratorischen Nebenwirkungen		×	×
bei paradoxen Reaktionen		×	×
Vigilanzverbesserungen am Ende des Eingriffs		×	×
Intensivmedizin:			
«Diagnostisches Fenster»	×		×
Entwöhnung und Extubation		×	×
Leberkoma	(?)	×	
als Antikonvulsivum[1]		(?)	
bei Intoxikationen	×	×	
Notfallmedizin:			
bei Intoxikationen	×	×	
unklare Bewußtlosigkeit mit möglicher BZD-Beteiligung	×	×	
erlaubt vermehrte Verwendung von Midazolam[2]			×

BZD = Benzodiazepin-Agonisten (z. B. Flunitrazepam/Rohypnol® und Midazolam/Dormicum®)
[1] = Intrinsische Effekte nach i. v. und oraler Gabe (partieller Agonismus), werden noch überprüft
[2] = Midazolam ist das am besten geeignete BZD für die Notfallmedizin

chungen wurde bereits deutlich, daß für die Aufhebung der sedativen Wirkung eines akut injizierten Benzodiazepins wesentlich geringere Dosen des Antagonisten notwendig waren als für die Aufhebung der Anxiolyse oder des antikonvulsiven Effektes. Ein partieller Antagonismus besteht auch gegenüber Äthanol, Isofluran und dem Nicht-Benzodiazepin Zopiclon (Seite 155).

Anexate kann damit sowohl therapeutisch zur Aufhebung zentraler Effekte von Benzodiazepinen als auch diagnostisch zur Feststellung oder zum Ausschluß einer Beteiligung von Benzodiazepinen, beispielsweise bei Vergiftungen, eingesetzt werden. Die Dosierung wird man so niedrig wie möglich halten und dabei eine Dosierung nach Wirkung (Titrationsmethode) anwenden. Die Initialdosis beträgt 0,2 mg Anexate intravenös und sollte innerhalb von 15 Sekunden gegeben werden. Falls sich innerhalb von 60 Sekunden nach der ersten i. v.-Gabe der gewünschte Bewußtseinsgrad nicht einstellt, kann eine zweite Dosis zu 0,1 mg nachinjiziert werden. Dieses Vorgehen läßt sich bei Bedarf in Abständen von jeweils 60 Sekunden bis zu einer Gesamtdosis von 1 mg Anexate wiederholen. Die übliche Dosis liegt im Bereich von 0,3–0,6 mg Flumazenil. Anexate wird demnach in kleinen Teildosen titriert, bis der Patient die gewünschte Bewußtseinslage erreicht hat.

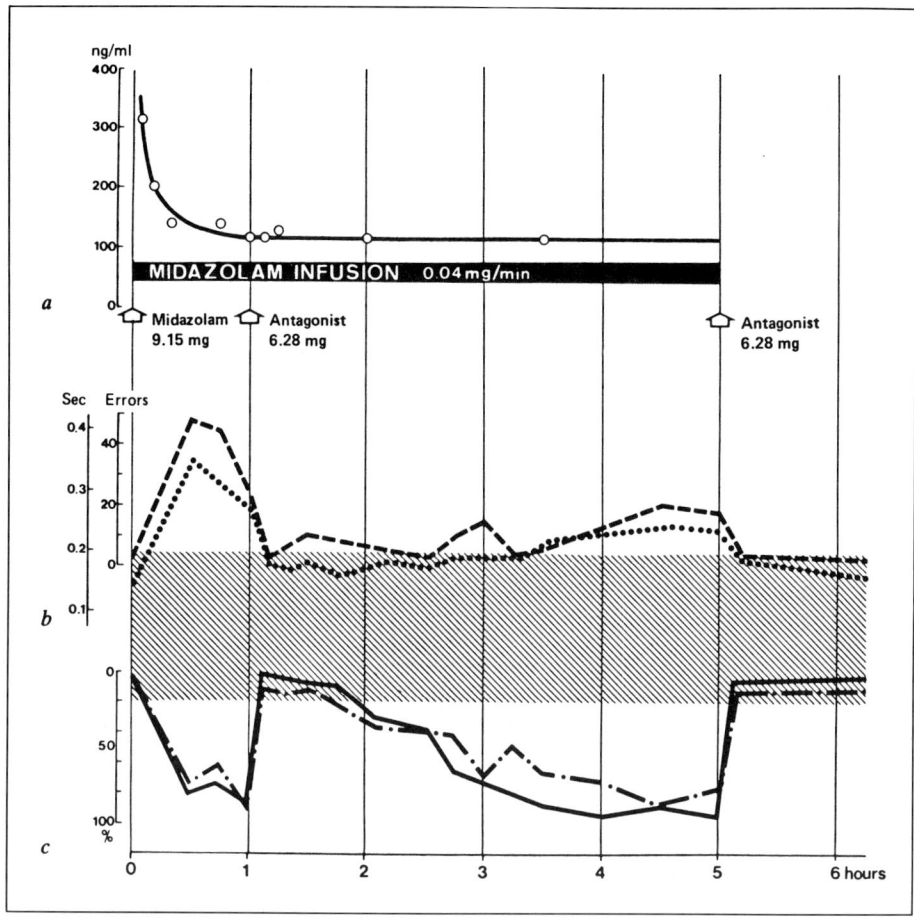

Abb. 28.: Midazolam steady-state
   a) Plasmakonzentration in ng/ml;
   b) Resultate der Performance Tests;
   c) Ausmaße der Sedation (nach ZIEGLER/SCHALCH, 1983)

4.15 Benzodiazepine: Liganden des Rezeptors

Dieser Antagonist Ro 15-1788 (ein Imidazo-Benzodiazepin, Flumazenil, Marken-
name Anexate®) ist inzwischen in der Forschung zu einem außerordentlich wichtigen
Instrument geworden (HAEFELY et al. 1983; KLOTZ/ZIEGLER/REIMANN 1984; LAURIAN/
GAILLARD/LE/SCHÖPF 1984; LUPOLOVER et al. 1984). Diese besondere Position wird vor
allem aus einer Darstellung von Richards, Schoch, Möhler und Haefely, 1986 deutlich
(Abb. 29). In dieser Darstellung fällt die zentrale Rolle der Funktion eines Schlosses
dem Benzodiazepin-Rezeptor zu, der in korrespondierender Weise mit dem GABA-
Rezeptor gekoppelt ist. Drei unterschiedliche Typen von exogenen Liganden, die alle
eine hohe Affinität zum Rezeptor besitzen, übernehmen die Schlüsselfunktion.
Agonisten, in diesem Falle Midazolam, sind Anxiolytika, Hypnotika, Antikonvulsiva

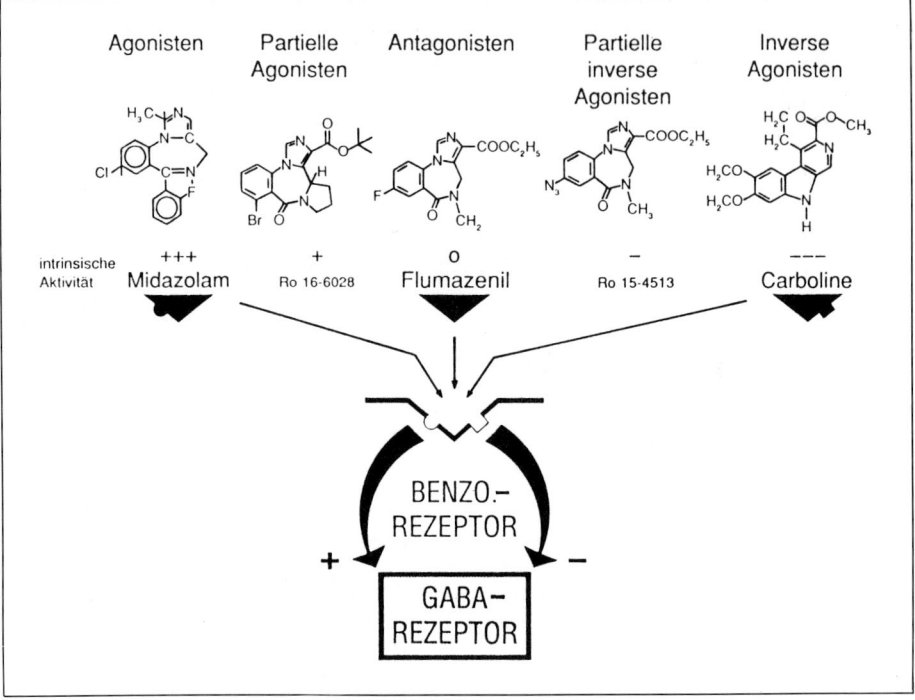

Abb. 29: Spektrum der Liganden mit Angriffspunkt am Benzodiazepinrezeptor (nach RICHARDS, SCHOCH, MÖHLER, HAEFELY, 1986)

und Muskelrelaxantien – also die Benzodiazepine, die den GABA-Effekt verstärken. Polar gerichtet sind die inversen Agonisten, also die Angst- und Panikmacher, die Krampfauslöser vom Typ der ß-Carboline, die den GABA-Effekt reduzieren. Kompetitive Antagonisten wie Flumazenil sind dagegen per se inaktiv, besitzen jedoch die höhere Rezeptor-Affinität und verdrängen damit sowohl die Agonisten als auch die inversen Agonisten aus dieser Bindung. Antagonisten wie Flumazenil sind damit pharmakologische Gegenspieler der Benzodiazepine als auch der ß-Carboline. Die Stellung der partiellen Agonisten, also Substanzen wie Ro 16-6028 (Bretazenil) mit voll erhaltener anxiolytischer und antiepileptischer Wirkung bei nur wenig Sedation, Muskelrelaxation und Ataxie einerseits und der partiellen inversen Agonisten wie Ro 15-4513 andererseits, wird hier deutlich.

Die Wechselbeziehungen zwischen Wirksamkeit und Höhe der Dosierung von Anexate® gibt Abb. 30 wieder. Je nach Dosishöhe bewirken die Agonisten Anxiolyse, Antikonvulsion, Amnesie, Sedation, Muskelrelaxation und Hypnose, während andererseits mit hohen Dosen des Antagonisten – polarerweise – die Anxiolyse aufgehoben wird und niedrige Dosen die benzodiazepinbedingte Sedation und den Schlaf antagonisieren. Man glaubt auch heute schon, Hinweise diskutieren zu dürfen, wonach das unterschiedliche Ausmaß der Besetzung der BZ-Rezeptoren durch die Agonisten die spezifischen Wirkungen erklären könnten. So wäre für die Wirkungsqualität «Anxiolyse» bereits eine Besetzung von etwa 25 % ausreichend. Jedenfalls darf man heute schon den Anteil der involvierten Benzodiazepin-

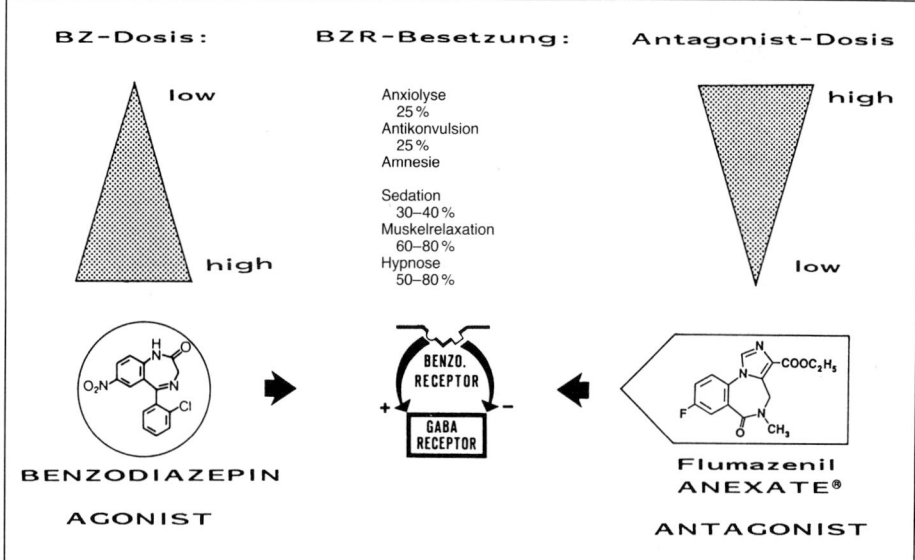

Abb. 30

Rezeptoren mit gewissen klinischen Effekten semiquantitativ in Korrelation setzen (KAPP, 1990). Ergebnisse molekular-biologischer Forschung der jüngsten Zeit, mit dem Ziel der Aufklärung der molekularen Struktur des BZ-GABA-Rezeptor-Komplexes, sprechen heute eindeutig für eine Heterogenität dieses Komplexes. Danach besteht dieser Rezeptor-Komplex aus mehreren Untereinheiten, wobei die alpha-Einheiten BZ, die β-Einheiten GABA zu binden vermögen. Diese Untereinheiten unterscheiden sich in ihren Aminosäureketten; sie werden offenbar von verschiedenen Genen kodiert (LEVITAN u. a. 1988).

Neben der Heterogenität der BZ-Rezeptoren ist es vor allem die allosterische Modulation dieser Rezeptoren durch Benzodiazepine, welche ihr unterschiedliches Spektrum pharmakologischer Wirkungen zu erklären vermag (Abb. 29).

Von diesen verschiedenen Variablen, welche die agonistisch-partial-agonistische Wirkung eines BZ-Rezeptor-Liganden bestimmen, spielt offenbar die unterschiedliche Rezeptordichte und damit das Ausmaß der Rezeptorbesetzung eine entscheidende Rolle. In Strukturen mit hoher Rezeptordichte kann schon die Besetzung eines kleinen Teils der Rezeptoren eine volle Wirkung auslösen; es liegt eine große Rezeptorreserve vor. Dies trifft offenbar für die anxiolytische und antikonvulsive Wirkung zu. Andererseits haben die für die sedativ-schlafinduzierende und die muskelrelaxierende Wirkung verantwortlichen Strukturen eine geringere Rezeptordichte und erfordern zur Auslösung eines vollen Effektes die Besetzung eines größeren Anteils dieser Rezeptoren, d. h. es sind höhere Dosen erforderlich. Dies kann beispielsweise dazu führen, daß Partial-Agonisten bei der Induktion von Sedation und Schlaf sehr wenig wirksam sind, jedoch stark anxiolytisch wirken (HAEFELY 1988; 1989).

Anexate® ist seit Januar 1987 in der Schweiz sowie seit Februar 1989 in Deutschland handelsüblich.

5. Zur Pharmakokinetik der Schlafmittel

Wirkungseintritt, Intensität und Dauer der pharmakologischen/klinischen Wirkungen hängen einmal von den physikalisch-chemischen, zum anderen von den pharmakokinetischen Eigenschaften der einzelnen Wirkstoffe ab. Dabei ist es auch von großer Bedeutung, ob das Medikament nur einmalig (akute Effekte) oder über einen längeren Zeitraum (sub/chronische Wirkung) appliziert wird (KLOTZ, 1985).

5.1 Parameter

Die Kinetik eines Medikamentes innerhalb des Organismus wird im allgemeinen durch sog. pharmakokinetische Parameter bestimmt (BREIMER, 1983). Die wesentlichsten sind:

Die *Absorptionsgeschwindigkeitskonstante* (Absorptions-Halbwertzeit) als Schätzwert der Geschwindigkeit, mit der ein Stoff in das Blut aufgenommen wird.

Die *Verteilungsgeschwindigkeitskonstante* (Verteilungs-Halbwertzeit) als Schätzwert der Geschwindigkeit, mit der ein Stoff sich vom Blut auf Organe und Gewebe verteilt.

Die *Eliminationsgeschwindigkeitskonstante* (Eliminations-Halbwertzeit) als Schätzwert der Geschwindigkeit, mit der ein Stoff aus dem Körper ausgeschieden oder im Körper zu anderen Verbindungen (Metaboliten) verstoffwechselt wird.

Die *Clearance-Konstante* als Schätzwert der Geschwindigkeit, mit der ein Stoff in der Leber enzymatisch umgewandelt und/oder über den Urin ausgeschieden wird.

Das *Verteilungsvolumen* als Schätzwert der Verteilung eines Stoffes im Körper (berechnet als Anteil der Substanzmenge im Körper zu ihrer Konzentration im Plasma).

5.2 Absorption (Resorption)

Die Absorptionsphase erfolgt bei den Benzodiazepinen relativ rasch. Von Bedeutung ist die Tatsache, daß eine zunehmende Lipophilie eine raschere Diffusion durch Plasma und Zellmembranen ermöglicht. Stark lipophile Substanzen wie z. B. Diazepam, Flunitrazepam und Midazolam wirken in der Regel dabei schneller als weniger lipophile Derivate (z. B. Chlordiazepoxid, Lorazepam, Oxazepam).

Das polarere Oxazepam wird langsamer absorbiert als das unpolare Diazepam. Eine zusätzliche Variable wird man bei Vorstufen (Prodrug) des aktiven Desmethyldiazepams zu berücksichtigen haben; während die «Prodrug» Chlorazepat sehr schnell zu Desmethyldiazepam hydrolisiert wird, wird die Vorstufe Prazepam nur langsam in das aktive Desmethyldiazepam umgewandelt. Ein rascher Wirkungseintritt ist für ein Schlafmittel sinnvoll, da der Patient therapeutisch davon profitiert, z. B. als Einschlafmittel (KLOTZ, 1985). Der spätere Wirkungseintritt von Oxazepam als Schlafmittel liegt wohl an einer langsamen Absorption nach oraler Zufuhr, wirksame Konzentrationen werden erst nach 3–4 Stunden erreicht (BREIMER, 1983).

Bei intravenöser Gabe können sedative/hypnotische Effekte bereits nach etwa 30 Sekunden (entspricht einem Blutumlauf) bis wenige Minuten beobachtet werden. Maximale Serumkonzentrationen werden nach oraler Aufnahme innerhalb 30 Minuten bis 4 Stunden, nach rektaler Applikation innerhalb von bereits 15 Minuten (Midazolam, KRETZ, 1985) bis ungefähr 4 Stunden und nach i. m.-Gabe innerhalb einer Stunde beobachtet (SCHÜTZ, 1986).

5.3 Verteilung

Das Verteilungsvolumen beträgt im allgemeinen etwa ein Liter/kg und mehr. Verteilungsvorgänge bestimmen mit den Zeitpunkt des Wirkungseintritts sowie die Wirkdauer. Dieser Prozeß hängt wiederum mit der Fettlöslichkeit der Stoffe zusammen. Mit Ausnahme von Flurazepam (etwa 15 %) werden alle Benzodiazepine stark an Plasmaproteine gebunden, die Eiweißbindung liegt im allgemeinen zwischen 80 und 99 % (Tab. 10).

Tabelle 10
Bindung der Benzodiazepine an die Plasmaproteine (nach PÖLDINGER/WIDER, 1985)

Alprazolam	70–80 %		Lorazepam	85–94 %
Bromazepam	45 %		Lormetazepam	>85 %
Brotizolam	90 %		Medazepam	99 %
Camazepam	67–89 %		Metaclazepam	~93 %
Chlordiazepoxid	89–94 %		Midazolam	95 %
Clobazam	87–90 %		Nitrazepam	85–88 %
Clotiazepam	~99 %		Nordazepam	96–98 %
Diazepam	96–98 %		Oxazepam	86–89 %
Dikaliumclorazepat	95–98 %		Prazepam	97 %
Flunitrazepam	80 %		Temazepam	76 %
Flurazepam	15 %		Triazolam	89 %

5.4 Elimination

Nach Absorption und Verteilung wird der weitere Kurvenverlauf der Plasmaspiegel durch die Eliminationsvorgänge bestimmt.

Die Biotransformation der Benzodiazepine erfolgt vorwiegend im endoplasmatischen Retikulum der Leber. Der Ausscheidung über Urin, Faeces, Milch und Galle geht häufig eine Konjugatbildung voraus (Glucuronidierung, in untergeordnetem Maße auch Sulfatbildung bzw. andere Konjugate).
Benzodiazepine unterliegen meist einer intensiven Biotransformation (SCHÜTZ, 1986). Hauptwege der Metabolisierung sind

N-Desalkylierung

aliphatische Hydroxylierung (meist in 3-Stellung)

aromatische Hydroxylierung

Desaminierung

Reduktion

Azetylierung

N-Oxidation

Hydrolyse (gelegentlich auch partielle Ringöffnungen).

Diese Verstoffwechselung führt manchmal zu Metaboliten, die durchaus pharmakologisch noch aktiv sind oder auch therapeutisch als Wirkstoffe eingesetzt werden (z. B. Oxazepam, Temazepam, N-Desmethyldiazepam, Lorazepam). Es trifft auch zu, daß die Wirkung einzelner Benzodiazepine in der Tat vollständig einem aktiven Metaboliten zuzuschreiben ist, beispielsweise Chlorazepat, das rasch und praktisch vollständig zu N-Desmethyl-Diazepam umgewandelt wird. Chlorazepat gilt damit auch als Pro-Drug.

Eine Übersicht der mittleren β-Eliminations-Halbwertzeiten der klinisch gebrauchten Benzodiazepine und ihrer aktiven Metaboliten vermittelt Tab. 11.

Tabelle 11
Eliminationshalbwertzeiten ($t_{1/2}\beta$) von Benzodiazepinen und ihren biologisch aktiven Metaboliten (KLOTZ, 1985; modifiziert)

Benzodiazepine	$t_{1/2}$ Std.	aktive Metabolite	Eliminations- geschwindigkeit der aktiven Substanzen
Chlordiazepoxid	10–18	20–80	sehr langsam
Clobazam	10–30	Desmethylclobazam: 36–50	sehr langsam
Clonazepam	24–56	?	sehr langsam
Clorazepat	1,5–2,5	Desmethyldiazepam: 50–80	sehr langsam
Diazepam	20–50	Desmethyldiazepam: 50–80	sehr langsam
Flurazepam	<2	1; 40–95	(sehr) langsam
Ketazolam	1,5	Diazepam: 30–45 Desmethyldiazepam: 50–80	sehr langsam
Medazepam	2	20–80	sehr langsam
Nitrazepam	20–50	?	sehr langsam
Oxazolam	–	Desmethyldiazepam: 50–80	sehr langsam
Prazepam	1–3	Desmethyldiazepam: 50–80	sehr langsam
Alprazolam	10–18	α-Hydroxyalprazolam	langsam
Bromazepam	12–24	?	langsam
Camazepam	21	?	langsam
Flunitrazepam	10–25	20–30	langsam
Tetrazepam	10–25	25–51	langsam
Clotiazepam	3–15	ja	mittelschnell
Oxazepam	5–18	–	mittelschnell
Lorazepam	10–18	–	mittelschnell
Lormetazepam	9–15	–	mittelschnell
Temazepam	6–16	–	mittelschnell
Brotizolam	4–8	9,5	schnell
Triazolam	2–4	3–8	schnell
Midazolam	1–3	1	sehr schnell

Wir ersehen aus dieser Übersicht, daß aktive Metaboliten manchmal die β-Eliminations-Halbwertzeiten der Muttersubstanzen überschreiten können (z. B. Chlordiazepoxid, Chlorazepat, Diazepam, Flurazepam), sie können am «hang over» mitbeteiligt sein oder können bei chronischer Applikation zur Kumulation führen (SCHÜTZ, 1986).

Daß man dabei aber auch quantitative Aspekte nicht außer acht lassen darf, zeigt wohl am eindrücklichsten das Beispiel Flurazepam (Seite 85, Abb. 31).

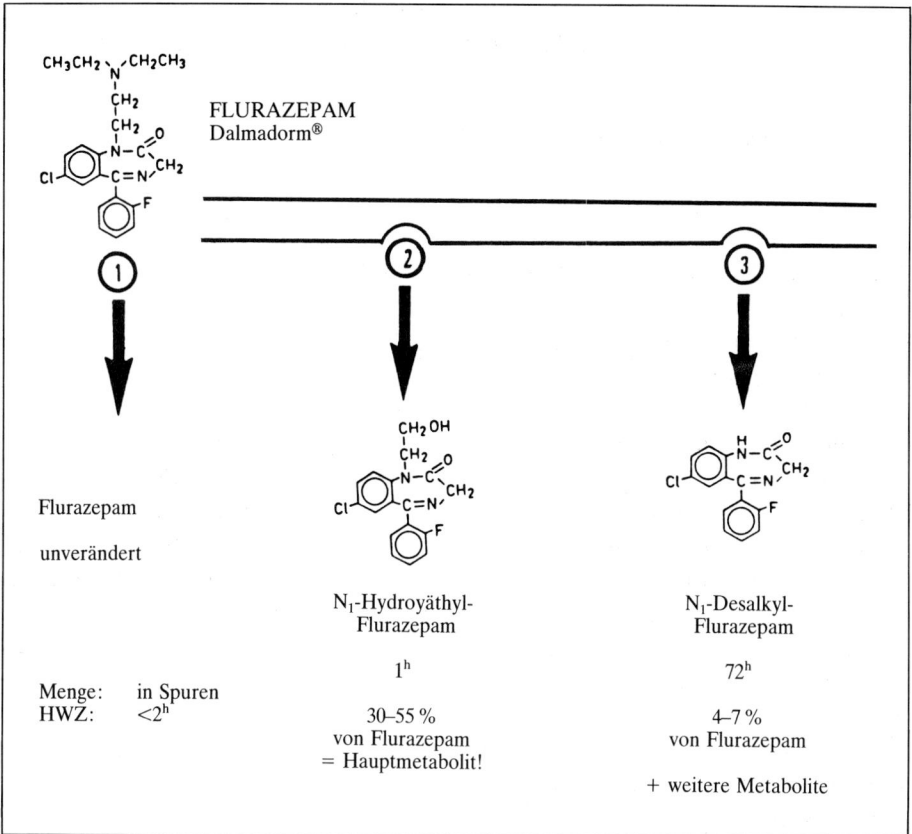

CH₃CH₂ und CH₂CH₃ — **FLURAZEPAM**
Dalmadorm®

① ② ③

Flurazepam

unverändert

N_1-Hydroyäthyl-
Flurazepam

1^h

N_1-Desalkyl-
Flurazepam

72^h

Menge: in Spuren
HWZ: $<2^h$

30–55 %
von Flurazepam
= Hauptmetabolit!

4–7 %
von Flurazepam

+ weitere Metabolite

Abbildung 31: Biotransformation von Flurazepam, wichtigste Stoffwechselschritte

Die Bedeutung der Eliminationshalbwertzeit (E-HWZ)

Damit ist ein generelles Thema angesprochen, das zukünftig ein Umdenken verlangt.

Die Frage nach der Halbwertzeit ist sicher legitim, nur muß man überlegen: Ist sie auch von klinischer Relevanz? Eines wird man festhalten müssen: Im Gegensatz zu einer Reihe anderer Wirkstoffe korrelieren bei den Benzodiazepinen die Eliminationshalbwertzeiten meist nicht mit der klinischen Wirkungsdauer.

Ein weiterer Punkt, der gelegentlich zu Mißverständnissen führt: Plasma-Halbwertzeit wird fälschlicherweise mit Eliminations-HWZ gleichgesetzt!

Dazu ein Beispiel: Flunitrazepam (Wirkstoff von Rohypnol®) ist charakterisiert durch eine Eliminationshalbwertzeit von etwa 19 Stunden, die klinische Wirkungsdauer liegt bei sechs bis acht Stunden.

Die pauschale Angabe einer HWZ bei ZNS-aktiven Stoffen, vor allem bei den Benzodiazepinen, kann also *allein* kein verläßlicher Indikator für eine klinische Wirkungsdauer sein.

Wenn nämlich diese HWZ von klinischer Relevanz wäre, so müßten wir praktisch bei allen Benzodiazepinen, nicht nur bei den Schlafmitteln dieser Gruppe, eine enorm hohe Quote von Nachschlaf oder von Hangover am nächsten Tag haben. Die weltweite und jahrelange Erfahrung gibt aber hier eine andere Antwort.

Zur *Pharmakokinetik* einige detaillierte Hinweise:

5.5 Beispiel: Flurazepam

Flurazepam, der Wirkstoff von Dalmadorm®, wird außerordentlich rasch metabolisiert. Die Halbwertzeit des unveränderten Wirkstoffes beträgt weniger als zwei Stunden. Flurazepam findet sich im Plasma nur in Spuren, da dieser Wirkstoff einem sehr starken First-pass-Effekt unterliegt.

Bei der Metabolisierung entstehen die pharmakologisch aktiven Metaboliten N^1-Hydroxyäthyl-flurazepam und N^1-Desalkyl-flurazepam (Abbildung 31).

Als Hauptmetabolit muß das Hydroxyäthyl-flurazepam angesehen werden, da 30–55 % des verabreichten Flurazepams in Form des Glukuronides von Hydroxyäthyl-flurazepam im Urin gefunden werden. Die Eliminationshalbwertzeit dieses Metaboliten beträgt annähernd eine Stunde (ECKERT et al., WEINFELD und MILLER).

Der Desalkylmetabolit dagegen entsteht nur in geringen Mengen, nur 4–7 % der oral verabreichten Dosis von Flurazepam erscheinen im Blut in Form dieses Metaboliten, für den eine Eliminationshalbwertzeit zwischen 40 und 103 Stunden (im Mittel 72 Stunden) angegeben wird (EARLEY et al., ECKERT et al.). Weil Flurazepam analytisch recht schwierig, Hydroxyäthyl-flurazepam als Hauptmetabolit relativ schwierig und Desalkyl-flurazepam relativ einfach zu fassen sind, wurde vielfach ausschließlich die Bestimmung des Desalkylmetaboliten durchgeführt. So wird im Schrifttum zu Unrecht häufig die Eliminationshalbwertzeit des Flurazepams mit der Halbwertzeit des Desalkylmetaboliten gleichgesetzt (AMREIN et al.).

5.6 Beispiel: Flunitrazepam

Dieser Wirkstoff wird ebenfalls außerordentlich rasch resorbiert. Läßt man beispielsweise die geschmacklose Tablette von Rohypnol® im Munde zerfallen, so setzt die Resorption bereits in der Mundhöhle ein. Rohypnol® weist eine starke Verteilungsphase auf, wodurch ein initial rascher Konzentrationsanstieg, aber auch ein schneller Konzentrationsabfall während der Nacht garantiert wird.

So zeichnet sich das Flunitrazepam gegenüber anderen Benzodiazepinen aus durch die große Regelmäßigkeit des pharmakokinetischen Verhaltens, durch die besonders rasche Absorption und durch die besonders ausgeprägte Verteilungsphase (Abbildung 32).

Etwa 8 Stunden nach Gabe von Flunitrazepam ist der Plasmaspiegel unter die effektive Grenze abgesunken, d. h., die klinische Wirkung ist beendet. Ausscheidung und Biotransformation bestimmen jetzt den Plasmaspiegel. Das Maß der t/2 β mit annähernd 19^h hat hinsichtlich der klinischen Wirkungsdauer keine Aussagekraft mehr (DETTLI, 1983).

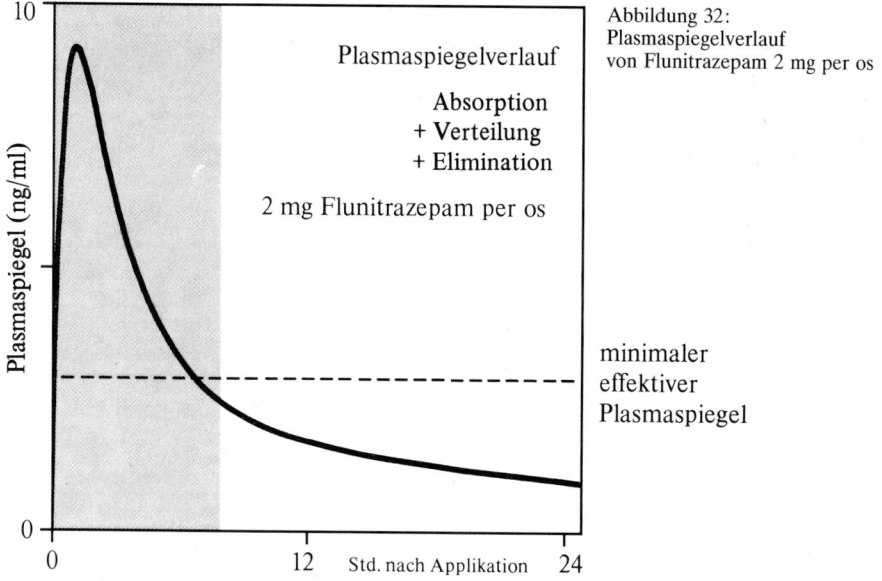

Abbildung 32:
Plasmaspiegelverlauf
von Flunitrazepam 2 mg per os

Bei den Dosierungen bis 2 mg schneidet die Plasmaspiegelkurve noch während der Verteilungsphase – also in der Phase rasch abfallenden Plasmaspiegels – den «minimalen effektiven Plasmaspiegel» (Abb. 33).

Individuelle Schwankungen des «minimalen effektiven Plasmaspiegels», oder Verschiebungen der Plasmaspiegelkurve (z. B. zu höheren Werten hin bei sehr leichtgewichtigen Patienten) können so nur geringfügige Änderungen der Wirkdauer bedingen. Erst bei extrem hoher Dosierung (4 mg) schneidet die Plasmaspiegelkurve in ihrem flach verlaufenden Teil (die langsame Senkung der Plasmaspiegel wird hier praktisch nur noch durch die Eliminationsvorgänge bestimmt) den minimalen effektiven Plasmaspiegel.

Individuelle Verschiebungen der Plasmaspiegelverläufe bzw. des «minimalen effektiven Plasmaspiegels» äußern sich hier in deutlicher Verlängerung oder Verkürzung der Wirkdauer.

Die spezifische, für ein Hypnotikum günstige Pharmakokinetik von Rohypnol zeigt, daß in einem Dosierungsbereich bis 2 mg in der Regel nicht mit einem overhang zu rechnen ist. Als optimal erweist sich für den «normal» schlafgestörten Patienten eine Dosierung von 1 mg, für den alten Patienten von 0,5–1 mg. Bei dieser Dosierung führen individuelle Besonderheiten in aller Regel nicht zu einer Wirkungsverlängerung, die over-hang erzeugt (Abb. 33).

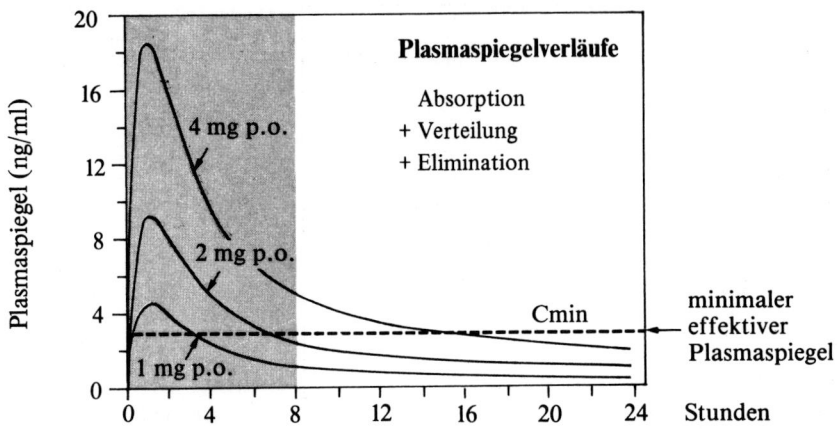

Abbildung 33. Plasmaspiegelverläufe bei einem 70 kg schweren Patienten nach oraler (p. o.) Gabe von 1,2 und 4 mg Flunitrazepam (Rohypnol) (mod. nach DETTLI, 1983).

Beim Vergleich des Zeitverlaufes der Plasmaspiegel von Flunitrazepam und Oxazepam wird deutlich, daß die Halbwertzeit der Elimination tatsächlich kein geeignetes Maß für die Wirkdauer eines Benzodiazepin-Präparates sein kann (Abb. 34).

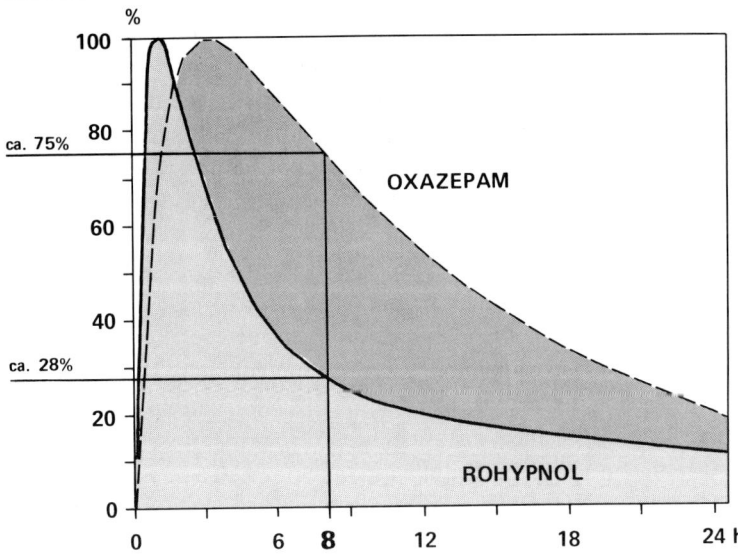

Abbildung 34. Zeitverlauf der Plasmaspiegel von Rohypnol (t1/2β 19 Std.) und Oxazepan (t1/2β 10 Std.).

Obwohl Oxazepam eine t/2 β von nur 10 Stunden aufweist, zeigt dieses Derivat gegenüber Flunitrazepam (t/2 β = 19 Stunden) eine signifikant verzögerte Kinetik.

Auch bei wiederholter Gabe und bei angepaßter Dosierung tritt keine nennenswerte Kumulation ein (Abb. 35).

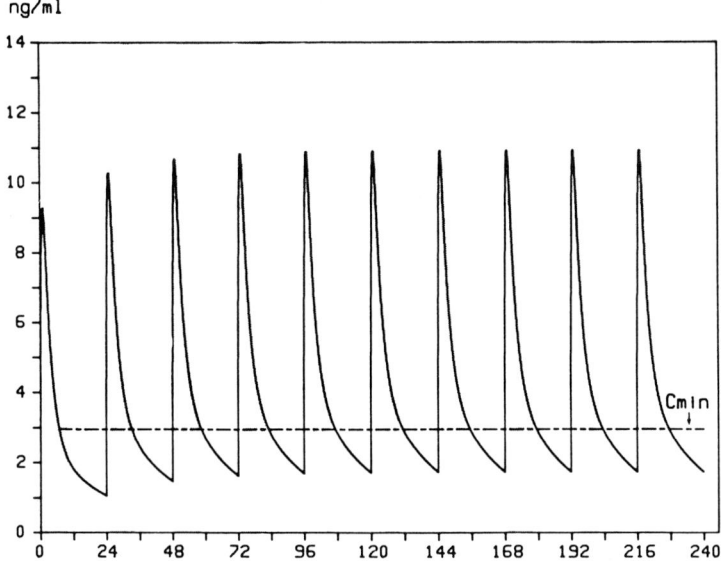

Abbildung 35. Plasmakonzentration nach täglichen Dosen von 2 mg Flunitrazepam (DETTLI 1983)

5.7 Beispiel: Midazolam

Der Abbau läuft über zwei Hydroxylierungsschritte mit anschließender Glucuronidierung. Die β-Eliminations-Halbwertzeit des α-Hydroxymetaboliten, der eine Aktivität zeigt, ist mit durchschnittlich 0,7 Stunden kürzer als die der Muttersubstanz Midazolam. Midazolam ist gut fettlöslich, deshalb wird es nach oraler Gabe rasch absorbiert. Midazolam zeigt einen hohen first-pass-Effekt. Die orale Bioverfügbarkeit beträgt aus diesen Gründen 40–50 %. Andere Metaboliten sind ohne klinische Relevanz (Abb. 36).

Innerhalb von 30 Minuten wird die maximale Plasmakonzentration erreicht. Nach einer ausgeprägten und kurzen Verteilungsphase folgt die Eliminationsphase mit einer Halbwertzeit von t/2 β $\approx 2^h$ (HEIZMANN/ECKERT/ZIEGLER, 1983).

Nach etwa 3–3,5 Stunden ist der Plasmaspiegel von Midazolam unter die effektive Grenze abgesunken (Abb. 37).

Die sogenannte Halbwertzeit ist ein Parameter von limitierter Aussagekraft, der durch Verteilungsvolumen und Clearance moduliert wird. Dieser Parameter kann z. B. herangezogen werden, um Zeiträume abzuschätzen, die zur Aufsättigung und Elimination von Wirkstoffen notwendig sind (KROEMER, 1990).

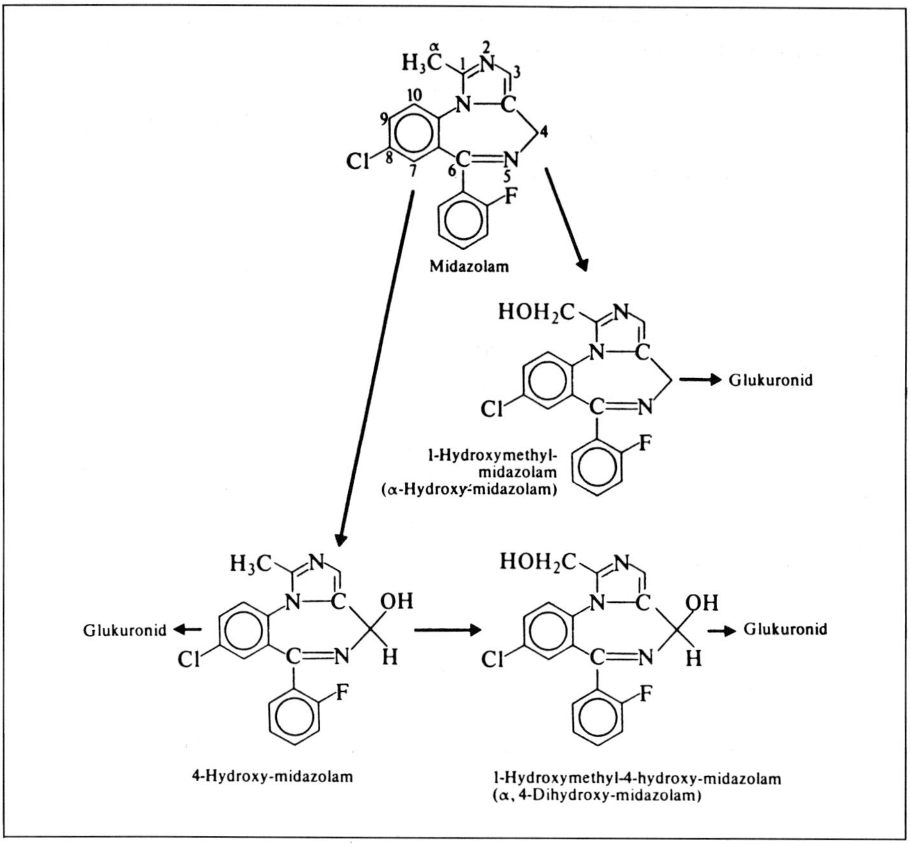

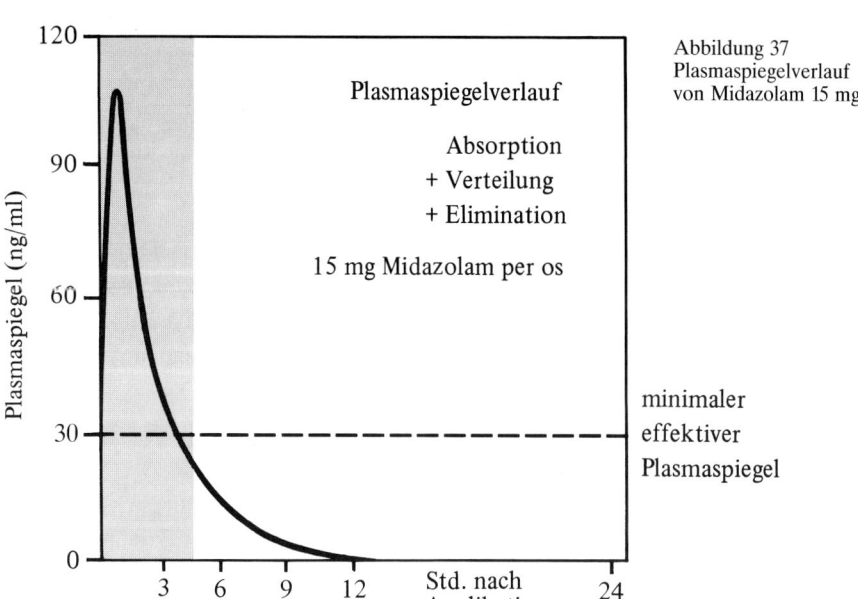

Abbildung 36. Biotransformation von Midazolam

Plasmaspiegelverlauf

Absorption
+ Verteilung
+ Elimination

15 mg Midazolam per os

minimaler
effektiver
Plasmaspiegel

Plasmaspiegel (ng/ml)

Std. nach
Applikation

Abbildung 37
Plasmaspiegelverlauf
von Midazolam 15 mg per os

5.8

Beispiel A	<u>Vergleich</u>	Beispiel B
Flunitrazepam oral		**Midazolam oral**
1–2 mg		7,5–15 mg

● **Absorption**
   Aufnahme des Wirkstoffes in das Blut (zentrales Kompartiment)

≈ 20 min	Absorptions-Halbwertzeit t/2 Absorption	≈ 8 min

● **Verteilung**
   Invasion des Wirkstoffes aus dem Blut ins Gewebe (tiefere Kompartimente, z. B. ZNS)

≈ 1,8 Stunden	Verteilungs-Halbwertzeit t/2 α	≈ 10 min

rasch	Abfall der Plasmaspiegel	sehr rasch

● **Elimination**
   Ausscheidung und Biotransformation des Wirkstoffes

≈ 19 Stunden	Eliminations-Halbwertzeit t/2 β	≈ 1,5–2 Stunden

schnell	Wirkungseintritt	sehr schnell
mittellang (4–8^h)	Wirkungsdauer	kurz (4–6^h)

Die pauschale Angabe einer Eliminations-Halbwertzeit bei den Benzodiazepinen kann demnach allein kein verläßlicher Indikator für die klinische Wirkungsdauer sein. Es muß noch andere Faktoren geben, die für die klinische Wirkungsdauer verantwortlich zu machen sind:

Absorptionsgeschwindigkeit, Verteilungshalbwertzeit, Expositionsdauer.

Überwiegend bestimmen die Verteilungsvorgänge die Wirkdauer und nicht so sehr die Eliminationsvorgänge.

Die Wirkdauer eines Benzodiazepin-Hypnotikums wird also in der Regel in stärkerem Maße von der Geschwindigkeit und dem Ausmaß der *Verteilung* als von der Eliminationsgeschwindigkeit bestimmt.

Ein Benzodiazepin mit langer β-Eliminations-Halbwertzeit muß nach Einmalgabe nicht unbedingt eine entsprechend lange Wirkdauer aufweisen.

Eine Katalogisierung nach dem pharmakokinetischen Parameter der Eliminations-Halbwertzeit erscheint plausibel, letztlich wird aber eine klinische Kontrolle unerläßlich bleiben und die Erfahrung des Therapeuten entscheidend sein.

Faktoren, welche die Pharmakokinetik der Benzodiazepine beeinflussen

Die Erfahrung lehrt uns, daß ein Parameter, wie die Eliminations-Halbwertzeit eines Benzodiazepins, bei verschiedenen Individuen erheblich variieren kann. Man kann daher nicht davon ausgehen, eine bestimmte Substanz habe eine Halbwertzeit von X Stunden. So beziehen sich die meist ermittelten Werte auf Gruppen gesunder Menschen, die nicht an einer Dysfunktion der Leber oder der Niere leiden oder auch das Greisenalter noch nicht erreicht haben (BREIMER, 1983).

Es stellt sich damit die wichtige Frage, ob es nicht Faktoren und Einflüsse gibt, welche die Variabilität der Pharmakokinetik der Benzodiazepine, damit auch die Halbwertzeit beeinflussen können. Einige dieser Faktoren seien nur kurz angesprochen:

5.9 Alter und Geschlecht

Mit zunehmendem Alter sind physiologische Veränderungen zu berücksichtigen (z. B. Abnahme von Muskelmasse, Körperwasser, Leber- und Gehirngewicht, Zunahme von Fett), welche die Arzneimittelwirkungen modifizieren können. Eine altersabhängige Elimination konnte am Beispiel Chlordiazepoxid und Diazepam am eingehendsten gezeigt werden. Die β-Eliminations-Halbwertzeit ist für Diazepam unmittelbar nach der Geburt extrem lang (nahezu 80 Stunden), fällt aber im Laufe des ersten Lebensjahres steil ab (auf etwa 15–20 Stunden), wonach sie allmählich wieder zunimmt. Bei älteren Menschen ist die Halbwertzeit durchschnittlich doppelt so lang wie bei jungen Erwachsenen (60–70 Stunden). Andererseits ändert sich die

Halbwertzeit von Benzodiazepinen, deren Ausgangsmolekül bereits eine Hydroxygruppe enthält, nicht sehr mit dem Alter (Oxazepam, Lorazepam, Temazepam).

Tabelle 12
Pharmakodynamik und -kinetik der Benzodiazepine im Alter (nach BERZEWSKI 1986)

	Einfluß des Alters	Einfluß auf Benzodiazepin-Stoffwechsel	
Resorption	Verminderung von Magensäure Häufung von Achylie und Anazidität Verminderung von Motilität, Durchblutung, Füllungsvermögen, Intestinalflüssigkeit, bestimmter aktiver Transportprozesse im Magen-Darm-Trakt	A und B:	verzögerte oder diskontinuierliche Resorption
Verteilung	Verminderung der Körperflüssigkeit, der Gewebe-Perfusion, der Parenchymzellen, des Plasma-Albumins Veränderung der Fett (↑)- Muskel (↓)-Relation	A: B:	Veränderung der Verteilung (Anstieg) kein wesentlicher Einfluß
Metabolisierung	Verminderung des Lebervolumens der Leberdurchblutung der oxidativen Enzymaktivitäten	A: B:	Verlangsamung und Verminderung der Metabolisierung; Wechselwirkung: ausgeprägte Gefahr der Kumulation Wechselwirkungen gering
Elimination	Verminderung der Nierendurchblutung, des Parenchymgewebes, der aktiven Tubulus-Sekretion	A und B:	kein Einfluß

A: Abbau der Benzodiazepine durch Hydroxylierung und Dealkylierung (Diazepamtyp)
B: Abbau der Benzodiazepine durch Konjugation mit Glukuronsäure (Oxazepamtyp)

Unterschiede in der Kinetik zwischen den Geschlechtern konnten bei Chlordiazepoxid gezeigt werden. Seine Halbwertzeit ist bei Frauen annähernd doppelt so lang wie bei Männern. Für Chlordiazepoxid, Diazepam, Clobazam und Midazolam sind bei Frauen größere Verteilungsvolumina als bei Männern berichtet worden. Im Gegensatz dazu war das Verteilungsvolumen von Alprazolam, Triazolam und Temazepam geschlechtsunabhängig. Es wurde auch festgestellt, daß Frauen, die orale Kontrazeptiva nehmen, bei verschiedenen Benzodiazepinen längere Halbwertzeiten aufweisen (BREIMER, 1983).

5.10 Leberfunktion

Leberkrankheiten können den Metabolismus von Wirkstoffen beeinflussen, die wie die Benzodiazepine in der Leber verstoffwechselt werden.

Die β-Eliminations-Halbwertzeit ist oftmals verlängert. So konnte für Chlordiazepoxid, Diazepam, Desmethyldiazepam und Brotizolam gezeigt werden, daß Patienten mit alkoholischer Leberzirrhose oder akuter Hepatitis eine verlängerte Halbwertzeit, eine reduzierte Clearance, eine geringere Plasmaproteinbindung und ein vergrößertes Verteilungsvolumen aufweisen (KLOTZ, 1985).

Andererseits haben Beobachtungen der pharmakokinetischen Parameter ergeben, daß eine gestörte Leberfunktion bei Patienten mit stabilisierter Leberzirrhose praktisch keinen Einfluß auf das pharmakokinetische Profil von Midazolam und dasjenige des Hauptmetaboliten ausübt.

5.11 Rauchen und Alkohol

Rauchen kann durch Enzyminduktion zu einer schnelleren Elimination von Arzneimitteln führen. Dies ist beispielsweise für Desmethyldiazepam und Oxazepam nachgewiesen worden. Für Diazepam und Chlordiazepoxid sind jedoch keine signifikanten Unterschiede zwischen Rauchern und Nichtrauchern gefunden worden (KLOTZ, 1985).

Die Wirkung des Alkohols besteht in einer Hemmung der Verstoffwechselung derjenigen Benzodiazepine, die durch Oxidation umgewandelt werden (Diazepam, Nordiazepam), während auf den Stoffwechsel von Substanzen, die lediglich konjugiert werden (Oxazepam, Lorazepam), keine Wirkung nachgewiesen wurde.

5.12 Medikamenteninteraktion

Im allgemeinen kann man davon ausgehen, daß Benzodiazepine nicht zu klinisch relevanten Interaktionen mit anderen Medikamenten mit Ausnahme der ZNS-wirksamen Pharmaka führen. So verursachen sie in therapeutischen Dosen keine Enzyminduktion und können daher in Kombination, beispielsweise mit oralen Antikoagulantien (z. B. Marcumar®) oder auch oralen Antidiabetika gegeben werden.

Andererseits kennen wir heute Pharmaka, die jedoch die Kinetik der Benzodiazepine verändern, z. B. orale Kontrazeptiva und Disulfiram, die die Umwandlungsgeschwindigkeit einiger durch enzymatische Hemmung verringern. So kennen wir einige Benzodiazepine, die durch Cimetidin (H_2-Rezeptor-Antagonist) in ihrer Eliminations-Geschwindigkeit um etwa 20–60% gehemmt werden (Tab. 13). Auch Midazolam erfährt eine Wirkungsverstärkung und -verlängerung z. B. durch Cimetidin.

Im Gegensatz zu Cimetidin beeinträchtigen Ranitidin und Famotidin den Abbau von Diazepam nicht (KLOTZ, 1985).

Eine Kombination mit Medikamenten, die eine Enzyminduktion verursachen und dadurch die Umwandlungsgeschwindigkeit der Benzodiazepine steigern (z. B. Barbiturate, Phenytoin, Rifampicin) kann eine Dosissteigerung notwendig machen (BREIMER, 1983).

Tabelle 13
Einfluß vom Cimetidin auf die hepatische Elimination von Benzodiazepinen (KLOTZ, 1986)

Phase-I-verstoffwechselte Benzo-diazepine: Hemmung der Elimination ($t_{1/2}$ ↑ und/oder CL ↓)	Hemmstoff	Phase-II-glukuronierte Benzodiazepine: keine Hemmung der Elimination
Alprazolam, Chlordiazepoxid Clobazam, Desalkylflurazepam Desmethyldiazepam, Diazepam Nitrazepam, Triazolam	Cimetidin	Clotiazepam[a] Lorazepam Oxazepam Temazepam
Diazepam, Triazolam	INH	Clotiazepam[a], Oxazepam
Chlordiazepoxid, Clotiazepam Diazepam, Nitrazepam	orale Kontrazeptiva	Lorazepam Oxazepam
Chlordiazepoxid, Diazepam	Disulfiram	Lorazepam, Oxazepam
Diazepam	Propranolol	Lorazepam
[a] Phase I-Stoffwechsel		
$t_{1/2}$: Eliminationshalbwertzeit	CL: totale Clearance	

Die klinisch wohl relevanteste Interaktion besteht in der gegenseitigen Wirkungsverstärkung zwischen Alkohol und Benzodiazepinen. Dabei sind verschiedene pharmakokinetische und pharmakodynamische Mechanismen wirksam (raschere Absorption, Anstieg der freien Benzodiazepinkonzentration, Hemmung der hepatischen Elimination, dadurch höhere Konzentrationen im ZNS).

Die Hauptstoßrichtungen der Biotransformation geben darüber hinaus berechtigterweise die Möglichkeit zu einer erweiterten und sinnvollen Katalogisierung der Benzodiazepine.

6. Zusammenfassungen
der Themen Chemie, Pharmakologie, Pharmakokinetik und Klinik

6.1 Chemie

Tabelle 14

1,4 – BENZODIAZEPINE

Strukturmerkmale

Freiname im Handel seit ...	Warenzeichen	R_7	R_1	R_3	$R_{2'}$	Tranquilizer	Schlafmittel	Antikonvulsivum	Muskelrelaxans
Alprazolam 1984	Tafil®	Cl	CH_3-triazolo-[4,3-a]	H	H				
Bromazepam 1978	Lexotanil®	Br	H	H	H	●			
Camazepam 1978	Albego®	Cl	CH_3	$OCON(CH_3)_2$	H	●			
Chlordiazepoxid 1960	Librium®	Cl		H	H	●			
Clonazepam 1976	Rivotril®	NO_2	H	H	Cl			●	
Diazepam 1963	Valium® Roche	Cl	CH_3	H	H	●	●	○	●
Dikalium-chlorazepat 1969	Tranxilium®	Cl	H	COOK · KOH	H	●			
Flurazepam 1974	Dalmadorm®	Cl	$CH_2-CH_2-N(CH_2-CH_3)_2$	H	F		●		
Flunitrazepam 1979	Rohypnol®	NO_2	CH_3	H	F		●		
Ketazolam 1980	Contamex®	Cl	CH_3	H	CH_3	●			
Lorazepam 1972	Tavor®	Cl	H	OH	Cl	●			
Lormetazepam 1980	Noctamid®	Cl	CH_3	OH	Cl		●		
Medazepam 1968	Nobrium®	Cl	CH_3	H	H	●			
Midazolam 1982 / Schweiz	Dormicum® Roche	Cl	CH_3—4H—imidazo[1,5—a]	H	F		●	○	
Nitrazepam 1965	Mogadan® Roche	NO_2	H	H	H		●	●	
Oxazepam 1965	Adumbran® Praxiten®	Cl	H	OH		●			
Prazepam 1973	Demetrin®	Cl	CH_3 —◁	H	H	●			
Temazepam 1981	Planum® Remestan®	Cl	CH_3	OH	H		●		
Triazolam 1980	Halcion®	Cl	CH_3 · 4H—1,2,4—triazolo[4,3—a]	H	Cl		●		
Tetrazepam 1981	Musaril®	Cl	CH_3	H	H				●

○ = bei parenteraler Gabe

Tabelle 15

Thieno-1,4-Diazepine

Strukturmerkmale

			Klinisch verwendet als			
			Tranquilizer	Schlafmittel	Antikonvulsivum	Muskelrelaxans
	R$_2$	R$_1$	R$_3$	R$_{2'}$				

	R$_2$	R$_1$	R$_3$	R$_{2'}$	Tranquilizer	Schlafmittel	Antikonvulsivum	Muskelrelaxans
Brotizolam 1985 Lendormin®	Br	CH$_3$-triazolo-[4,3-a]	H	Cl		●		
Clotiazepam 1979 Trecalmo®	C$_2$H$_5$	CH$_3$	H	Cl	●			

Für die neue Gruppe der kondensierten 3-Ring-Benzodiazepine, wie z. B. Alprazolam, Midazolam oder Triazolam (Tab. 14) hat sich die klassische Bezifferung der Ring-Komponenten zwangsläufig geändert: so entspricht die Substitution z. B. am C$_7$ (= R$_7$ der «älteren» BZ) der Bezifferung C$_8$ dieser neuen Derivate. Um die Vergleichbarkeit zu erhalten, wurde in Tab. 14 bewußt diese Nomenklatur beibehalten.

6.2 Pharmakologie

Tabelle 16
Schlafmittel, Wirkung auf Parameter im Schlaflabor (nach BAUST)

Substanz	Wirkung auf den physiologischen Schlaf				REM-Latenz*	Schlaflatenz**	REM-Rebound	Kumulation	Wirkungsverlust***
	Stadium								
	II	III	IV	REM					
Barbiturate	↑	=	↓↓	↓↓	↑	=	↑↑	+ +	+ +
Piperidine	↑	=	=	↓↓	↑↑	=	↑↑	∅	+ + +
Chloralhydrat	↑	↑	↑	=	=	=	∅	∅	(+)
Methaqualon	↑	=	=	(↓)	=	=	(+)	∅	+
Tranquilizer	↑	↑	↓	(↓)	=	=	∅	∅	(+)

   * REM-Latenz ist die Zeit vom Einschlafen bis zum Auftreten der ersten REM-Phase.
  ** Schlaflatenz ist die Zeit vom Zubettgehen bis zum Einschlafen.
*** Wirkungsverlust bedeutet, daß die schlaffördernde Wirkung der Substanz in weniger als zwei Wochen praktisch aufgehoben ist.
  ↑ Zunahme; ↓ Abnahme; ∅ kein Effekt; + Effekt vorhanden; = unverändert.

Tabelle 17. Pharmakologische Unterschiede zwischen anxiolytischen Substanzen (modifiziert nach HOLLISTER, 1983)

	(*) Phenobarbital	Meprobamat	Diazepam	Hydroxyzin
Positive Eigenschaften				
Anxiolyse/Sedierung	+	+	+ +	±
Muskelrelaxierung	+	+ +	+ +	0
Wirkungsdauer	+ + +	+	+ bis + + +	+
Nachteilige Eigenschaften				
Enzyminduktion	+ + +	+ +	+	?
Toleranz	+ +	+ + +	+	0
Physische Abhängigkeit	+	+ + +	+	0
Gestörtes Schlafverhalten	+ +	+ +	+	+ +
Gefährlichkeit als Suizidmittel	+ +	+ + +	0	+ +

(*) stellvertretend für Substanzklassen
Wirkung: - = entgegengesetzt; 0 = keine; ± = minimal; + = schwach; + + = mäßig; + + + = stark

Tabelle 18. Wichtigste pharmakologische Wirkungen und therapeutische Anwendung der Benzodiazepine (nach HAEFELY, 1980).

Pharmakologische Wirkungen	Klinische Indikationen
Anxiolyse, Antikonflikt- und Antifrustrationswirkung Enthemmung gewisser Verhaltensformen	Angst, Phobien, ängstliche Depression, neurotische Hemmungen
Antikonvulsive Wirkungen	Verschiedenste Formen epileptiformer Aktivität (Epilepsien, Konvulsivavergiftungen)
Dämpfung der psychischen Reaktionsbereitschaft auf Reize («Sedation») *Schlaffördernde Wirkung*	Hyperemotionelle Zustände Schizophrenie (?) *Schlafstörungen*
Dämpfung zentral vermittelter vegetativnervöser und hormonaler Antworten auf emotionale und psychische Reize	Psychosomatische Störungen (kardiovaskuläre, gastrointestinale, urogenitale, hormonelle)
Zentrale Verminderung des Skelettmuskeltonus	Somatisch bedingte und psychogene Muskelspasmen, Tetanus
Verstärkung der Wirkung von zentral dämpfenden Pharmaka Anterograde Amnesie	Anästhesiologie für chirurgische und diagnostische Eingriffe
Fehlen direkter Wirkungen außerhalb des Zentralnervensystems Ungewöhnlich geringe Toxizität	Breites Indikationsfeld wegen guter allgemeiner Verträglichkeit in therapeutischen Dosen

Substanzen	K$_i$ (nmolar)
Lorazepam (Tavor®)	1,5
Clonazepam (Rivotril®)	1,5
Clotiazepam (Trecalmo®)	1,9
Triazolam (Halcion®)	2,0
Flumazenil (Anexate®)	2,3
Lormetazepam (Noctamid®)	2,5
Flunitrazepam (Rohypnol®)	2,8
Midazolam (Dormicum®)	4,8
Diazepam (Valium® Roche)	8,1
Flurazepam (Dalmadorm®)	16
Nitrazepam (Mogadan® Roche)	19
Bromazepam (Lexotanil®)	30
Dikaliumclorazepat (Tranxilium®)	30
Temazepam (Planum®)	30
Oxazepam (Adumbran®, Praxiten®)	49
Clobazam (Frisium®)	170
Prazepam (Demetrin®)	300
Chlordiazepoxid (Librium®)	500
Medazepam (Nobrium®)	3800

Tabelle 19. Die Inhibitionskonstanten der Benzodiazepine (dargestellt durch die Konzentrationen, die zur halb-maximalen Verdrängung von an den Benzodiazepin-Rezeptor gebundenem [^{3}H] Diazepam führen).

Tabelle 20. Benzodiazepin-Tranquilizer und Hypnotika, Zunahme der sedierenden und schlafanstoßenden Wirkung

Kurzbezeichnung		mittlere Tagesdosis/mg		
Medazepam		15	–	30
Camazepam		20	–	30
Clotiazepam		5	–	30
Meprobamat		200	–	1200
Chlordiazepoxid		15	–	60
Clobazam		20	–	30
Bromazepam		3	–	9
Oxazepam		30	–	150
Prazepam		10	–	30
Lorazepam	Sedierend	2	–	4
Oxazolam		20	–	60
Hydroxyzin		30	–	100
Dikaliumclorazepat		10	–	30
Alprazolam		1,5	–	3
Ketazolam		15	–	60
Benzoctamin		15	–	30
Diazepam		6	–	30
Nordazepam		2,5	–	10
		Abenddosis/mg		
Temazepam		20	–	40
Brotizolam		0,125	–	0,5
Nitrazepam	Schlaf-	5	–	10
Lormetazepam	anstossend	1,5	–	2
Triazolam		0,25	–	1
Flurazepam		15	–	30
Midazolam		7,5	–	15
Flunitrazepam		0,5	–	2

6.3 Zur Pharmakokinetik der Benzodiazepine

Tabelle 21

Sachbezeichnung	Warenzeichen	Tagesdosis, mittlere mg	Halbwertzeit (HWZ)/Stunden Bereich t/2β	Halbwertzeit (HWZ)/Hauptmetabolit/Stunden t/2β Bereich	Clearance totale ml/min	Verteilungsvolumen, fiktives l/kg	Eiweißbindung %	Aktive Metaboliten, die zur klinischen Wirksamkeit beitragen (HWZ/Stunden, t/2β)
Gruppe 1:								
Bromazepam	Lexotanil®	3–9	18–20	–	30–50	0,2	70	keine
Chlordiazepoxid	Librium® u. a.	10–60	6–18	20–80	25–50	0,3–0,4	94	Desmethylderivat, Demoxepam, Desmethyldiazepam (DMD)
Diazepam	Valium® Roche u. a.	5–30	20–50	50–80	20–60	1–2	97	Desmethyldiazepam (DMD)
Dikalium-chlorazepat	Tranxilium®	10–30	<2	50–80	8	0,5	15	Wirkstoff als «Prodrug» der rasch DMD bildet
Flurazepam	Dalmadorm® u. a.	15–30		1	–	–		Hydroxyethylderivat (1[h]), 30–55 % der Dosis Desalkylflurazepam (40–95[h]), 4–7 % der Dosis
Medazepam	Nobrium®	10–30	2– 5	50–80	8	0,5	99	Diazepam, Desmethyldiazepam (DMD)
Prazepam	Demetrin®	10–30		50–80				Wirkstoff als «Prodrug», der rasch DMD bildet (s. Dikalium-chlorazepat)
Gruppe 2:								
Camazepam	Albego®	20–40	20–24	–				keine (?)
Lorazepam	Tavor®	2– 7,5	12–18		40– 80	1,0	94	keine
Lormetazepam	Noctamid®	1,5–2	10–15	12–18	60–200	0,7	85	keine
Oxazepam	Adumbran® Praxiten®	30–60	6–20				88	keine
Temazepam	Planum® Remestan®	20–40	10–17	–	80–120	0,7		keine
Gruppe 3:								
Clonazepam	Rivotril®	1–12	20–40	–	35–100	1–3	82	keine
Flunitrazepam	Rohypnol®	1– 2	19	20–30	120–170	4	80	keine
Nitrazepam	Mogadan® Roche u. a.	5–10	25	–	52–107	2	86	keine
Gruppe 4:								
Alprazolam	Tafil®	1,5– 4	12–15	12–15			80	α-Hydroxyalprazolam (12–15[h]), 15 % der Dosis
Brotizolam	Lendormin®	0,25	3,6–7,9	4– 7			92	9-Hydroxymethyl-(27 % der Dosis) und 6-Hydroxy-Brotizolam (7 % der Dosis), 4–7[h]
Clobazam	Frisium®	20–30	10–30	36–46			85	Desmethylclobazam
Clotiazepam	Trecalmo®	20–30	8–17	8–17	3,59	2,47	99	Hydroxy- und Desmethylclotiazepam (8–17[h])
Midazolam	Dormicum®	7,5–15	1,5–2,5	0,7	300–400	0,5–1	96	α-Hydroxymidazolam (0,7[h])
Triazolam	Halcion®	0,25–1	2– 5	3– 8	280		89	α-Hydroxy (70 %)- und 4-Hydroxytriazolam (10 % der Dosis)

6.4 Klinik der Schlafmittel

Tabelle 22
Das Therapierisiko der Schlafmittel: Wirkungen, Nebenwirkungen, Kontraindikationen

Schlafmittel	Schlafrhythmus Stadium				Interferenzen	Organschäden	Abhängigkeit	Wirkungsverlust	Am Tag danach	Kontraindikationen
	II	III	IV	REM						
Typ 1: Barbiturate	↑	=	↓↓	↓↓	Antikoagulantien, Ovulationshemmer, ZNS-dämpfende Pharmaka, Alkohol	Magen-Darm-Störungen	+++	++	Hangover	Schwere Nieren- und Leberfunktionsstörungen, schwere Myokardschäden, akute hepatische Porphyrien, akute Alkohol-, Analgetika-, Psychopharmakaintoxikationen
Typ 2: Bromide, Bromureide	?	?	?	?	ZNS-dämpfende Pharmaka, Alkohol	Bromismus, Purpura	++	?	Hangover	Bromüberempfindlichkeit
Typ 3: Chloralhydrat	↑	↑	↑	=	Antikoagulantien, ZNS-dämpfende Pharmaka, Alkohol	Magenirritationen, Arrhythmien, kardiotoxisch (über 1 g), hepatotoxisch (?)	(+)	+		Schwere Nieren- und Leberfunktionsstörungen, dekompensierte Herz- und Kreislaufinsuffizienz
Typ 4: Methaqualon	↑	=	=	(↓)	ZNS-dämpfende Pharmaka, Alkohol	Polyneuropathien, Krämpfe	+++	+		Kinder mit zerebralen Krampfanfällen sowie mit manifesten Schäden des ZNS; Tagesdosis 300 mg und eine Anwendungsdauer von 4–8 Wochen nach Möglichkeit nicht überschreiten
Typ 5: Benzodiazepinderivate	↑	↑	↓	(↓)	ZNS-dämpfende Pharmaka, Alkohol		+	(+)		Myasthenia gravis, akutes Engwinkelglaukom

↑ Zunahme; ↓ Abnahme; = unverändert.

Tabelle 23
Wahrscheinlich wirksame Mechanismen bei der Interaktion Alkohol/Benzodiazepine

Pharmakokinetische Mechanismen beim Menschen	Pharmakologische Mechanismen beim Tier bzw. in vitro Alkohol bewirkt akut:
a) Raschere Absorption der Benzodiazepine mit höheren Initialkonzentrationen b) Anstieg der freien Benzodiazepin-Konzentration c) Hemmung der hepatischen Elimination	a) Höhere ZNS-Konzentrationen der Benzodiazepine b) Verstärkte Bindung von ^{3}H-Diazepam am Benzodiazepin-GABA-Ionophore-Rezeptor-Komplex

(nach KLOTZ, 1985)

Tabelle 24
Einteilung der Benzodiazepin-Hypnotika nach der klinischen Wirkungsdauer

langwirkend	mittellang-wirkend	kurzwirkend
Diazepam Valium® Roche u. a. Valiquid® 0,3	Flunitrazepam Rohypnol® Loprazolam Sonin®	Midazolam Dormicum®
Flurazepam Dalmadorm® u. a.	Lormetazepam Noctamid®	Triazolam Halcion®
	Nitrazepam Mogadan® Roche u. a.	
	Temazepam Planum® Remestan®	
	Brotizolam Lendormin®	
Vorteile Wirkstoffspiegel gleichmäßig Schlafinduktion + Anxiolyse Spareffekt Compliance gut	Sofortwirkung Schlafinduktion rasch Compliance gut	Sofortwirkung Schlafinduktion rasch Vigilanz am Tage danach durch Midazolam nicht beeinträchtigt
Nachteile Kumulation möglich «hang over» möglich (Amnesie in Wachphasen)	Kumulation geringer «hang over» möglich Amnesie in Wachphasen	Amnesie in Wachphasen

Die Problematik der Austauschbarkeit therapeutischer Wirkstoffe wird in jüngster Zeit vor dem Hintergrund der sog. Festbetragsregelung nach Stufe 2 im Rahmen des Gesundheitsreformgesetzes eingehend diskutiert. Am Beispiel der Benzodiazepine wird eine solche Festlegung von Äquivalenzdosen generell versucht, dabei allerdings übersehen, daß dies nur einem groben Raster entspricht, was eine individuelle und auf die jeweilige therapeutische Zielsetzung abgestimmte Medikation außer acht läßt.

Wie dem jüngsten Arzneiverordnungsreport 1989 zu entnehmen ist, setzen Ärzte Benzodiazepine ganz gezielt ein: einige Wirkstoffe nur als Hypnotika und Sedativa, andere nur als Tranquilizer, ein Stoff nur als Muskelrelaxans (U. Schwabe, D. Paffrath, Gustav-Fischer-Verlag Stuttgart 1989). Aus den Indikationsprofilen der einzelnen Derivate spiegelt sich das Verordnungsverhalten der Ärzte deutlich wider (Tab. 25). Die Austauschbarkeit – und dies wird bei solchen Diskussionen manchmal übersehen – muß die pharmakologische Vergleichbarkeit unter den Aspekten Wirkungsmechanismus, Pharmakokinetik, Toxikologie und Pharmakodynamik berücksichtigen. Für die therapeutische Vergleichbarkeit müßten demnach die Indikationen, aber auch die zu therapierenden Zielsymptome, das Ausmaß der therapeutischen Wirkung, die Kontraindikationen, die Metabolisierung oder die Ausscheidung, das Spektrum sowie die Häufigkeit der Wechsel- und Nebenwirkungen herangezogen werden. Auch die galenischen Darreichungsformen sowie mögliche Molekülvariationen sind nicht zu vernachlässigen. Unterschiedliches pharmakokinetisches Verhalten, unterschiedliche Affinität zum Benzodiazepin-Rezeptor sowie das gesamte Ausmaß der therapeutischen Wirkung müssen berücksichtigt werden. Die isolierte Betrachtung einiger weniger Parameter zu einer beabsichtigten Gruppenbildung wird demnach der Komplexität der Problematik nicht gerecht (Kapp 1990). Bei solchen Diskussionen muß demnach das jeweilige Therapieziel genau definiert werden, die Angabe von Äquivalenzdosen kann deshalb nur als grobe Richtschnur verstanden werden. Die klinische Relevanz entscheidet sich letztlich beim Patienten!

Tab. 25 (nach Kapp 1990)

Unterschiede in den Indikationsprofilen der Benzodiazepine

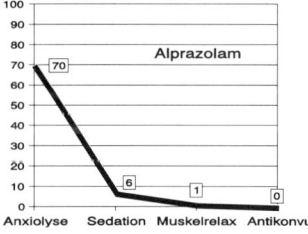

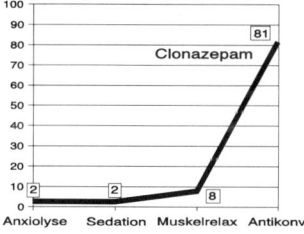

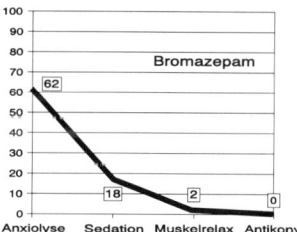

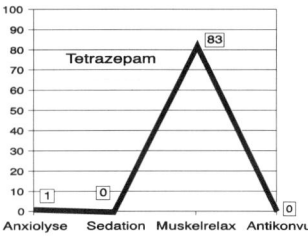

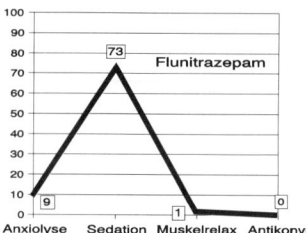

Ähnliche Unterschiede, wie sie die pharmakodynamischen Wirkprofile der Benzodiazepine aufweisen, die das jeweilige Ausmaß der sedierenden, antikonvulsiven, muskelrelaxierenden und anxiolytischen Wirkung zeigen, ergeben sich auch aus den Indikationseinsatzprofilen, die das Verordnungsverhalten der Ärzte widerspiegeln.
Die hier dargestellten Indikationsprofile geben die über den Zeitraum eines Jahres gemittelten prozentualen Häufigkeiten wider, mit der das betreffende Benzodiazepin in der Bundesrepublik Deutschland in den vier Indikationen verordnet worden ist.

7. Zur Klassifizierung der Benzodiazepin-Hypnotika und -Tranquilizer

Eine Klassifikation kann sich am Stoffwechselverhalten orientieren, an der Pharmakokinetik. Wir berücksichtigen dabei die Stoßrichtungen der Biotransformation. Am N-1 (Desalkylierung), am C-3 (Hydroxylierung und Glucuronidierung) sowie am C-7 (Reduktion der NO_2-Gruppe, OELSCHLÄGER 1982). Vor diesem background können wir vier Gruppen katalogisieren.

7.1 Gruppe 1: Diazepam-Typ

Diese Derivate orientieren sich am Diazepam als Leitsubstanz. Charakteristisch für diese Derivate ist ein metabolisch stabiler Substituent in Position 7, meist ein Cl-Atom, ferner Substituenten am Diazepin-Ring, die metabolischen Abbaureaktionen zugänglich sind (R_1, R_3). Als gemeinsamer zentraler, zugleich aktiver Metabolit, dem eine echte «Schlüsselrolle» zufällt, entsteht das Desmethyldiazepam (DMD) bzw. ein Analoges ($R^{2'}$ = F oder Cl), welches über Oxazepam und anschließende Glucuronidierung abgebaut wird. Nach oralen Einzelgaben von Diazepam werden rasch wirksame Blutspiegel erreicht, beim Kind schneller als beim Erwachsenen, während der Abfall der Kurve beim älteren Menschen langsam verläuft (GARATTINI, 1973). Übrigens, der Wirkungseintritt nach einmaliger oraler Gabe wird überwiegend von der Absorptionsgeschwindigkeit und der Verteilungsgeschwindigkeit beeinflußt. Hier gibt es durchaus Unterschiede. So erreichen die rasch resorbierten Derivate Diazepam und Chlorazepat rasch den großen Kreislauf und führen zu einem schnellen und intensiven Wirkungseintritt (OCHS, 1983).

Nach Einstellen des Verteilungsgleichgewichtes wird Diazepam mit einer durchschnittlichen Halbwertzeit von 28 Stunden eliminiert, wobei DMD gebildet wird, das bei wiederholten Gaben von Diazepam über einen längeren Zeitraum etwa gleiche Konzentrationen im Blut erreicht wie Diazepam. Infolge der langsamen Bildung des DMD und seiner langsamen Elimination – Halbwertzeit etwa doppelt so lang wie die von Diazepam – fluktuieren die Plasmaspiegel nur geringfügig. Aus diesem Grund ist aus pharmakokinetischer Sicht die Einmaldosierung täglich ein vernünftiges Therapieschema (WENDT, 1982). Prazepam und Dikaliumchlorazepat gelten als Prodrugs für DMD, das nach oraler Gabe als praktisch einzige Wirkungskomponente gebildet wird. Dieser Prozeß verläuft sehr unterschiedlich: Rasch nach Chlorazepat, langsam nach Prazepam (OCHS, 1983). Bei Bromazepam imponiert die Muttersubstanz als einzige aktive Komponente (Abb. 38).

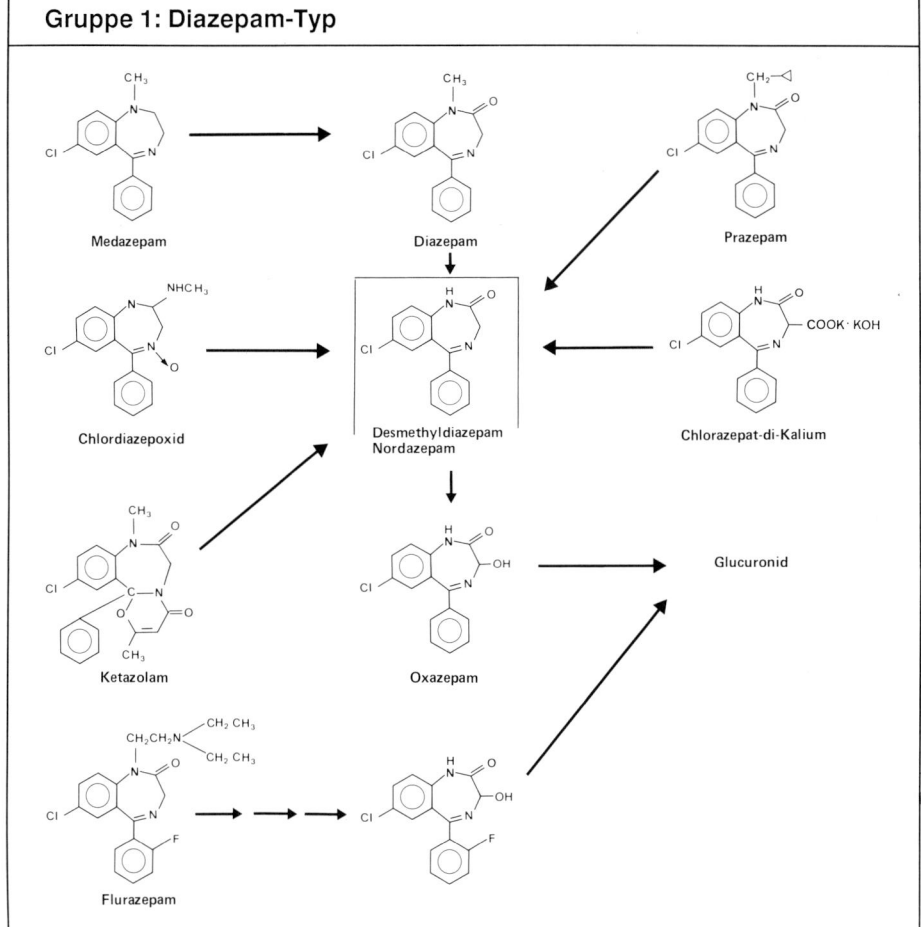

Gruppe 1: Diazepam-Typ

Medazepam

Diazepam

Prazepam

Chlordiazepoxid

Desmethyldiazepam
Nordazepam

Chlorazepat-di-Kalium

Ketazolam

Oxazepam

Glucuronid

Flurazepam

Abbildung 38

7.2   Gruppe 2: 3-Hydroxy-Derivate

Hier lassen sich die 3-Hydroxyderivate subsumieren, die aufgrund ihrer größeren Hydrophilie langsamer resorbiert werden, damit im Wirkungseintritt deutlich verzögert sind, was beispielsweise die ungünstige Eignung des Oxazepams als Schlafmittel erklärt (KLOTZ, 1982). Andererseits unterliegen diese Derivate einer schnellen Glucuronidierung der 3-Hydroxygruppe, die schneller verläuft als die N-Demethylierung beim Diazepam oder die Reduktion der Nitrogruppe am C_7 beim Nitrazepam (OELSCHLÄGER, 1983, WENDT, 1982); (Abb. 39).

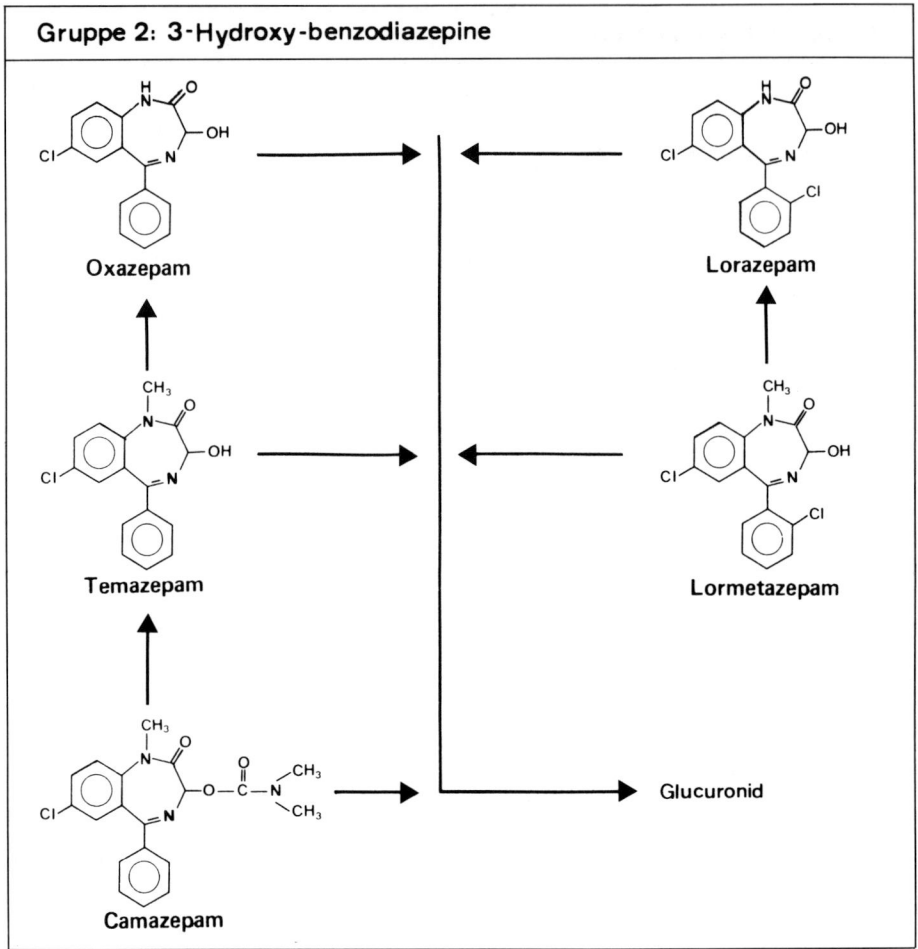

Gruppe 2: 3-Hydroxy-benzodiazepine

Oxazepam

Lorazepam

Temazepam

Lormetazepam

Camazepam

Glucuronid

Abbildung 39

7.3 Gruppe 3: 7-Nitro-Derivate

Die 7-Nitro-Benzodiazepine sind hier zusammengefaßt, also hypnotisch und antikonvulsiv wirkende Derivate. Die Nitrogruppe wird hier zum Hauptangriffspunkt der Biotransformation, Reduktion zum aromatischen Amin, was zu den entsprechenden Acetamidoverbindungen weiter reagieren kann. Diese Metaboliten tragen kaum zur klinischen Wirkung bei. Der potenteste Vertreter ist das Flunitrazepam. Rascher Wirkungseintritt, ein auffallend hohes Verteilungsvolumen, eine ausgeprägte Verteilungsphase mit einer Halbwertzeit von rund 1,8 Stunden sowie einer Eliminationsphase mit einer Halbwertzeit von 19 Stunden bilden den pharmakokinetischen background für dieses aktive Molekül (Abb. 40).

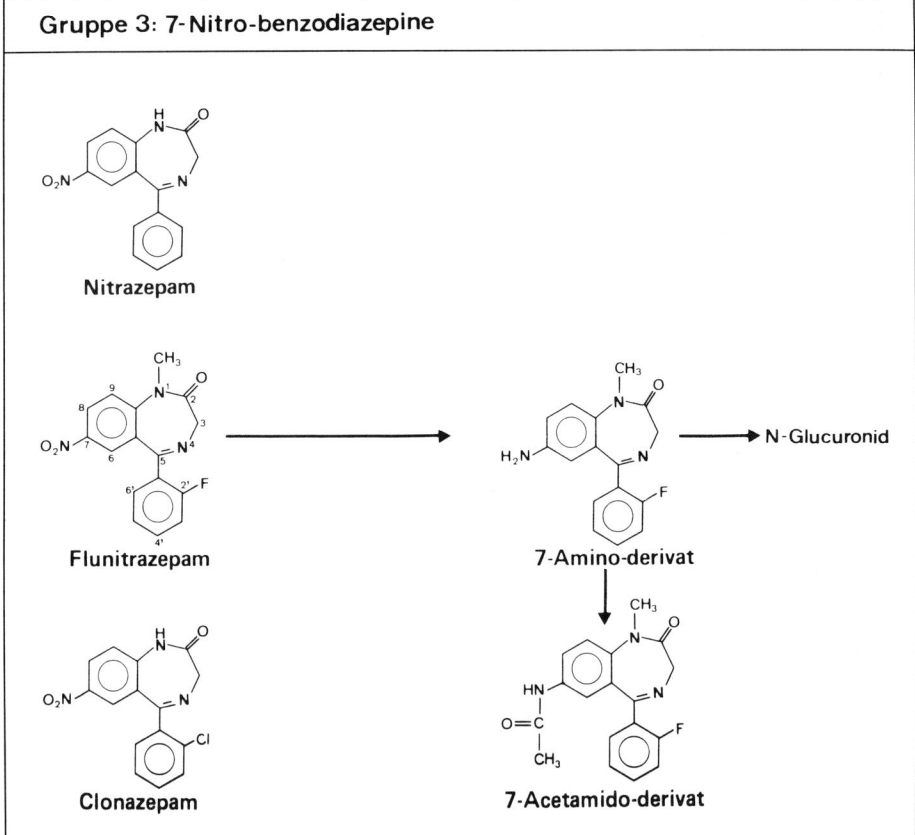

Gruppe 3: 7-Nitro-benzodiazepine

Nitrazepam

Flunitrazepam

7-Amino-derivat

N-Glucuronid

Clonazepam

7-Acetamido-derivat

Abbildung 40

7.4 Triazolo-, Imidazo-, Thieno-Derivate

Hier sind die weitgehend jüngeren Entwicklungen einzuordnen, die sich nicht in die Gruppen 1–3 eingliedern lassen. Einmal Derivate, die sich durch einen in 1,2-Stellung ankondensierten heterozyklischen Ring auszeichnen, entweder ein Triazol- oder ein Imidazolring. Entscheidend ist die alpha-Methylgruppe am C_1 des 5er-Ringes. Die biologische Oxidation dieser CH_3-Gruppe erfolgt so rasch, daß andere Biotransformationsschritte von untergeordneter Bedeutung sind. Das alpha-Hydroxyderivat sowohl von Alprazolam, Triazolam und Midazolam stellt damit im wesentlichen den Hauptmetaboliten mit pharmakologischer Aktivität dar. Von Alprazolam kennen wir bisher 29, von Triazolam 6, von Midazolam 3 Metabolite, die entweder ähnliche Eliminations-Halbwertzeiten oder auch kürzere (Midazolam) wie die Muttersubstanz aufweisen (Abb. 41).

Alprazolam hat in den bisherigen Diskussionen auch das Etikett «antidepressiv» erhalten, obwohl vom Wirkungsmechanismus her der Beweis dafür noch aussteht. Es trifft zu, «Grenzüberschreitungen», wie es Pöldinger 1986 einmal

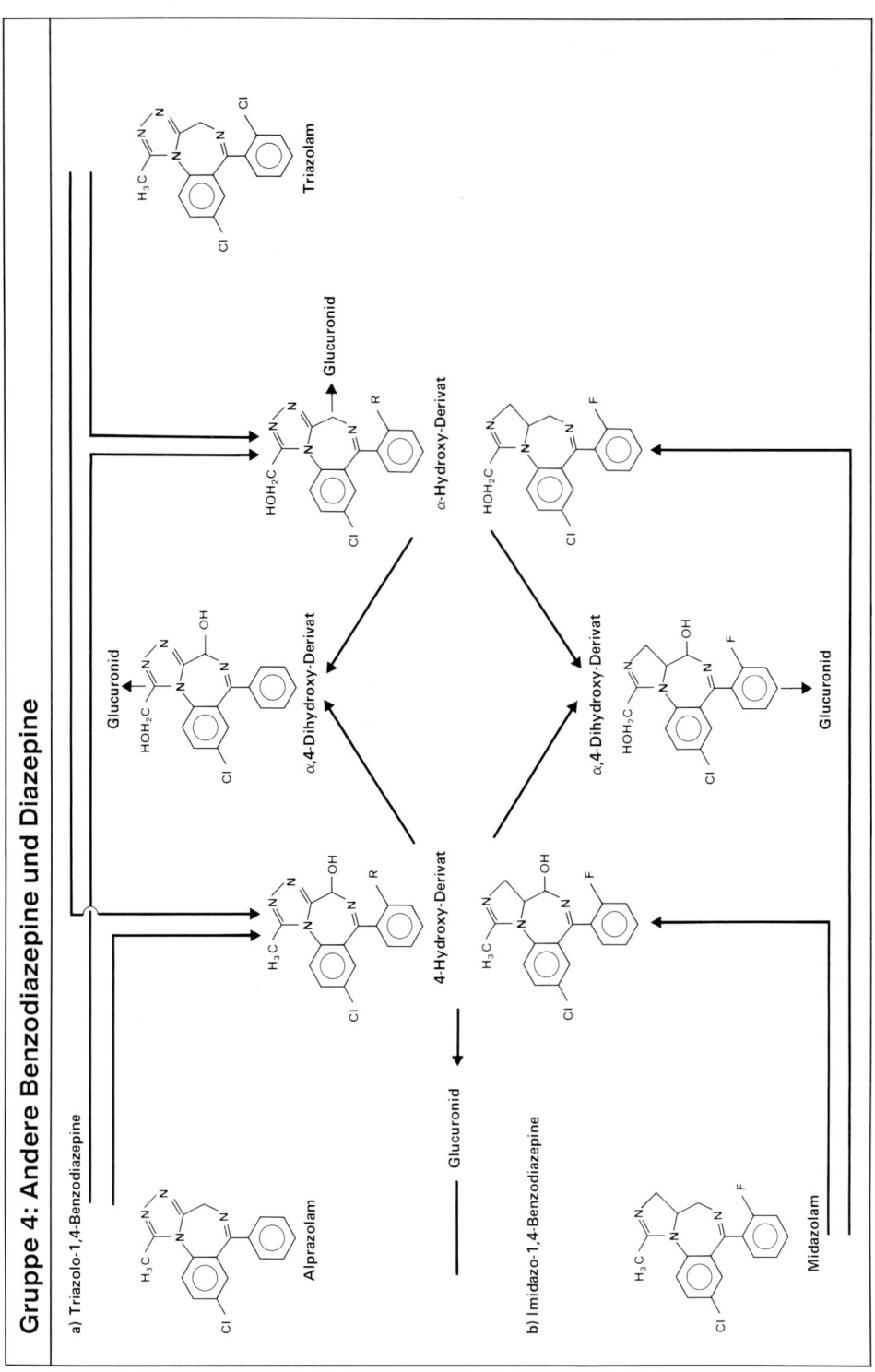

Gruppe 4: Andere Benzodiazepine und Diazepine

a) Triazolo-1,4-Benzodiazepine

Alprazolam

Triazolam

Glucuronid

α-Hydroxy-Derivat

α,4-Dihydroxy-Derivat

4-Hydroxy-Derivat

Glucuronid

b) Imidazo-1,4-Benzodiazepine

Midazolam

α,4-Dihydroxy-Derivat

Glucuronid

Abbildung 41

formuliert hat, hat es immer wieder einmal gegeben: Einzelne Neuroleptika (Thioridazin, Levomepromazin, Chlorprothixen) zeigen gewisse antidepressive Eigenwirkungen oder die «antipsychotische» Wirkung von Diazepam bei schizophrenen Psychosen. Eine kritische Analyse des bisherigen Erfahrungsgutes zwingt aber doch zu der heutigen Auffassung, daß man dem Alprazolam bisher nicht die gleichen Eigenschaften eines trizyklischen Antidepressivums zuschreiben kann, daß man aber bei psychoreaktiven Depressionen den Soforteffekt eines potenten Benzodiazepins, allerdings zeitlich befristet, ausschöpft, dabei die Gretchenfrage aber im Auge behält, «Beeinflussung von Angst *und* Depression» oder «nur Angst im Rahmen der Depression» (HEIMANN, 1986). So verstanden wird man ein solches Benzodiazepin bei leichten Depressionen einsetzen können (HIPPIUS, 1986), was beispielsweise auch schon mit Bromazepam zu erreichen war.

Ein Modell in anderer Hinsicht bietet das Midazolam: Die rasche Absorption (oral, Absorptions-Halbwertzeit annähernd 8 Minuten), die rasche Verteilung

Abbildung 42

c) Oxazolo-1,4-Benzodiazepine

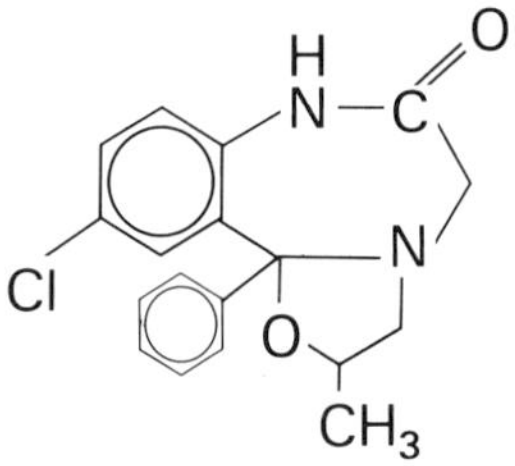

Oxazolam

d) 1,5- und 2,3-Benzodiazepine

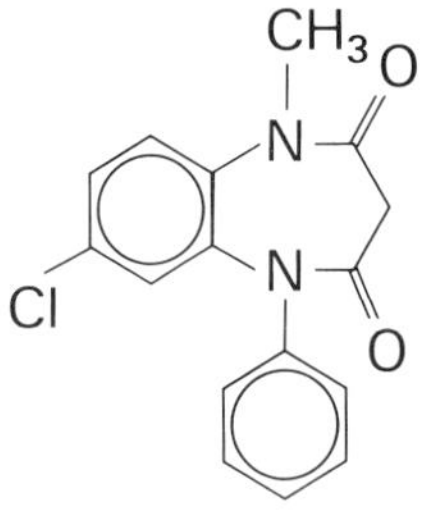

Clobazam

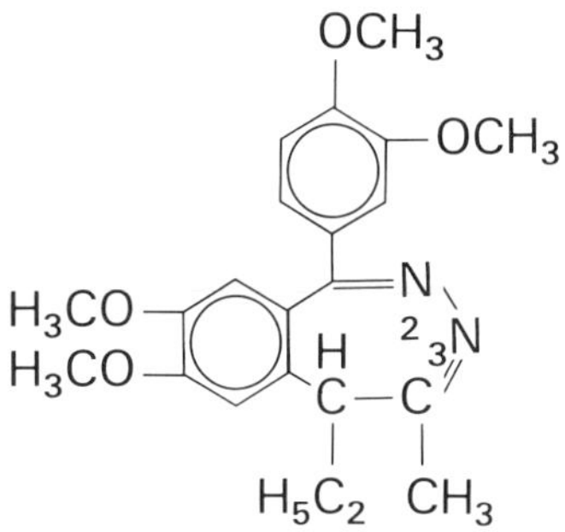

Tofisopam

109

(Verteilungs-Halbwertzeit annähernd 10 Minuten), die rasche Metabolisierung (β-HWZ von 2 h), hoher liver-first-pass-Effekt.

Für die Galenik der Benzodiazepine ist es ein Novum, daß Midazolam durch den «basischen» Stickstoff in Position 2 des Imidazolring-Systems mit Säuren wasserlösliche Salze bildet, die stabile wässrige Lösungen liefern. Damit ist die Bereitstellung einer gebrauchsfertigen wässrigen Ampullenlösung möglich, die sowohl intramuskulär und intravenös bei guter lokaler Verträglichkeit im Rahmen der Anästhesiologie, der Intensivmedizin sowie bei endoskopischen Maßnahmen breit eingesetzt werden kann (Seiten 164–166).

Eine weitere Untergruppe beinhaltet ein Oxazolo-Derivat sowie erste Vertreter der 1,5- und 2,3-Benzodiazepine (Oxazolam, Clobazam, Tofisopam; Abb. 42).

Die jüngste Untergruppe erfaßt Derivate, bei denen der aromatische Ring durch andere planare Systeme, z. B. durch Thiophen (Clotiazepam) ausgetauscht sind, ohne daß die Spezifität der Wirkung verloren geht. Ein solches Thienoderivat, dem außerdem ein Triazolo-Rest in 1,2-Stellung ankondensiert ist, liegt in Brotizolam vor. Die Existenz dieser aktiven Thieno-Verbindungen gab neuerdings Anlaß zu dem Vorschlag, zukünftig besser von «Diazepinen» anstatt von «Benzodiazepinen» zu sprechen, da nur der 7-Ring des Diazepins für die Wirkung essentiell ist (OEL-SCHLÄGER, 1986; Abb. 43 u. 44).

Abbildung 43

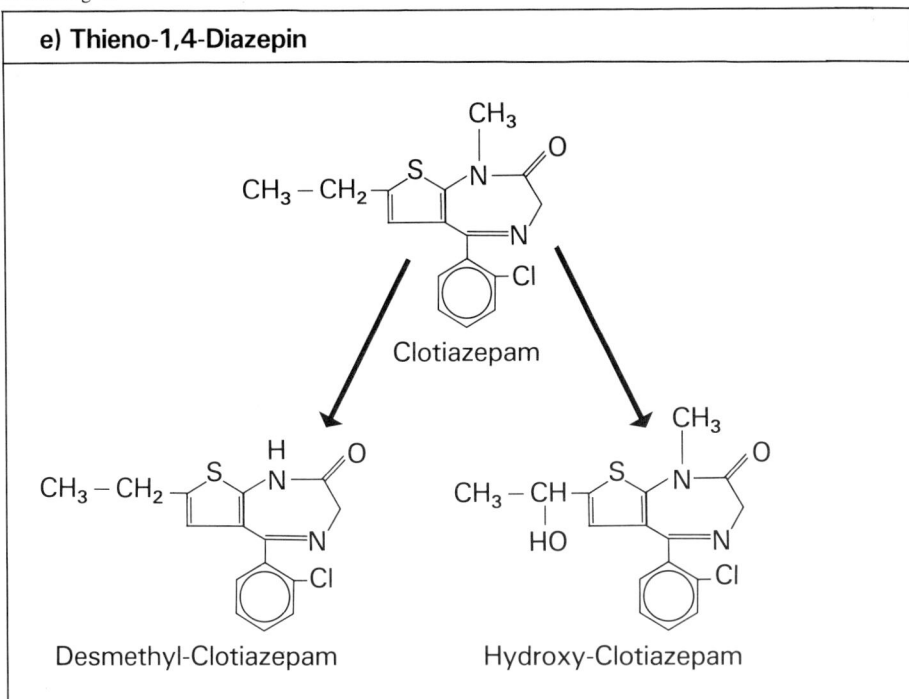

e) Thieno-1,4-Diazepin

Clotiazepam

Desmethyl-Clotiazepam

Hydroxy-Clotiazepam

f) Thieno-triazolo-1,4-Diazepin

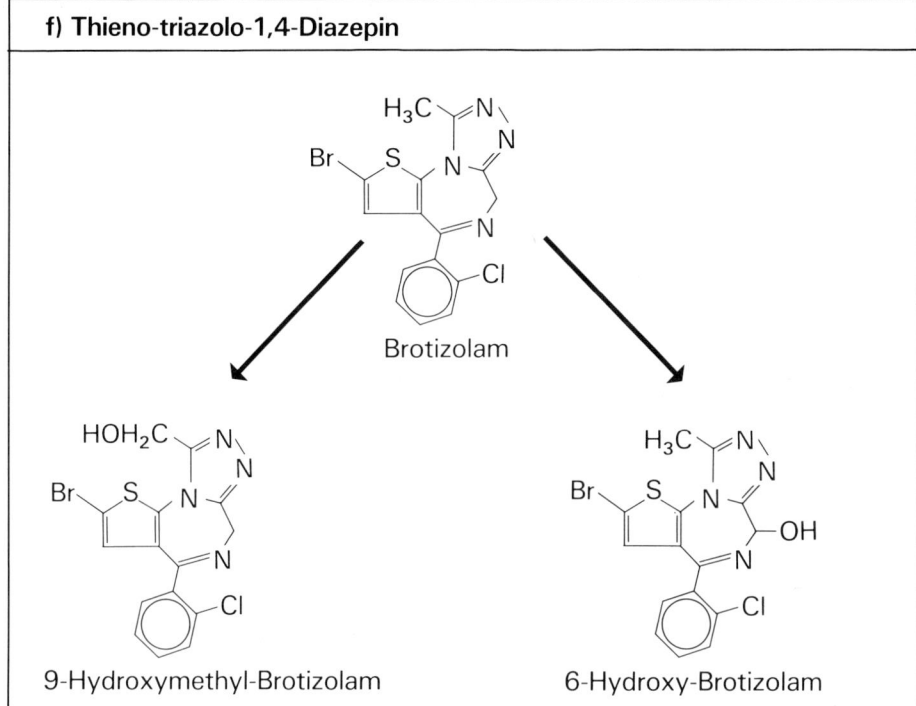

Brotizolam

9-Hydroxymethyl-Brotizolam

6-Hydroxy-Brotizolam

Abbildung 44

8. Weitere Vorschläge zur Klassifizierung von Schlafmitteln

Ebenfalls diskutable Einteilungsschemata (GÖTHERT) orientieren sich nach anderen Gesichtspunkten:

8.1 Nach neurobiologisch-funktionellen Gesichtspunkten (Tabelle 26)

Tabelle 26
Einteilung von Schlafmitteln nach neurobiologisch-funktionellen Gesichtspunkten

---

1. Schlafmittel mit allgemein dämpfender Wirkung auf Nervenzellen («schlaferzwingend»): zum Beispiel Barbiturate, Monoureide.
2. Schlafmittel mit modifizierender Wirkung auf das Muster aktiver Neurone («schlafanstoßend»): zum Beispiel Benzodiazepine.

Bei den Schlafmitteln mit diffuser Hemmwirkung, deren Hauptvertreter die Barbiturate sind (zum Beispiel Hexobarbital), ist die erzielte Wirkung eine Funktion der Dosis. Ist diese sehr niedrig, wirken sie sedierend, in mittelhoher Dosierung lassen sie sich als Schlafmittel anwenden, und bei Applikation hoher Dosen verursachen sie eine Narkose.

Entsprechend ihrer allgemeinen Hemmwirkung sind ihre Angriffspunkte diffus über das gesamte Gehirn verteilt: Außer der Formatio reticularis sollen nur Kortex, Thalamus und Hypothalamus genannt werden (LEUTNER; PÖLDINGER).

Im Gegensatz zu den Barbituraten verursachen die Benzodiazepine (zum Beispiel Flurazepam, Wirkstoff von Dalmadorm®; Flunitrazepam, Wirkstoff von Rohypnol®) eine unterschiedlich starke Beeinflussung verschiedener Neuronengruppen. Die gezielte Wirkung auf bestimmte Hirnregionen hängt damit zusammen, daß diese Substanzen vorwiegend mit der Funktion eines bestimmten Neutrotransmitters, nämlich der γ-Aminobuttersäure (GABA), interferieren (GUIDOTTI et al.; KAROBATH).

8.2 Nach dem subzellulären Angriffspunkt (Tabelle 27)

Tabelle 27
Einteilung von Schlafmitteln nach ihrem subzellulären Angriffspunkt

---

1. Schlafmittel mit «unspezifischer» Membranwirkung auf Grund ihrer physikochemischen Eigenschaften: zum Beispiel Barbiturate, Monoureide, Chloralhydrat.
2. Schlafmittel, die durch Erregung spezifischer Rezeptoren in der Zellmembran wirken: zum Beispiel Benzodiazepine.

Prototyp dieser Gruppe von Schlafmitteln mit unspezifischer Membranwirkung, die praktisch alle herkömmlichen Hypnotika umfaßt, sind wiederum die Barbiturate. Durch Konformationsänderung von Proteinen in der Zellmembran wird wahrscheinlich eine Hemmung der Leitfähigkeit der Membran für Na^+- und Ca^{2+}-Ionen verursacht (GÖTHERT; SEEMAN). Da solche hydrophoben Wechselwirkungen nicht an spezifische Proteinmoleküle gebunden sind, ist ein ungezielter Angriffspunkt dieser Substanzen in zahlreichen Hirnregionen verständlich.

Umgekehrt ist der relativ selektive Angriffspunkt der Benzodiazepine am limbischen System darauf zurückzuführen, daß diese Region (beziehungsweise ihre Neurone) reich mit spezifischen Benzodiazepinrezeptoren ausgestattet ist. Dabei handelt es sich um hochaffine Bindungsstellen für diese Substanzen, die erst vor wenigen Jahren entdeckt wurden (MÖHLER und OKADA; SQUIRES und BRAESTRUP).

In der Zellmembran bilden der Benzodiazepinrezeptor und der GABA-Rezeptor mit dem assoziierten Cl⁻-Kanal einen wechselseitig sich beeinflussenden Komplex. Bei gleichzeitiger Erregung des Benzodiazepin- und des GABA-Rezeptors durch den exogenen beziehungsweise endogenen Liganden kommt es so zur Verstärkung der inhibitorischen GABA-Wirkung (COSTA und GUIDOTTI).

8.3   Nach elektrophysiologischen Gesichtspunkten (Tabelle 28)

Tabelle 28
Einteilung von Schlafmitteln nach elektrophysiologischen Gesichtspunkten

1. Schlafmittel, die das nächtliche EEG-Muster stark verändern: zum Beispiel Barbiturate, Monoureide.
2. Schlafmittel, die das nächtliche EEG-Muster wenig beeinflussen: zum Beispiel Benzodiazepine, Chloralhydrat.

Eine für die praktische Anwendung sehr bedeutsame Einteilung der Schlafmittel kann man nach elektrophysiologischen Gesichtspunkten vornehmen, das heißt nach ihrer im EEG erkennbaren Fähigkeit, die physiologischen Schwankungen der Schlaftiefe zu beeinflussen. Mit Hilfe des EEG kann man vom Wachzustand bei grober Einteilung zwei Schlafphasen unterscheiden, nämlich den orthodoxen und den paradoxen Schlaf. Für die Erholungsfähigkeit ist der normale Ablauf von vier bis fünf Zyklen der einzelnen Schlafphasen pro Nacht erforderlich, wobei orthodoxer Tiefschlaf und paradoxer Schlaf gleichermaßen bedeutsam sind.

Dementsprechend ist für Schlafmittel zu fordern, daß sie das nächtliche EEG-Muster möglichst wenig beeinflussen (BAUST, GÖTHERT; KUSCHINSKY). Tatsächlich gibt es außer Pharmaka, die diese Forderung in befriedigendem Maß erfüllen (Benzodiazepine und Chloralhydrat), auch solche Substanzen, die das Tiefschlafstadium und den REM-Schlaf wesentlich verkürzen (Barbiturate und Monoureide).

9. Welche Schlafmittel? Welcher Wirkstoff?

9.1 Mono- oder Kombinationswirkstoffpräparat?

Diese Frage der Therapie der Schlafstörung stellt sich dem Arzt immer wieder. Kombinationen verschiedener schlafmachender Wirkstoffe können sinnvoll, in hartnäckigen Fällen sogar erforderlich sein. Unverkennbar aber ist der Trend zur Schlafmitteltherapie mit einem Monowirkstoff. In jedem Falle erscheint es notwendig, die Zusammensetzung des bevorzugten Schlafmittels zu kennen (Tab. 29)

9.2 Benzodiazepine

Nicht unerwähnt sei die Tatsache, daß im Wirkungsprofil aller Benzodiazepine, wenn auch unterschiedlich akzentuiert, ein schlafbahnender Effekt vorhanden ist (FREYBERGER und LEUTNER; Abbildung 45). Auch für die Ataraktika im engeren Sinne – in der

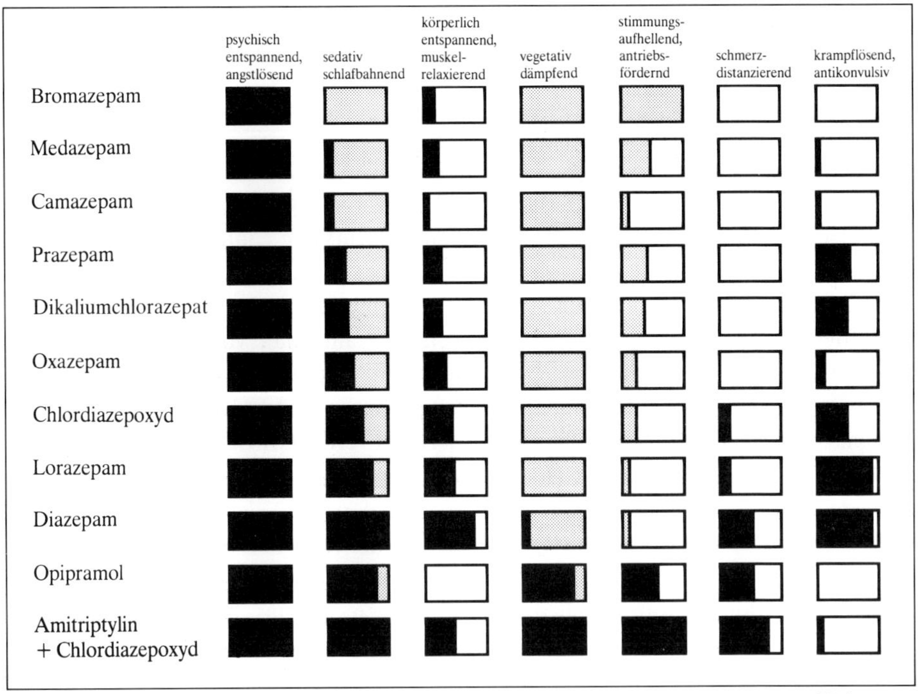

Abbildung 45. Wirkungsprofil der Tranquilizer und Breitbandpsychosomatika (nach FREYBERGER und LEUTNER, 1975, modifiziert).

indirekte Wirkung

Tabelle 29 SCHLAFMITTEL Deutschland eine Auswahl 1992	Barbiturat	Bromid	Bromureid	Chloralhydrat	Pentenamid	Methaqualon	Anticholinergikum Antihistaminikum	Neuroleptikum	Pflanzlich	Benzodiazepin-derivat	Cyclopyrrolon Imidazopyridin	Sonstiges
Atosil®								●				
Bellaravil®	●											●
Bellergal®	●											●
Betadorm®-A							●					●
Bikalm®											●	
Chloraldurat® blau/rot				●								
Dalmadorm®										●		
Distraneurin®												●
Dormicum® 7,5										●		
Dormalon®	●											
Eatan® N										●		
Ergocalm®										●		
Eusedon® mono								●				
Fluninoc®										●		
Flunitrazepam-ratiopharm® 2										●		
Gittalun®							●					
Halcion®										●		
Imeson®										●		
Lendormin®										●		
Loretam®										●		
Luminaletten®	●											
Medinox® Mono	●											
Mogadan® Roche										●		
Neodorm®	●											
Nervisal®	●							●				●
Noctamid®										●		
Norkotral® N	●											
Normi-Nox®						●						
Plantival® N plus							●		●			
Planum®										●		
Pro Dorm®										●		
Remestan®										●		
Resedorm®	●											●
Rohypnol®										●		
Somnupan® C	●											
Sonin®										●		
Speda®	●											
Staurodorm® Neu										●		
Stilnox®											●	
Valiquid® 0,3										●		
Valium® Roche										●		
Vesparax® mite	●						●					
Vivinox® Schlafdragees							●		●			
Ximovan®											●	

nach V. Leutner: «Schlaf und Schlafmittel», Med. Welt 27, 1, 1-10 (1976), modifiziert.

Definition nach H. H. WIECK – ist ein schlafprotektiver Effekt charakteristisch (zum Beispiel Bromazepam, Wirkstoff von Lexotanil®; BLAHA und HEERKLOTZ).

9.3   Neuroleptika

Aus den Gruppen der Neuroleptika lassen sich ebenfalls Präparate mit einem starken schlafanstoßenden Effekt auswählen. So kann die sedierend-hypnotische Wirksamkeit der Neuroleptika vielfach ausgeprägter und weniger passager als die der trizyklischen Antidepressiva sein. Vor allem die Phenothiazinderivate besitzen im allgemeinen eine deutliche sedativ-hypnotische Wirkkomponente, während mit der Entwicklung der Butyrophenone ein Weg in Richtung einer stärkeren antipsychotischen Aktivität eingeschlagen wurde (BENKERT und HIPPIUS; Abbildung 46).

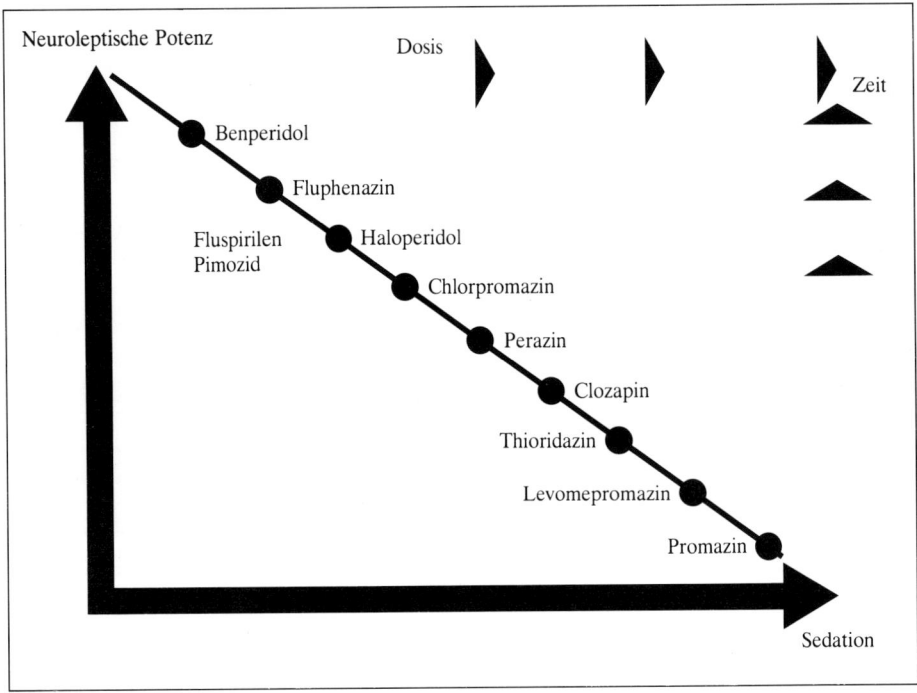

Abbildung 46. Schlafanstoßende Neuroleptika (nach HIPPIUS).

Im Umfeld der Wirkungsqualitäten stellt sich jedenfalls das Wirkungsprofil der Neuroleptika – unter Herausstellung einer schlafanstoßend-dämpfenden Wirkung –, wie in der Abbildung 47 gezeigt, dar.

So stellt sich bei der medikamentösen Therapie von Schlafstörungen mitunter die Frage, ob nicht an Stelle von herkömmlichen Schlafmitteln besser «große» Psychopharmaka eingesetzt werden sollten. Auf Grund der schlafanstoßenden Wirkung wird man die vorwiegend psychosedativen, weniger die antipsychotischen Breitbandneuroleptika bevorzugen. Ihr Vorteil – Suchtfreiheit – ist jedoch im

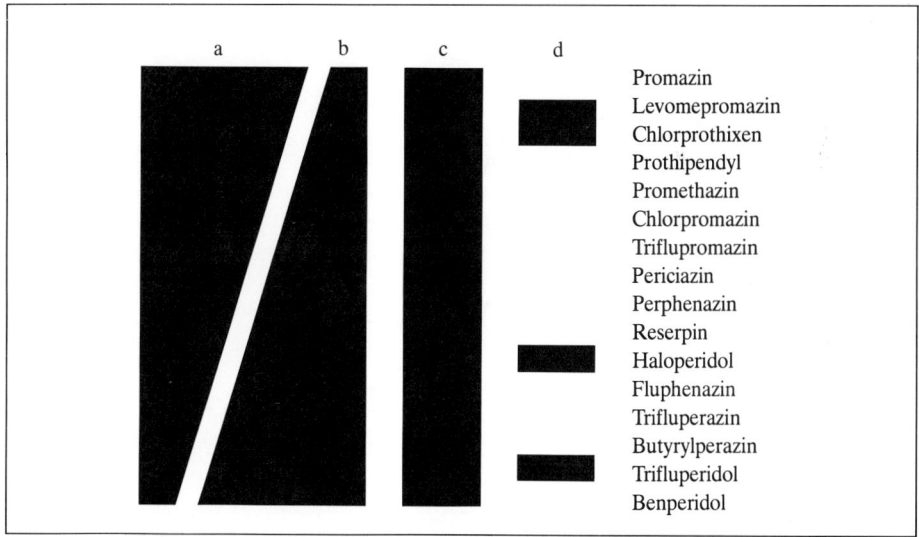

Abbildung 47. Das Wirkungsprofil der Neuroleptika: a. schlafanstoßend, dämpfend; b. «antipsychotisch», extrapyramidale Symptome; c. vegetativ dämpfend, antiemetisch; d. antidepressiv.

Einzelfall gegen die Risiken (extrapyramidal-motorische, blutdrucksenkende, hämatologische Begleiteffekte) abzuwägen (HIPPIUS und RÜTHER).

Wenn ein Neuroleptikum allein oder in Kombination gezielt zur Behandlung von Schlafstörungen eingesetzt wird, paßt man die Dosis dem Zielsymptom an, bleibt also gewöhnlich unterhalb eines antipsychotischen Wirkungsbereiches. Damit eliminiert man meist einige der akuten und mittelfristigen Probleme, die sich üblicherweise im Rahmen einer solchen Therapie ergeben können. Die Anwendung eines Neuroleptikums auf das *Zielsymptom Schlafstörung* wird jedoch nur unter bestimmten Voraussetzungen sinnvoll sein: bei andauerndem anderem Therapieversagen, erkennbaren Problemen der Dosissteigerung und Abhängigkeitsentwicklung, bei erheblichen Risikofaktoren für trizyklische Antidepressiva, schließlich auch bei Schlafstörungen im Zusammenhang mit akuter Suizidalität, psychomotorischen Erregungszuständen oder akuter psychotischer Exazerbation (ZANDER und RÜTHER). Neuroleptika führen in niedrigen Dosen zu einer Abnahme der «Spindelschlafstadien» und zu einer Zunahme der REM-Aktivität. Diese Aktivitätszunahme gab Anlaß zu Spekulationen über Zusammenhänge zwischen REM-Schlaf und der Manifestation von Psychosen (GROSSMANN).

9.4 Antidepressiva

Liegt einem schlechten Schlaf eine Depression – auch in larvierter Form – zugrunde, so sind als «Schlafmittel» der Wahl dämpfend wirkende Antidepressiva angezeigt. Von Vorteil erweist sich dabei, daß sich bereits zu Beginn der Behandlung Sedierung, Verminderung der Angst und Besserung der Schlafstörungen beobachten lassen (HIPPIUS und RÜTHER; Abbildung 48).

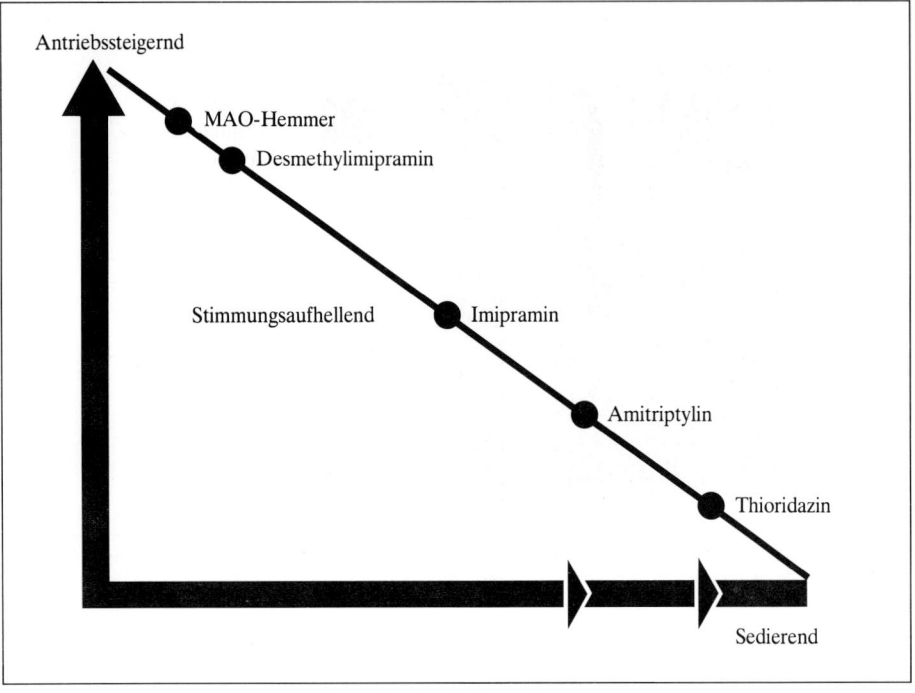

Abbildung 48. Schlafanstoßende Antidepressiva (nach HIPPIUS).

Im Zentrum psychiatrischer Bemühungen bei der Behebung von Schlafstörungen steht die optimale Ausnutzung hypnotischer Wirkungen, vor allem der trizyklischen Antidepressiva. Diese Präparate erlauben gerade mit ihrem charakteristischen Zeitverlauf der sedierend-hypnotischen Wirkung eine recht günstige Beherrschung der protrahierten Problem-Schlafstörungen, vor allem vor ängstlich-depressivem Hintergrund (Abbildung 49).

Die Eliminationshalbwertzeit der trizyklischen Antidepressiva von üblicherweise 20–24 Stunden erlaubt eine Therapie mit einer einmaligen, abendlichen Verabreichung, die mehrere Vorteile in sich vereint: Nicht nur die hypnotische Wirkung dieser Wirkstoffklasse kann so voll genutzt werden, auch das Spektrum unangenehmer Begleiterscheinungen im Funktionsbereich des autonomen Nervensystems sollte während des folgenden Tages weniger störend in Erscheinung treten. Wenn aber die Verwendung dieser Präparate zur Behandlung chronifizierter Insomnien zweckmäßig erscheint, dann sollte sie konsequent, das heißt in einem der Depressionsbehandlung entsprechenden Dosierungsbereich, vorgenommen werden. Einem unbefriedigenden Therapieerfolg liegen nicht selten Unterdosierung oder Probleme der Non-Compliance zugrunde.

Die mit einer gewissen Regelmäßigkeit auftretenden vegetativen Begleiterscheinungen, wie Mundtrockenheit, Obstipation, Sehstörungen, Miktionsbeschwerden, Blutdruckregulationsstörungen, Schwitzen und feinschlägiger Tremor, sind mehr oder minder passager und werden erfahrungsgemäß in Kauf genommen, wenn

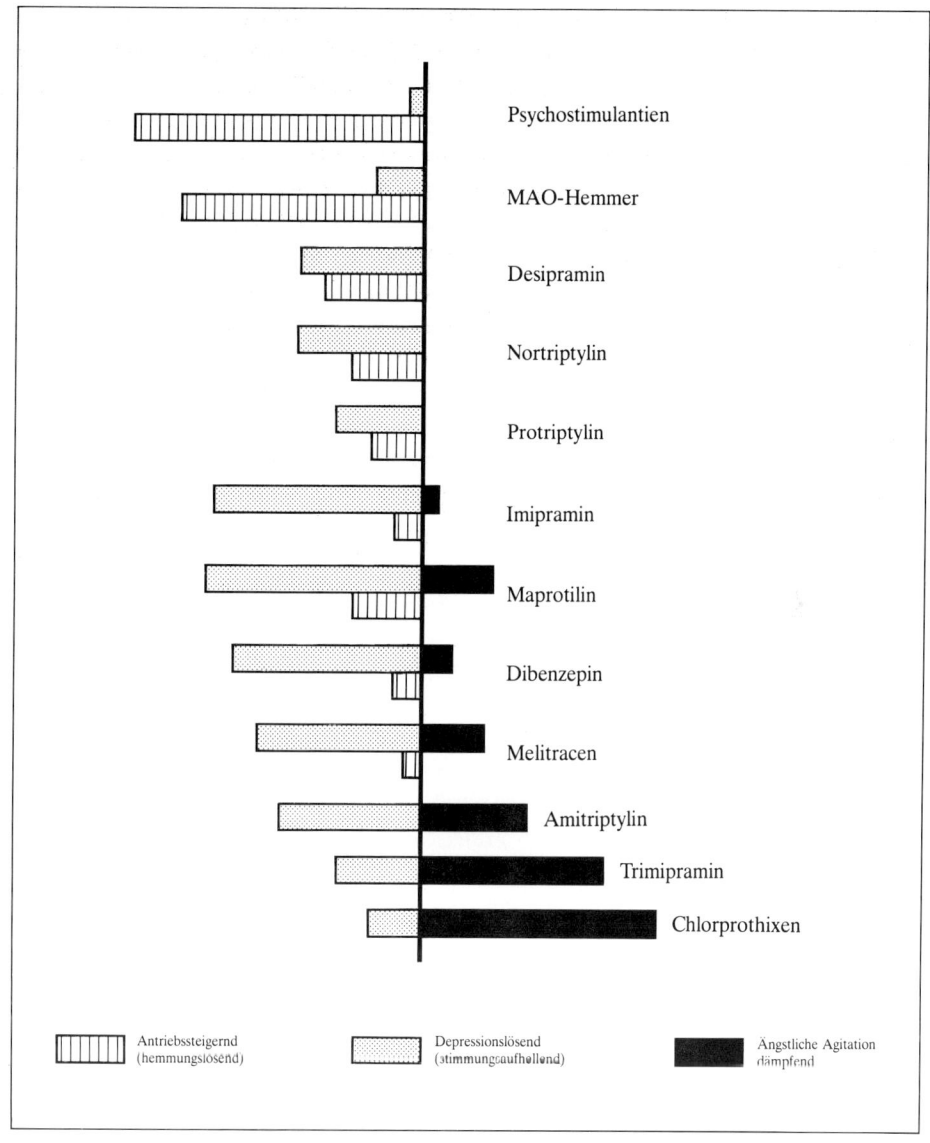

Abbildung 49. Das Wirkungsprofil der Antidepressiva (nach KIELHOLZ, modifiziert).

sie zuvor ausführlich besprochen werden. Problematischer sind zum Beispiel die kardiogenen Begleitwirkungen. Speziell bei höherer Dosierung ist die mögliche Provokation agitierter und paranoider, vor allem deliranter, Syndrome im Auge zu behalten. In jedem Falle erfordert der Therapieversuch mit trizyklischen Antidepressiva zusammenfassend eine gründliche internistische, neurologische und auch psychiatrische Untersuchung sowie eine regelmäßige ärztliche Überwachung.

Bei den depressionsbedingten Schlafstörungen erweisen sich die wenig oder nicht hypnotisch wirksamen Antidepressiva erst mit Einsetzen eines stimmungsaufhellenden Effektes als schlaffördernd. Dementsprechend empfehlen sich deshalb zu Behandlungsbeginn Medikamentenkombinationen, dies um so dringender, wenn latente Suizidalität im Hintergrund erkennbar wird (ZANDER und RÜTHER).

Wenn Schlafstörungen als häufig beherrschendes Symptom im klinischen Bild der Depression beklagt werden, so sind in jedem Falle abendliche Gaben von beispielsweise Amitriptylin empfehlenswert. Was wird hier erreicht? Ausnutzung der sedierend-tranquilisierenden Wirkkomponente nachts; ein wesentlicher Teil der anticholinergen Nebenwirkungen wird gewissermaßen «verschlafen»; nach einigen Tagen setzt die antidepressive Wirkung ein. Vor allem aus Gründen der geringeren Gewöhnung wird man bei chronischen Schlafstörungen, die gehäuft in der Gruppe der reaktiv-neurotischen Depressionen auftreten, Antidepressiva den Tranquilizern vorziehen. Sofern klinisch zusätzlich Angst und innere Unruhe ausgeprägt sind, erscheinen Kombinationspräparate, zum Beispiel Amitriptylin zusammen mit Benzodiazepinderivaten, empfehlenswert (beispielsweise Limbatril®), vor allem, wenn es um die Therapie beim ambulanten Patienten geht.

Zusammenfassung

Wesentliche Wirkstoffe der schlafanstoßenden Pharmaka sind vor allem die Schlafmittel der Benzodiazepingruppe. Ihre Charakteristika:
schonende Schlafinduktion bei weitgehendem Fehlen störender Überhangeffekte;
geringere Beeinflussung des REM-Schlafes als nach Barbituraten;
weitgehendes Fehlen störender Interferenzen;
praktische Untauglichkeit als alleiniges Mittel zum Suizid;
kleinerer Gefahrenquotient hinsichtlich einer Abhängigkeit als nach Barbituraten.
Auch wenn die Benzodiazepine und die Benzodiazepin-Hypnotika noch immer in einer kontroversen Diskussion stehen, so ist die Meinung der Experten weitgehend übereinstimmend:
Benzodiazepine – oft umstritten, aber doch unverzichtbar!

10. Zur Klinik der Schlafmittel

Wenn in Ergänzung der Erstmaßnahmen in Form nichtmedikamentöser Schlafhilfen (klärendes Gespräch, ausreichende Psycho- und Schlafhygiene, «man darf keine ungelösten Probleme mit ins Bett nehmen», Entspannung, autogenes Training; Tab. 50, Seite 160) der Einsatz pharmakologischer Mittel in Erwägung gezogen wird, stellen sich immer wieder Fragen, wie z. B.:

10.1 Schlaferzwingendes oder schlafanstoßendes Hypnotikum?

Seit 1974 erfahren die Schlaferzwinger, die klassischen Hypnotika vom Typ der Barbiturate in zunehmendem Maße Kritik. So wurde wiederholt gefordert, auf die aus heutiger Sicht «archaischen Barbiturate» zu verzichten. Als Gründe werden Eigenschaften angeführt, die für den praktischen Gebrauch von Nachteil sind: Beeinflussung des REM-Schlafes, Enzyminduktion, EEG-Veränderungen, sonstige Nebenwirkungen, Risiken bei Überdosierung, hohes Abhängigkeitspotential. Unbestritten bleibt lediglich ihr Platz in der Narkoseeinleitung, in der Langzeitsedierung und in der Epilepsie-Behandlung (LEUTNER, 1979).

Als Vertreter der zweiten Großgruppe, der «schlafanstoßenden Hypnotika» (Abb. 20), sind heute neben dämpfenden Neuroleptika (Promazin, Levopromazin) und sedierenden Antidepressiva (Amitriptylin) die Tranquilizer, vor allem die schlafinduzierenden Benzodiazepine, im Gesamtangebot als Hauptgruppe übriggeblieben (LUND/RÜTHER, 1984). Blickt man 30 Jahre zurück, so stellen die Benzodiazepine durchaus einen Fortschritt dar, weil sie hinsichtlich Toxizität und Abhängigkeitspotential sicher weniger problematisch sind als die traditionellen Hypnotika (HIPPIUS, 1982). Bei leichteren Schlafstörungen ist oft die Gabe eines Benzodiazepin-Tranquilizers aufgrund einer schlafprotektiven Wirksamkeit schon ausreichend. Bromazepam zeigt z. B. einen deutlichen schlafanstoßenden Effekt (HEERKLOTZ/BLAHA, 1980). Wird eine dominante hypnogene Potenz erforderlich, so bieten sich die Benzodiazepin-Hypnotika an (Tab. 24).

10.2 Kurz- oder langwirksames Hypnotikum?

Die Auswahl eines bestimmten Hypnotikums kann sich nach heutigem Kenntnisstand und in den meisten Fällen nicht allein am pharmakokinetischen Parameter der Eliminations-Halbwertzeit orientieren, weil diese nicht immer mit der klinischen Wirkungszeit identisch sein muß, weshalb einer solchen Einteilung auch schon einschränkend widersprochen wurde (HINDMARCH, 1980). Lange Halbwertzeit muß im Einzelfall nicht unbedingt «long acting» bedeuten!

Langwirksame Präparate, wie Diazepam oder Flurazepam, sind beispielsweise bei Durchschlafstörungen und frühem Erwachen indiziert und wenn ein Tranquilizereffekt am Tage erwünscht ist (Lund/Rüther, 1984). Dies kann durch eine einmalige tägliche, am besten abendliche Verabreichung erreicht werden. Eine solche Medikation erscheint damit sinnvoll gerade bei Patienten, die außer an Schlafstörungen auch tagsüber unter dem Symptom Angst leiden. Ein derartiger Langzeiteffekt kann demnach zu einer therapeutischen Notwendigkeit werden. Als Nachteil kann eine unerwünschte Sedierung oder gar Einschränkung der psychomotorischen Fähigkeit am nächsten Tag resultieren. Durch die Wahl der richtigen Dosierung kann eine solche Übersedation jedoch weitgehend ausgeglichen werden. Nicht das Medikament kumuliert, sondern der Therapeut, wenn er im Zeitintervall eine falsche Dosis gibt (Dettli, 1982).

Wenn über einen begrenzten Zeitraum Schlaf in der Nacht ohne störende Sedation am Tage danach erzielt werden soll, sind *Präparate* mit *mittellanger Wirksamkeit* zu bevorzugen. Auch ein schneller Wirkungseintritt ist im allgemeinen von diesen Präparaten zu fordern. Wird gelegentlich bei Älteren von «hang over»-Effekten am nächsten Tage berichtet, so führt meist eine Dosisreduktion unter Erhaltung der schlafmachenden Wirkung zu deren Verschwinden. So werden mit Dosen von 0,5–1 mg Flunitrazepam (¼–½ Tablette Rohypnol) oder 15 mg Flurazepam (½ Tablette Dalmadorm) solche Nachwirkungen meist nicht mehr beobachtet (Wendt, 1982).

Kurzwirksame Schlafmittel haben zweifelsohne bei akuten, reaktiven oder situativen Schlafstörungen (z. B. Verlust eines Angehörigen, Konfliktsituation, auf der Reise) den Vorteil einer nahezu fehlenden Wirkungskumulation. Midazolam z. B. ist ein weitgehend nachwirkungsfreies «Starthypnotikum». Bei Schlafstörungen von Schichtarbeitern kann ein solcher Effekt z. B. von Vorteil sein. So zeigte Midazolam bei solchen Patienten im Rahmen einer Crossover-Studie einen raschen Wirkungseintritt, einen vermehrten Tiefschlaf, eine verminderte Häufigkeit nächtlichen Erwachens sowie eine ungestörte Leistungsfähigkeit nach fünf Stunden Schlaf. Die Dosis betrug 15 mg Midazolam (1 Tablette Dormicum® 15; Scollo-Lavizzari, 1983). Eine solche Therapie, vor allem im Aktualfall, sollte sich auf wenige Tage beschränken. Berichten über «Rebound-Phänomene» nach Triazolam wird man Beachtung schenken müssen. Die Entwicklung einer Toleranz kann individuell äußerst variabel sein. So haben Untersuchungen gezeigt, daß ein Teil der schlafgestörten Patienten über viele Jahre ohne Dosissteigerung mit Benzodiazepinen eine Besserung der Schlafstörungen erfahren, während ein großer anderer Teil trotz Dosissteigerung – möglicherweise auch gerade wegen dieser – eine immer schwächer werdende Wirkung erleben (Lund/Rüther, 1984). Ein stärkerer «first-liver-pass»-Effekt, d. h., ein größerer Teil des Schlafmittels wird von der Leber rascher metabolisiert, bevor es den großen Kreislauf überhaupt erreicht hat, ist zu beachten.

10.3 Störende Interaktionen der Benzodiazepin-Hypnotika?

Im Vordergrund steht die Wirkungsverstärkung durch Alkohol, durch andere Hypnotika und Narkotika. Einen praxisrelevanten Sonderfall stellt die Wechselwirkung zwischen Diazepam, Chlordiazepoxid, z. B. auch Midazolam und Cimetidin (Tagamet®) dar. So werden die Halbwertzeiten von Diazepam und Chlordiazepoxid durch Cimetidin verlängert, was für Oxazepam und Lorazepam nicht zutrifft. Man wird deshalb die Benzodiazepintherapie überwachen müssen, wenn wegen eines Ulkusleidens Cimetidin als Magensekretionshemmer im Spiele ist. Andere störende Interferenzen sind für diese Wirkstoffklasse kaum bekannt. So kann die Schlafstörung eines Antikoagulantien-Patienten (Marcumar®) störungsfrei beispielsweise mit Diazepam, Flurazepam, Flunitrazepam, Midazolam oder Nitrazepam angegangen werden, was mit einem Barbiturat nicht möglich ist. Eine klinisch-relevate Enzyminduktion ist demnach von Benzodiazepinen kaum zu erwarten, dies gilt wohl auch für Frauen, die die «Pille» nehmen.

10.4   Der alte Mensch und das Schlafmittel?

Das Grundleiden muß kausal behandelt werden, die Kardiomyopathie muß digitalisiert, der Hochdruck gesenkt werden. Dann erst sollte – wenn erforderlich – ein zusätzliches Hypnotikum, wie beispielsweise Flurazepam, versucht werden. Barbiturate gelten als obsolet (WALZL, WALZL-LECHNER, 1991).

Der Einsatz von Benzodiazepin-Hypnotika bei Schlafstörungen im Alter ist etabliert, muß aber kritisch gesehen werden. Sie sind um so zurückhaltender indiziert, je mehr zerebralorganische Vorschäden vorhanden sind (GÜNDEL, LINDEN, 1985).

Bei Ausscheidungsstörungen und Kumulation durch Abnahme der Leberdurchblutung mit sinkender Kapazität der für den Metabolismus von Medikamenten verantwortlichen Enzymen sowie durch eine reduzierte Eliminationsleistung der Nieren können als Folgen moros gereizte Stimmung und Inaktivität mit verminderter Vigilanz auftreten, die das Wachsein am Tage stören und zugleich die Störung des Nachtschlafes unterhalten.

Mit zunehmendem Alter sind also physiologische Veränderungen zu berücksichtigen (z. B. Abnahme von Muskelmasse, Körperwasser, Leber- und Gehirngewicht, Zunahme von Fett), welche die Arzneimittelwirkungen modifizieren können. Eine altersabhängige Elimination konnte am Beispiel Chlordiazepoxid und Diazepam am eingehendsten gezeigt werden. Die Beta-Eliminationshalbwertzeit ist für Diazepam unmittelbar nach der Geburt extrem lang (nahezu 80 Stunden), fällt aber im Laufe des 1. Lebensjahres steil ab (bis auf etwa 15 bis 20 Stunden), wonach sie allmählich wieder zunimmt. Bei älteren Menschen ist die Halbwertzeit durchschnittlich doppelt so lang als bei jungen Erwachsenen (60 bis 70 Stunden). Andererseits ändert sich die Halbwertzeit von Benzodiazepinen, deren Ausgangsmolekül bereits eine Hydroxigruppe enthält, nicht sehr mit dem Alter (Oxazepam, Lorazepam, Temazepam).

Die Dosierung wird man deshalb individuell und meist stark reduziert festsetzen müssen. Die «halbe» Dosis eines solchen Mittels ist meist die beste! Für die klassischen Schlaferzwinger, die Barbiturate, Bromide und Methaqualon, wird im Alter keine Indikation mehr gesehen.

Ein anderes Leiden begegnet uns ebenfalls bei übergewichtigen Männern, die Schlafapnoe. In Rückenlage kommt es zum Zurückfallen der Zunge und so zu einer Unterbrechung der Atmung. Durch Anreicherung des Blutes mit Kohlendioxyd kommt es dann zu einer Weckreaktion; der Patient bewegt sich und atmet weiter. Solche Patienten sind am Morgen schlecht ausgeschlafen und können bei jeder Gelegenheit, auch im Sitzen, wieder einschlafen. Diese Störung ist nicht ungefährlich, da wahrscheinlich so mancher plötzliche Herztod in der Nacht auf eine Schlafapnoe zurückzuführen ist. Neben einer Gewichtsreduktion könnte die einfachste Therapie darin bestehen, einen Tennis- oder Golfball in einen kleinen Stoffsack einzunähen und diesen am Rücken des Pyjamas oder des Nachthemdes zu befestigen. Der Betreffende kann dann nicht auf dem Rücken liegen, da ihm dies weh tut. Er dreht sich zur Seite, und in Seitenlage treten diese Schlafapnoen nicht auf (PÖLDINGER, 1988). Vor allem Männer zwischen dem 40. und 60. Lebensjahr scheinen davon betroffen. Mehr als ein Drittel aller Hypertoniker hat Schlafapnoe. Bei dieser Atmungsstörung handelt es sich nicht lediglich um einen Risikoindikator, sondern definitionsgemäß um einen Risikofaktor für Hypertonie, Herzrhythmusstörungen und Herzinsuffizienz. Die Therapie der Schlafapnoe kann nach einem gestuften Konzept erfolgen: Behandlung der Grunderkrankung, kein Alkohol, keine zentral dämpfenden Medikamente, Gewichtsreduktion; Theophyllin; nasale kontinuierliche Überdruckbeatmung (nCPAP) (PETER et al., 1989). Auch die Gabe eines Benzodiazepin-Hypnotikums sollte in solchen Fällen unterbleiben.

10.5 Das Verträglichkeitsprofil der Schlafmittel

Unerwünschte Arzneimittelwirkungen sind meist aus dem Wirkungsprofil der Präparate ableitbar und sind auch meist Ausdruck einer relativen Überdosierung bei dem einzelnen Patienten. Es ist erwartbar, daß besonders das ZNS i. S. einer Hemmung/ Dämpfung betroffen ist (KOELLA, 1989). So können folgende Symptome zur Beobachtung kommen (meist zu Behandlungsbeginn): Müdigkeit, Schläfrigkeit; Einschränkung der Aufmerksamkeit und der Konzentration. Seltene Nebenwirkungen bestehen in Blutdruckabfall, Störungen der Libido, Ataxie, Obstipation, vermehrte Traumtätigkeit, verwaschene Sprache. Sehr seltene paradoxe Wirkungen äußern sich in Unruhe, Erregtheit, Schlafstörungen, psychomotorische Erregungszustände (meist beim jungen als auch beim alten Patienten).

Stellvertretend für andere Bewertungen der Nebenwirkungen von Schlaf- und Beruhigungsmitteln sei auf eine verdienstvolle Übersicht von Blatter und Mitarb., 1988, an einem Gesamtpatientengut von 17653 kontrollierten Patienten der Jahre 1976–82 an 2 Kliniken in Bern verwiesen. Die Häufigkeit von sicheren/wahrscheinlichen Medikamenten-Nebenwirkungen mit psychischen oder neurologischen Erscheinungen unter Hypnotika sowie Anxiolytika ist mit durchschnittlich 0,14 % gering. In der gleichen Größenordnung liegt mit 0,16 % die Häufigkeit der sicheren/wahrscheinlichen Medikamenten-Nebenwirkungen mit anderen (nicht-psychischen, nicht-neurologischen) Erscheinungen. Für Benzodiazepine allein ergibt sich daraus eine durchschnittliche Häufigkeit für psychische oder neurologische Erscheinungen von 0,13 %

und für solche mit anderen Erscheinungen von nur 0,04 % der Behandlungen. Die entsprechenden Werte für Neuroleptika betragen 0,29 % bzw. 0,62 % (Tab. 30):

Tabelle 30: Häufigkeit der MNW mit psychischen oder neurologischen* bzw. anderen** Erscheinungen (nach Blatter et al. 1988)

Medikament	Anzahl Expositionen	MNW mit psychischen/ neurologischen Erscheinungen		MNW mit anderen Erscheinungen	
		absolut	%	absolut	%
Benzodiazepine					
Bromazepam	1117	3	0,27	0	0,0
Chlordiazepoxid	112	0	0,0	0	0,0
Diazepam	3402	9	0,26	1	0,03
Flunitrazepam	1096	2	0,18	0	0,0
Flurazepam	3580	1	0,03	2	0,06
Lorazepam	195	0	0,0	0	0,0
Nitrazepam	1445	0	0,0	1	0,07
Oxazepam	794	0	0,0	0	0,0
Triazolam	272	1	0,37	1	0,37
Neuroleptika					
Chlorprothixen	209	1	0,48	4	1,91
Fluanison	162	0	0,0	2	1,23
Levomepromazin	485	3	0,62	2	0,41
Promazin	540	0	0,0	3	0,56
Thioridazin	694	2	0,29	2	0,29
Andere Medikamente					
Benzoctamin	540	0	0,0	0	0,0
Chloralhydrat	1677	0	0,0	5	0,30
Clomethiazol	1174	3	0,26	4	0,34
Somnocodal	632	0	0,0	1	0,16
Toquilone comp	2464	5	0,20	5	0,20

* Erregung, Halluzination, Verwirrtheit, Apnoe, Atemdepression, Ataxie, Schwindel
** Arterielle Hypotonie, Erbrechen, Exantheme, Mundtrockenheit, Tachykardie

Deutliche Unterschiede zeigen sich in den seltenen Ereignissen von Atemdepression und Apnoe nach schneller intravenöser Verabreichung von Benzodiazepinen und andererseits in den extrapyramidalen Reaktionen bei Gabe von Neuroleptika. Diese stellen die schwerwiegendsten medikamentös verursachten Symptome dar.

Zusammengefaßt wird man die Risiken der Benzodazepin-Hypnotika vor allem im hang over, in einer Rebound-Insomnia, in Dosissteigerung, dem Risiko einer Abhängigkeit, dem Mißbrauch im Rahmen einer Polytoxikomanie sowie in neurologischen Symptomen sehen dürfen. Spezielle Probleme der Abhängigkeit (S. 72) und der amnestischen Episoden (S. 127) werden in eigenen Kapiteln behandelt.

10.6 Die Therapiedauer mit einem Schlafmittel?

Die Einnahme eines Schlafmittels sollte in jedem Fall von vornherein zeitlich begrenzt sein und im Regelfall 4 Wochen nicht übersteigen (HIPPIUS/RÜTHER, 1982; NEDOPIL/RÜTHER, 1984). Dies ist damit eine Empfehlung, nach der an der Schlafambulanz in München vorgegangen wird (HIPPIUS/RÜTHER, 1982). Ein solcher Zeitraum von 4–6 Wochen wurde auch auf dem VII. Kongreß der Europäischen Gesellschaft für Schlafforschung, Oktober 1984, in München diskutiert. Eine andere Faustregel zitiert RÜTHER, 1982: Wenn ein Patient mehr als 2 Tabletten von einem Präparat nimmt, dann sollte der Arzt außerordentlich vorsichtig wegen einer Abhängigkeits-entwicklung sein. Stets wird man demnach mit möglichst niedriger Dosis beginnen und möglichst frühzeitig auch wieder diese Schlafmittelmedikation absetzen (MATUS-SEK/HIPPIUS, 1984). Damit begegnet man dem Risiko einer Toleranz- und Abhängig-keitsentwicklung.

Bei chronisch Schlafgestörten kann jedoch auch die Gabe eines Benzodiazepins über längere Zeit als Schlafmittel gerechtfertigt sein. So sind Patienten bekannt, die z. B. mit Diazepam 2 mg über Jahre auskommen, sehr gut damit schlafen, ohne daß es in einen Mißbrauch abzuleiten braucht. Die Indikation ist dabei streng zu stellen. Die Behandlung mit Benzodiazepinen sollte nur dann erfolgen, wenn eine Toleran-zentwicklung und eine Dosissteigerung dabei nicht beobachtet werden (RÜTHER, 1986, 1989). Auf der anderen Seite sind jedoch auch Patienten bekannt, die schon nach relativ kurzer Zeit Dosissteigerungen oder Kombinationen verlangen. Dies ist damit eine sehr verantwortungsvolle ärztliche Aufgabe (HIPPIUS, 1982).

Es besteht der Eindruck, das Abhängigkeitsrisiko von Benzodiazepin-Schlaf-mitteln geringer einzustufen als das der primär anxiolytisch wirksamen Tranquilizer (PLATZ, 1984). Nach Meinung der Experten werden Benzodiazepine primär nicht zu häufig, sondern manchen Patienten einfach zu lange Zeit gegeben.

Mit Nachdruck wird heute gefordert, ein abruptes Absetzen von Benzodiazepi-nen nach längerdauernder Anwendung in jedem Falle zu vermeiden; empfohlen wird beispielsweise die Dosis um ¼ pro Woche zu vermindern und sich so auszuschleichen. Ein solches Vorgehen trägt den biochemischen Mechanismen der Benzodiazepine an ihrem Rezeptor Rechnung. Wird das Benzodiazepin plötzlich abgesetzt, könnte die GABAerge Aktivität zunächst zu schwach sein, um den Verlust an Hemmung zu kompensieren. Eine Übererregung (Rebound) wäre die Folge, die nach extremer Dosierung und Behandlungsdauer auch als Entzugsreaktion erfahren werden könnte (MÖHLER, 1982).

Wie von Harrer wiederholt darauf hingewiesen wurde, sollten niedrig dosierte Benzodiazepine, auch als Schlafmittel, höchstens 2 bis maximal 3 Monate gegeben werden. Auch sollte man daran denken, daß in nicht wenigen Fällen das Medikament oft schon vom «Nachtkästchen» aus wirkt. Die humane Begleitung eines alten Menschen, der schon jahrelang unter einer solchen Dauertherapie steht, wird andererseits die Weiterbehandlung in kleinen, aber kontrollierbaren Dosen zulassen, ohne befürchten zu müssen, irgendwelche Organschäden in Kauf zu nehmen (HARRER, 1987). Die Wegnahme des Benzodiazepins würde sonst in einem solchen Fall eine deutliche Minderung der Lebensqualität im höheren Lebensalter bewirken. Man sollte also in solchen Altersfällen von der pragmatischen Limitationsforderung abweichen und das Medikament niedrig dosiert unter Kontrolle weitergeben. Es ist jedoch unbedingt darüber zu wachen, daß Menschen im jüngeren und mittleren Lebensalter nicht zu Dauerkonsumenten von Schlafmitteln werden (BLAHA, 1987).

Eine sinnvolle Anwendung der Benzodiazepine als Hypnotika sollte in jedem Falle nach den «fünf **K**» erfolgen:

– **K**lare Indikation
– **K**leine Dosis

– **K**urze Anwendung
– **K**einesfalls abruptes Absetzen nach Langzeitmedikation
– **K**eine Rezeptur bei Alkoholikern, Polytoxikomanen, Drogenabhängigen

10.7 Amnesie?

Im Umfeld einer Behandlung mit Benzodiazepinen ist auch die Beobachtung amnestischer Episoden, was physiologischerweise bereits im Nachtschlaf als auch bei geeigneter Versuchsanordnung mit anderen sedierenden Wirkstoffen gesehen werden kann, dosisabhängig in Einzelfällen zu registrieren. Wenn von solchen Episoden unter Benzodiazepinen die Rede ist, so handelt es sich im allgemeinen um eine anterograde Amnesie. Retrograde Amnesien sind bisher unter den Wirkstoffen dieser Substanzklasse so gut wie nicht beobachtet worden.

Dieses Phänomen ist für alle Benzodiazepine, die als Schlafmittel benutzt werden, aus der Literatur bekannt (Triazolam, Lorazepam, Flunitrazepam, Temazepam, Oxazepam, Midazolam).

Neben dem Begriff der amnestischen Episoden, der anterograden Amnesie, der Dämmerzustände wurde neuerdings auch der umgangssprachliche Begriff des «Frigidaire-Syndroms» verwendet, da in einigen Fällen der nächtliche Gang zum Kühlschrank das auffallendste Merkmal war.

Es kann davon ausgegangen werden, daß diese Effekte dosis- und plasmakonzentrationsabhängig sind. So ist bei den hohen erreichten Plasmakonzentrationen, wie sie nach parenteraler Applikation in der Anästhesiologie auftreten, neben einer starken Sedation die Amnesie ein erwünschter Haupteffekt.

Aus dem Experiment weiß man, daß eine Provokation erforderlich ist, um solche Episoden zu erzeugen. Der Schläfer muß demnach unter der Wirkung eines Schlafmittels entweder am Einschlafen gehindert oder in den ersten Stunden des medikamentös induzierten Schlafes geweckt werden. Nach Amrein, 1978, zeigt die amnestische Wirkung eines Benzodiazepins eine Dosisabhängigkeit. Die Blutspiegel, beispielsweise von Flunitrazepam, müssen höher als 15 ng/ml liegen. Für derartige Ereignisse während evtl. Wachphasen kann auch nach Midazolam (DUNDEE, 1980, SCHNEIDER-HELMERT, 1985) sowie Triazolam (GRIFFITHS et al., 1985, POITRAS, 1980, SCHADER/GREENBLATT, 1983) innerhalb von 2–3 Stunden nach der Einnahme Amnesie auftreten. Dieses Phänomen ist also dosisabhängig. So sollte beispielsweise die Dosis von Midazolam bei oraler Gabe auf 7,5 mg (1 Tablette) beschränkt bleiben. Diese Besonderheit der kurzwirksamen Benzodiazepin-Hypnotika sollte in jedem Falle dem rezeptierenden Arzt bekannt sein (PÖLDINGER, 1988). Ein typisches Beispiel einer solchen anterograden Amnesie hat Pöldinger wiederholt schon vorgetragen: Ein 36jähriger Buchhalter kommt abends nach einer Besprechung spät nach Hause und befürchtet, nicht einschlafen zu können. Er bittet seine Frau um eine Schlaftablette. Sie gibt ihm ein Benzodiazepin-Hypnotikum mit kurzer Wirkungsdauer, welches sie wegen einer Depression als Schlafmittel verordnet bekommen hatte. Einige Minuten nach Einnahme des Mittels schläft der Mann ein, die Frau erwacht 1 Stunde später und bemerkt, daß der Mann aufgestanden ist und sich angezogen hat. Als sie ihn fragt, was er tue, antwortete er ihr auf englisch, daß er jetzt zu einer wichtigen Sitzung ins Büro gehen müsse. Er läßt sich nur schwer dazu überreden, sich wieder auszuziehen und ins Bett zu legen. Als die Frau am nächsten Morgen beim Frühstück diesen Vorfall als kurioses Erlebnis erzählt, wird der Buchhalter wütend und erklärt, er lasse sich doch auch von seiner Frau nicht zu einem Verrückten stempeln. Er konnte sich überhaupt nicht mehr an den Vorfall erinnern (PÖLDINGER, 1988). Für die Praxis bedeutet dies, daß man vor allem bei der Gabe von kurzwirksamen Benzodiazepinen den Patienten dahingehend aufklären muß, daß er nach Einnahme solcher Mittel *unmittelbar* das Bett aufsucht. Eine anterograde Amnesie kann andererseits medizinisch durchaus erwünscht sein, z. B. in der Anästhesiologie im Rahmen der Prämedikation beispielsweise im Kindesalter oder auch im Rahmen endoskopischer Maßnahmen. So kann dieser Effekt, im Rahmen stationärer Bedingungen, durchaus zu einer «Humanisierung» des Krankenhauses aus der Sicht sowohl des kleinen wie des erwachsenen Patienten beitragen.

10.8 Kanzerogenität, Teratogenität?

Der ursprünglich von Horrobin, 1979 ausgesprochene Verdacht, daß beispielsweise Diazepam bei experimentellen Tumoren eine tumorwachstumsfördernde Wirkung hat, konnte später nicht bestätigt werden (ROE, 1981). Andererseits waren es Guaitani und Mitarb., die 1979 berichtet hatten, daß Oxazepam keinen signifikanten Einfluß auf das Tumorwachstum habe.

Die ausgedehnten Prüfungen sowohl vor der Einführung (1963) als auch im Rahmen der weltweiten Erprobung bis heute ergeben keine Hinweise auf einen Zusammenhang zwischen der Medikation von Diazepam und dem Auftreten einer Krebserkrankung (keine mutagene Wirkungen, keine Chromosomenänderungen, keine Änderung des Prolaktinspiegels).

Epidemiologische Untersuchungen stützen ebenfalls nicht den von Horrobin ausgesprochenen Verdacht.

Auch eine am amerikanischen National Cancer Institute (KLEINERMANN et al., 1981) abgeschlossene Langzeitstudie, in die 280 000 (!) Patienten einbezogen waren, widerspricht Horrobin. Die Prüfer betonen, daß keine Hinweise auf eine Korrelation zwischen der Einnahme von Valium und einem erhöhten Brustkrebs-Risiko gefunden werden konnten, auch nicht unter Einbeziehung altersspezifischer Kontrollen.

Ursprüngliche Vermutungen zwischen der Einnahme von Chlordiazepoxid oder auch Meprobamat und angeborenen Mißbildungen konnten später nicht bestätigt werden (HARTZ, 1975). Auch nach Untersuchungen von Rosenberg und Mitarb. ist zu entnehmen, daß Diazepam das Risiko von Spaltlippe mit oder ohne Gaumenspalte oder Gaumenspalte allein nicht erhöht (1983).

Für die klassischen Mittel Barbiturate, auch Hydroxycin, Glutethimid oder Methaqualon gibt es keine Befunde, die auf eine Teratogenität schließen lassen (SCHARDEIN, 1976). 1973 sprach Stamm davon: «... Die übrigen Schlafmittel ... sind heute so gut durchgetestet, daß eine embryotoxische Wirkung mit großer Wahrscheinlichkeit negiert werden kann».

10.9 Alternativen zu Benzodiazepin-Schlafmitteln?

Hier wären sedierende Antihistaminika (Promethazin), sedierende Antidepressiva (Amitriptylin, Doxepin) sowie dämpfende Neuroleptika (Levomepromazin, Thioridazin) zu nennen. Diese Wirkstoffe sind jedoch nicht frei von unerwünschten Wirkungen, beeinflussen z. T. recht stark die Schlafarchitektur und zeigen bei chronischer Einnahme einen Wirkungsverlust. Bei Patienten, bei denen eine Abhängigkeitsgefahr vermutet werden kann, sind sie jedoch zu erwägen. Hinreichende Erfahrungen bei chronischen Schlafstörungen sind jedoch nicht bekannt, so daß sie als einzig verwendbare Schlafmittel (BINDER, KORNHUBER, WAIBLINGER, 1984) für die Praxis kaum empfohlen werden sollten. Vor allem bei der Gabe von Neuroleptika in niedriger Dosierung bzw. von den sog. niederpotenten Neuroleptika ist die nicht zu verharmlosende Gefahr einer Spätdyskinesie zu berücksichtigen (LUND/RÜTHER, 1984).

Dies ist auch der Tenor einer Stellungnahme der AGNP 1984, die den «Ersatz» von Benzodiazepin-Verschreibungen durch hochpotente Neuroleptika in niedriger Dosierung bislang nicht befürworten kann (MÜLLER-OERLINGHAUSEN, 1984).

Nicht unerwähnt sei die Aminosäure L-Tryptophan, ein natürlicher Vorläufer des an der Schlaf-Wach-Regulation beteiligten Serotonins. Die «Serotonin-Hypothese» postuliert einen Zusammenhang zwischen einem Defizit dieses Neurotransmitters in bestimmten ZNS-Arealen und Schlafstörungen bzw. Depressionen. Hinsichtlich der Schlafeffekte von L-Tryptophan bei Mensch und Tier sowie zur Rolle serotonerger Mechanismen im Rahmen der Organisation und Regulierung des Schlafes sei auf die zusammenfassenden Darstellungen von Koella (1984, 1985) verwiesen. Diese essentielle Aminosäure wird nur zu einem geringen Teil (2–3 %) zu Serotonin umgebaut. Die Diskussion über die klinische Relevanz für bestimmte Patientengruppen wird noch immer geführt. Bei chronischen Insomnien kann eine Langzeittherapie über Monate bis zu 1–2 Jahre in entsprechender Dosierung eine Alternative sein, sofern eine kontrollierte Führung des Patienten gewährleistet ist (z. B. in einer Schlafambulanz). Ein Soforteffekt kann nicht erwartet werden, vielleicht führt eine solche Basisbehandlung zur Korrektur gestörter Regulationen, die damit auch die Beseitigung einer persistierenden Insomnie bewirken können (SCHNEIDER-HELMERT, 1982).

Ende 1989 wurde nun aus den USA gemeldet, daß Personen, die durch Produkte zur Nahrungsergänzung erheblich über dem Bedarf liegende Mengen von L-Tryptophan eingenommen hatten, ein sog. EMS (**E**osinophilie-**M**yalgie-**S**yndrom) entwickelt haben. Dieses Syndrom ist durch generalisierte Muskel- und Gelenkschmerzen sowie eine starke Vermehrung eosinophiler Granulozyten gekennzeichnet. Zusätzlich werden häufig auch Fieber, Schwellungen der Extremitäten und Hautreaktionen, gelegentlich auch Atemnot beobachtet. Inzwischen liegen auch aus der BRD Fallberichte vor, nach denen nach peroraler Anwendung L-Tryptophanhaltiger Arzneimittel ein solches Syndrom aufgetreten ist. Zur Behandlung von Depressionen als auch von Einschlafstörungen wurden Tagesdosen von 1 g und mehr eingesetzt (z. B. SIEB u. Mit., 1991). Als essentielle Aminosäure wird dieser Stoff normalerweise in einer Menge von etwa 250 mg mit der täglichen Nahrung als

Bestandteil zahlreicher Proteine aufgenommen. Nachdem ein ursächlicher Zusammenhang z. Zt. noch immer eingehend diskutiert wird, z. T. auch widersprüchlich, hat das Bundesgesundheitsamt zunächst ein befristetes Ruhen der Zulassung für solche oral einzunehmenden Präparate bis zum 30.6.1990 angeordnet. Man ging zunächst davon aus, daß zur Klärung dieser vermuteten Zusammenhänge eine Frist von 6 Monaten ausreichend ist (Pharmazeutische Zeitung 135: Nr. 1, S. 7 und Nr. 12, S. 7, 1990). Zum Zeitpunkt der Drucklegung dieser Auflage ist von seiten des BGA noch keine Entscheidung gefallen (Dezember 92).

Seit 1976 ist außerdem als «Schlafstoff» das DSIP (Delta-Sleep-Inducing-Peptide) in der Diskussion. Die durchgeführte klinische Prüfung an wenigen Zentren sollte das Indikationsgebiet der wirklich schweren Schlafstörungen abklären. Entgegen den Erwartungen aus dem Tierexperiment haben die bisherigen Erfahrungen der klinischen Studien am schlafgestörten Patienten zu keinen überzeugenden Resultaten geführt.

Wie die klinische Psychiatrie wiederholt darauf hingewiesen hat, fällt der medikamentösen Therapie von Schlafstörungen (Hyposomnien) unter besonderer Einbeziehung der Benzodiazepine ein wissenschaftlich gerechtfertigter Stellenwert im Gesamtbehandlungsplan der Schlafstörungen zu (LUND/RÜTHER, 1984). Andererseits wird man aus der Fülle der Erfahrungen auch ableiten müssen, daß es *den* Umgang oder *das* Therapiekonzept für den Schlafgestörten – eng gefaßt – nicht gibt. Jeder Patient bringt neue Probleme der Vorgehensweise mit sich (LUND/HOFF, 1984). Trotzdem sei der Versuch unternommen, ein Stufen-Schema anzubieten, das dem Therapeuten im Umgang mit seinem schlafgestörten Patienten vielleicht eine gedankliche Hilfe sein kann (Tabelle 50, Seite 160).

10.10 Der Patient und sein Schlafmittel?

Anläßlich einer aktuellen Standortbestimmung im Rahmen eines Symposions in Göttingen 1990 hat Rüther das Auditorium verblüfft mit seinem Statement, nicht der Arzt, sondern der Patient hat die Wahl des richtigen Benzodiazepins bzw. Schlafmittels zu treffen. Seine Antwort: Dies ist so zu verstehen, daß wir zwar wissenschaftliche Vorstellungen als Ärzte davon haben, welcher Patient evtl. mit einem bestimmten Präparat besser zurechtkommt. Was ich aber dem niedergelassenen Arzt als Botschaft mitgeben wollte, ist die Empfehlung, sich vom Patienten selbst berichten zu lassen, wie er geschlafen hat und wie er sich am Tage danach fühlt. Wenn ein Patient ein Benzodiazepin einnimmt und er fühlt sich am Tage immer noch nicht gut, dann ist es kontraindiziert, ihm ein Benzodiazepin zu verordnen. Wenn er ein Benzodiazepin einnimmt und nachts gut schläft und berichtet, daß er am Tage eine Erleichterung hat, dann hat er sein ideales Mittel gefunden.

Dieses Expertengespräch machte auch deutlich, welches die unumstrittenen Indikationsgebiete der Benzodiazepine darstellen. Die erste Indikation ist immer die Angst, die sich in verschiedenen Symptomen äußert, wie körperliche Sensationen, Schmerzprobleme, depressive Reaktionen und Schlafstörungen. Schlafstörungen und Angst hängen sehr eng zusammen, beides sind Indikationen, die der Arzt heute relativ gesichert nach Ausschluß anderer Erkrankungen mit Benzodiazepinen behandeln sollte (RÜTHER, 1990).

11. Schlafmittel und Überdosierung

Alle sechs Minuten versucht in Deutschland ein Mensch seinem Leben ein Ende zu setzen. Im Schnitt rechnet man mit etwa 80 000 Vergiftungen und rund 15 000 Todesfällen im Jahr. 50% der suizidalen Vergiftungen betreffen die Altersgruppen zwischen dem 15. und dem 30. Lebensjahr, das weibliche Geschlecht überwiegt (60–75%).

Die Weltsuizidquote liegt bei mehr als 1000 pro Tag. An der Spitze der mißbrauchten Mittel zum Suizid und Suizidversuch stehen nach wie vor die Hypnotika und Sedativa. Deshalb ist bei plötzlicher und unerwarteter Symptomatik stets an eine Intoxikation zu denken!

Der Zustand eines Patienten mit einer Schlafmittelintoxikation kann bedrohlich sein, wenn neben Koma zusätzlich eine Atemdepression und eine Hypotonie (systolischer Blutdruck unter 90 mm Hg) vorliegen. Liegt eine Vergiftung mit einem Kombinationspräparat vor, so kann das klinische Bild der Schlafmittelintoxikation sehr vielfältig sein. Daher sollte man in jedem Falle folgende Punkte beachten (BARTELS, 1975):

1. eine Schlafmittelvergiftung nicht bagatellisieren;
2. eine geringe Symptomatik kann durchaus einen schweren Verlauf maskieren;
3. Schock und Lungenödem sind frühzeitig möglich;
4. therapeutische Dosen können zusammen mit Alkohol potentiell gefährlich sein.

Die Wirkstoffklassen der verschiedenen Schlafmittel können durchaus charakteristische Vergiftungsbilder provozieren.

11.1 Barbiturate

Langwirkende Derivate (wie Barbital, Phenobarbital): potentiell tödliche Blutspiegel ab 60–80 mg/Liter; tödliche Dosis: 4–8 g.

Mittellangwirkende Derivate: potentiell tödliche Blutspiegel ab 20–25 mg/Liter.

Kurz wirksame Derivate: potentiell tödliche Blutspiegel ab 15–20 mg/Liter.

Intoxikationssymptome: Es können vier Schweregrade der Bewußtseineinschränkung vorliegen:

1. dösig, Reaktion auf Anruf;
2. bewußtlos, Reaktion auf Schmerzreiz, intakte Reflexe;
3. bewußtlos, Reaktion auf sehr starke Schmerzreize, Reflexe abgeschwächt oder fehlen teilweise;

4. komatös ohne jede Reaktion, Depression von Atmung und Kreislauf, gelegentliche Blasenbildung im Bereich roter Hautflecken kann Leitsymptom sein.

Risiken: Aspiration infolge fehlender Würge- und Schluckreflexe, Ateminsuffizienz infolge Bronchialschleimretention und zentraler Atemlähmung, toxisches Lungenödem und Hypothermie.

11.2 Bromureide

Intoxikationssymptome: nach hohen Dosen Entwicklung eines Schocklungensyndroms mit Mikrothrombosierung der Lungenkapillaren; petechiale Blutungen infolge Verbrauchskoagulopathie und Koma möglich, Schock, Atemlähmung.

Potentiell tödliche Dosis ab 15–20 g

11.3 Glutethimid

Intoxikationssymptome: Bewußtseinstrübung oder Bewußtlosigkeit, häufig entrundete Pupillen, Hautrötung, Fieber, Erregungszustände, plötzliche Apnoe-Attacken, Hypotonie, Krämpfe.

Risiken können sich aus einem toxischen Herzversagen und aus einem toxischen Lungenödem ergeben.

Potentiell tödliche Dosis ab 10–20 g

11.4 Chloralhydrat

Intoxikationssymptome: Bewußtlosigkeit, Hypotonie, Atemdepression.

Potentiell tödliche Dosis ab 10 g

11.5 Methaqualon

Intoxikationssymptome: Bewußtseinstrübung oder Bewußtlosigkeit, bei leichter Vergiftung häufig Rötung von Gesichts- und Körperhaut. Spontanerbrechen, gesteigerte Speichelsekretion, Hypermotorik, Krämpfe.

Als *Gefahren* drohen eine Aspiration infolge Spontanerbrechen, ein tonischer Krampfanfall mit Herzversagen (BARTELS).

Potentiell tödliche Dosis ab 8–10 g

11.6 Meprobamat

Solche Intoxikationen sind riskant, Todesfälle beschrieben. Die Intoxikationssymptome reichen von Muskelrelaxation, Hypotension, Schwindel, verwaschene Sprache bis zum Koma, Atemdepression, Schock, Lungenödem und Herzversagen. Bereits eine Dosis von 12 g war schon letal (HARVEY, 1980).

Potentiell tödliche Dosis ab 40 g

11.7 Benzodiazepinderivate

Die Angabe einer potentiell tödlichen Dosis ist nicht möglich. Dosen von beispielsweise 1000 mg Nitrazepam (200 Tabletten Mogadan), 2400 mg Flurazepam (80 Tabletten Dalmadorm), 280 mg Flunitrazepam (140 Tabletten Rohypnol) oder 2000 mg Diazepam (200 Tabletten Valium 10 Roche) sind bei Monointoxikation unter entsprechender Therapie überlebt worden.

Hollister wies schon 1978 darauf hin, daß es wahrscheinlich unmöglich ist, mit Benzodiazepinen allein einen Suizid zu verüben. Bei den berichteten Todesfällen waren fast immer noch andere Wirkstoffe und Präparate involviert (PÖLDINGER/WIDER, 1985).

Intoxikationssymptome: Benommenheit, Müdigkeit, ataktische Erscheinungen, Sehstörungen, bei höheren Dosen Tiefschlaf bis zur Bewußtlosigkeit, Atemdepression, Kreislaufkollaps.

11.8 Zur Klinik der Überdosierung

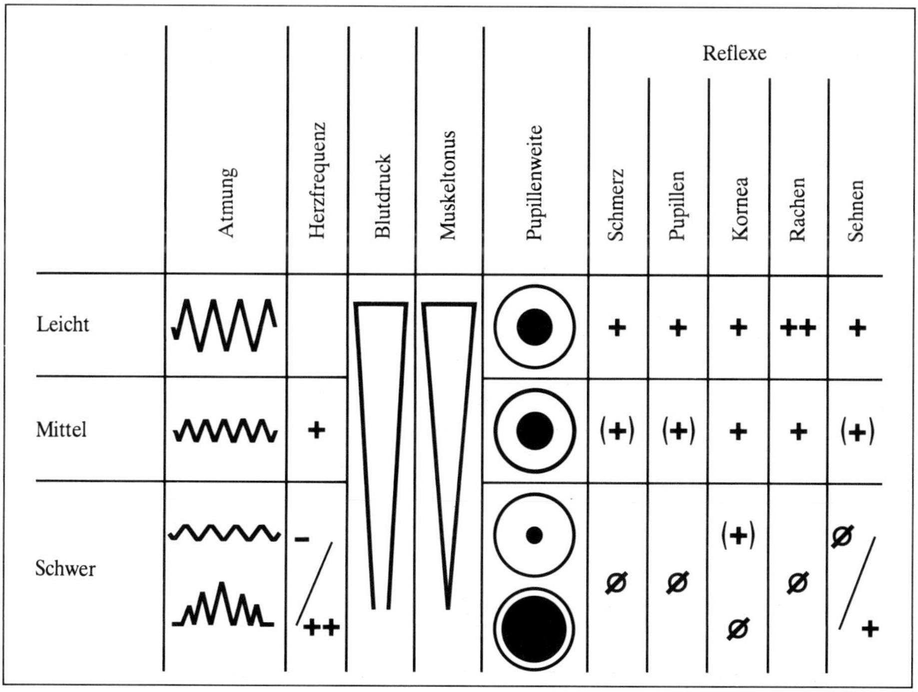

	Atmung	Herzfrequenz	Blutdruck	Muskeltonus	Pupillenweite	Reflexe Schmerz	Reflexe Pupillen	Reflexe Kornea	Reflexe Rachen	Reflexe Sehnen
Leicht	∿∿∿				●	+	+	+	++	+
Mittel	∿∿∿	+			●	(+)	(+)	+	+	(+)
Schwer	∿∿ / ∿∿∿	– / ++			● / ●	∅	∅	(+) / ∅	∅	∅ / +

Abbildung 50. Die «Klinik» der Schlafmittelvergiftung.

Ausschlaggebend für den Ausgang einer Intoxikation ist meist nicht die verabreichte Dosis eines Arzneimittels beziehungsweise eines Schlafmittels, viel entscheidender ist der zeitliche Abstand zwischen der Aufnahme dieser Überdosis und dem Einsetzen wirksamer Maßnahmen zur Reanimation. Andererseits kann die therapeutische Breite – die Spanne zwischen therapeutischer und toxischer Dosis – für viele Mittel und psychotrop wirksame Pharmaka groß sein. Letztlich bestimmt jedoch die toxische Gesamtsituation, die durch exogene und endogene Faktoren geprägt wird, ganz entscheidend die Überlebenschancen des Patienten. Die Einengung der therapeutischen Breite und damit die Zunahme der Toxizizät durch Umwelt- und andere Faktoren, die bei einer Intoxikation das Vergiftungsbild komplizierend beeinflussen, läßt sich im Sinne eines *Sanduhr-Phänomens* verständlich darstellen (Wandrey und Leutner, Abbildung 51).

So kann eine Häufung schädigender zusätzlicher Noxen und ungünstiger Bedingungen den Tod bedeuten. Die Wiederbelebung aus dem Zustand der Vita reducta bleibt damit eine der vordringlichsten ärztlichen Aufgaben.

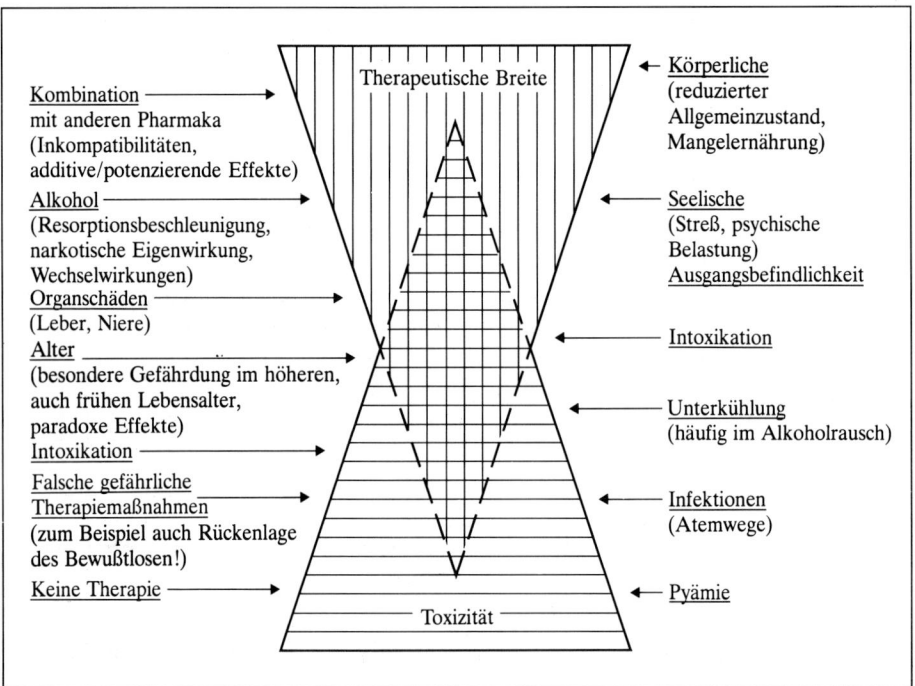

Abbildung 51. Das «Sanduhr-Phänomen» (nach Wandrey und Leutner, 1967).

11.9 Zur Therapie der Schlafmittelvergiftung

Zur Vermeidung typischer Fehler, wie der Unterlassung der Magenspülung, ist von seiten erfahrener Toxikologen (Clarmann von Clarenau) wiederholt der Versuch unternommen worden, *Leitsätze* für die Erstbehandlung der akuten Schlafmittelvergiftung durch den praktizierenden Arzt zu erarbeiten (Tabelle 31).

Tabelle 31. Die Leitsätze bei akuter Schlafmittelvergiftung (nach CLARMANN VON CLARENAU)

1. Klinikbehandlung, aber Transport erst nach Vorbereitung.
2. Atemwege durch Seitenlagerung oder endotracheale Intubation freihalten.
3. Beatmung, falls Atemvolumen unzureichend.
4. Atropinprophylaxe vagalreflektorischer Zwischenfälle.
5. Intravenöse Infusion gegen hypovolämischen Schock.
6. Magenspülung gründlich, aber erst in der Klinik.
7. Analeptika nur bei fehlenden Reflexen und weiterer ärztlicher Überwachung des Patienten.
8. Prokura für den bewußtlosen Patienten bis zur Übergabe an den Kliniker.
9. Überwachung des Patienten nur durch geschultes Personal.
10. Psychiatrische Betreuung nach dem Erwachen.

Cave in jedem Falle: Rückenlage des Vergifteten (Aspirationsgefahr!), dafür: stabile Seitenlage (NATO-Lage).

Acht Fragen, schriftlich fixieren:

7 kriminalistische W: Wer? – Wann? – Was? – Wieviel? – Warum? – Wie? – Wo?

1 Frage: Hat der Vergiftete erbrochen?
   Asservieren – Packungen, Erbrochenes, Urin.
   Informieren – Klinik.

  Die eigentliche Therapie hat dabei stufengerecht zu erfolgen. Dazu verweisen wir auf die wichtige Tabelle «Stufengerechte Therapie der Schlafmittelvergiftung» von M. Clarmann von Clarenau aus dem *Lehrbuch der Inneren Medizin* (Ed. R. GROSS, P. SCHÖLMERICH. Stuttgart: SCHATTAUER, 1982, 6. Aufl., S. 1273).
  Eine Kurzübersicht der Akut-Therapie der Schlafmittelvergiftung wurde auch auf dem FU-Workshop «Der Drogennotfall», Berlin 1980, erarbeitet (Tabelle 32):

Tabelle 32. Akut-Therapie von Schlafmittelintoxikationen (nach: Der Drogennotfall – FU-Workshop, 1980)

Hypnotika Wirkstoff	Symptome	Komplikationen	Therapie
unter anderem 1. Barbiturate 2. Bromureide 3. Pentenamid	Bewußtseinsstörungen Somnolenz → Koma	Durch Fehlen der Schutzreflexe	Am Ort: Atemwege frei-machen/-halten
	Eigen- und Fremdre-flexe abgeschwächt → Areflexie	Aspiration	Für Transport: Lagerung in stabiler Seitenlage
		Irreversible zerebrale	
	Wechselnde Reaktion der Pupillen bis weit, lichtstarr, u. U. entrundet	Schädigung durch Sauerstoffmangel Atemlähmung	Klinik: 1. Verhinderung der Gift-resorption a. Magenspülung mit physiol. Kochsalzlösung (nach
	Anisokorie möglich!	Kreislaufdepression → Kreislaufstillstand	erster ausgiebiger Spülung wiederholte Spülungen)

135

Wirkstoff	Symptome	Komplikationen	Therapie
	Abfall des Blutdrucks		b. forc. Diarrhoe (falls keine Darmparalyse vorliegt)
	Tachy→ Bardykardie		
	Normo- → Hypothermie		2. Steigerung der Giftelimination a) forc. Diurese (höhere
4. Methaqualon	wechselnde neurologische Symptome; gesteigerter Muskeltonus DD: Schädel-Hirn-Trauma Hypoglykämischer Schock	Krämpfe	Harnvolumina durch Flüssigkeitszufuhr, nicht allein durch Diuretikagaben erzielen!) b) falls indiziert: Hämodialyse, Hämoperfusion über Aktivkohle oder Amberlite XAD_4
5. Diphenhydramin	psychotische Reaktionen möglich		3. Überwachung der Vitalfunktionen – frühzeitiger Einsatz der Beatmung mit positivendexspiratorischem Druck (PEEP) zur Vermeidung der Schocklunge
			4. symptomatische Therapie, z. B. Glycoside, Antibiotika

11.10 Schlafmittelvergiftung: Wer informiert?

Verzeichnis von Informations- und Behandlungszentren für Vergiftungen in der Bundesrepublik Deutschland (Stand: August 1993)

BERLIN
Beratungsstelle für Vergiftungserscheinungen und Embryonaltoxikologie
Pulsstr. 3–7, 14059 Berlin
Tel.: (030) 3023022, Fax: (030) 3430 7021

Universitätsklinikum Rudolf Virchow
Standort Charlottenburg
Reanimationszentrum
Spandauer Damm 130, 14050 Berlin
Tel.: (030) 3035, 3466, 2215, 3436, Fax: (030) 2056

Toxikologischer Auskunftsdienst
Große Seestraße 4, 13086 Berlin-Weißensee
Tel.: (030) 9669418, 9653353

BONN
Informationszentrale gegen Vergiftungen
Zentrum für Kinderheilkunde
der Rheinischen Friedrich-Wilhelms-Universität Bonn
Adenauerallee 119, 53113 Bonn
Tel.: (0228) 287-3211, 3333, Fax: (0228) 287-3314

BRAUNSCHWEIG
Medizinische Klinik II des Städtischen Klinikums
Salzdahlumer Str. 90, 38126 Braunschweig
Tel.: (0531) 595-0 oder -2233

BREMEN
Kliniken der Freien Hansestadt Bremen,
Zentralkrankenhaus St.-Jürgen-Straße,
Klinikum für innere Medizin – Intensivstation –
St.-Jürgen-Straße, 28205 Bremen
Tel.: (0421) 497-5268, 3688

FREIBURG
Universitäts-Kinderklinik, Freiburg
Informationszentrale für Vergiftungen
Mathildenstr. 1, 79106 Freiburg
Tel.: (0761) 270-4361, 4305
Fax: (0761) 2704481

GÖTTINGEN
Georg-August-Universität Göttingen
Kinderklinik und Poliklinik
Robert-Koch-Straße 40, 37075 Göttingen
Tel.: (0551) 396239 (diensth. Arzt),
Zentrale: 396210

HAMBURG
Giftinformationszentrale Hamburg
I. Medizinische Abteilung des Krankenhauses Barmbeck
Rübenkamp 148, 22291 Hamburg
Tel.: (040) 6385-3345, 3346

HOMBURG/SAAR
Universitätskliniken
Klinik für Kinder- und Jugendmedizin
66421 Homburg/Saar
Tel.: (06841) 162257, 162846, Zentrale: 160

KIEL
Zentralstelle zur Beratung bei Vergiftungsfällen
I. Medizinische Universitätsklinik
Schittenhelmstr. 12, 24105 Kiel
Tel.: (0431) 5974268, Fax: (0431) 5971302

KOBLENZ
Städtisches Krankenhaus, Kemperhof, Koblenz
I. Medizinische Klinik
Koblenzer Straße 115, 56073 Koblenz
Tel.: (0261) 4992111,
Fernschreiber Berufsfeuerwehr: 862414,
Telex Berufsfeuerwehr: (0261) 44650

LUDWIGSHAFEN
Klinikum der Stadt Ludwigshafen
Medizinische Klinik C
Gastroenterologie und Hepatologie
Bremserstr. 79, 67063 Ludwigshafen am Rhein
Tel.: (0621) 503431, Fax: (0621) 5032002

MAINZ
Beratungsstelle bei Vergiftungen
II. Medizinische Klinik und Poliklinik der Universität
Langenbeckstraße 1, 55131 Mainz
Tel.: (06131) 232-466, 467, Fax: (06131) 176605

MÜNCHEN
Giftnotruf München
Toxikologische Abteilung der II. Medizinischen Klinik rechts der Isar der Technischen Universität München
Ismaninger Str. 22, 81675 München
Tel.: (089) 4140-2211, 2240, Fax: (089) 41402467

NÜRNBERG
II. Medizinische Klinik des Städtischen Klinikums
Toxikologische Intensivstation
Flurstr. 17, 90419 Nürnberg
Tel.: (0911) 3982451, Fax: (0911) 3982999

PAPENBURG
Marienhospital, Pädiatrische Abteilung
Hauptkanal rechts 75, 26871 Papenburg
Tel.: (04961) 830

ZÜRICH/Schweiz
Schweizerisches Toxikologisches Informationszentrum
Notfalldienst
Klosbachstraße 107, CH-8030 Zürich
Tel. (00411) 2515151 (bei Anrufen aus Deutschland)

Bei Überdosierung mit Roche-Präparaten erteilt außerdem Auskünfte:
Hoffmann-La Roche AG
Abt. Med. Affairs/Arzneimittelsicherheit
79630 Grenzach-Wyhlen
Tel. (07624) 14-2859 oder 2423

Nach Angaben der Dokumentations- und Informationszentrale im Bundesgesundheitsamt Berlin (1993)

12. Zur Analytik der Schlafmittel

In Anbetracht der klinischen Bedeutung der Benzodiazepine stellen sich immer häufiger die Fragen nach der Möglichkeit des analytischen Nachweises einer Medikamenteneinnahme. Diese Notwendigkeit ergibt sich entweder im Falle einer Mischintoxikation oder aber als Kontrolle bei Polytoxikomanen. Es sind daher seit Jahren Methoden erarbeitet und mitgeteilt worden, die sich bei der Suche nach den Wirkstoffen und ihrer Metaboliten in Harn, Blut, Mageninhalt und anderen Asservaten eignen. Je nach Empfindlichkeit des Verfahrens können solche Methoden nicht nur bei akuten Intoxikationen, sondern auch zur Suchtüberwachung eingesetzt werden. Meist ist ein Nachweis innerhalb der ersten Stunde und noch einige Tage nach der Einnahme möglich. Der Zeitbedarf für eine derartige Analyse kann beispielsweise etwa 2,5 Stunden oder auch in einer Notfallvariante ca. 1,5 Stunden betragen (SCHÜTZ, 1986).

12.1 Analytische Methoden

Überblickt man das Schrifttum zu diesem Stichwort, so finden sich zahlreiche Hinweise auf mindestens 7 Nachweismethoden: Papierchromatographie, Spektrophotometrie, Infrarotspektrographie, Dünnschichtchromatographie, polarographische Methode, Gaschromatographie und Hochdruckflüssigkeitschromatographie (HPLC). Einen besonderen Stellenwert hat inzwischen die dünnschicht- und gaschromatographische Trennung der Benzodiazepinderivate erlangt.

Als weiteres Screening-Verfahren steht heute das EMIT®-st System (Enzyme-Multiplied-Immunoassay-Technique-single-test) bzw. ein Radioimmunoassay (Abu-screen® Roche) zur Verfügung. Hinsichtlich der Analysendauer zeigt das Emit-st System Vorteile gegenüber dem dünnschichtchromatographischen Suchtest (Zeitbedarf für EMIT-st wenige Minuten, für die DC-Methode einschließlich Hydrolyse und Extraktion 1,5–2,5 Stunden). Nach allgemeinen Beobachtungen wird man jedoch beim alleinigen Einsatz des EMIT-st im Rahmen des Benzodiazepin-Screenings mit klinisch-toxikologisch relevanten Fehlinterpretationen rechnen müssen. Um deshalb die Forderung nach einer confirming-method zu erfüllen, wird die zusätzliche dünnschichtchromatographische Analyse dringend empfohlen, da beispielsweise Flunitrazepam oder Bromazepam mit diesem System nicht erfaßt werden können (SCHÜTZ, 1986).

Im Vordergrund des Interesses als auch im Hinblick auf die Praktikabilität werden heute dünnschichtchromatographische Suchanalysen bevorzugt. Einzelheiten solcher Methoden sprengen den Rahmen dieser Monographie. Der analytisch interessierte, toxikologisch arbeitende Mediziner, Chemiker oder Pharmazeut wird sich vor allem der verdienstvollen Arbeiten von K. H. Beyer (Berlin) und von H. Schütz (Gießen) bedienen können. Beispielhaft die Standardwerke von Beyer «Biotransformation der Arzneimittel», 2. Auflage, Springer 1990, sowie von Schütz «Benzodiazepines» I. und II., Springer-Verlag Berlin, Heidelberg, New York 1982 und 1989 als auch die Publikation im Rahmen der Deutschen Forschungsgemeinschaft zum Thema «Dünnschichtchromatographische Suchanalyse für 1,4-Benzodiazepine in Harn, Blut und Mageninhalt», 1986.

12.2 Benötigtes Untersuchungsmaterial

Probematerial kann jederzeit, auch nach vorangegangener Nahrungsaufnahme, gewonnen werden. Die von Schütz 1986 beschriebene Methode ist in erster Linie für die Untersuchung von Harnproben entwickelt worden. Auch die Untersuchung in Blut, Mageninhalt oder Magenspülflüssigkeit ist dafür geeignet. Benötigt werden
Harn (50–100 ml)
Blut oder Serum (10–20 ml, bei massiver Intoxikation auch weniger)
Mageninhalt (10–50 ml, evtl. auch mehr)
Magenspülflüssigkeit (100–200 ml, bei großer Verdünnung entsprechend mehr)
Tabletten (auch Reste).
Der Harn ist bei dieser Methode als Untersuchungsmaterial zu bevorzugen; das darin meist vorhandene vollständige Metabolitenmuster bildet die Grundlage für eine sichere Aussage. Blut enthält oft nur den Wirkstoff und seinen Hauptmetaboliten, Mageninhalt praktisch nur galenische Bestandteile des Präparates (Hilfsstoffe).
    Zwei entnommene Harnproben im zeitlichen Abstand von 30–60 Minuten bieten eine zusätzliche Beurteilungsgrundlage.
    Für die Aufbewahrung der Harnproben sollten nach Möglichkeit Glasgefäße benutzt werden (z. B. leere und sorgfältig gespülte Infusionsflaschen). Für Blutproben eignen sich die handelsüblichen Venülen. Ausreichende und dauerhafte Kennzeichnung der Proben ist wichtig. Auch bei längerer Lagerung der Probe sind keine Konservierungsmittel nötig. Die Aufbewahrung kann bis zu 14 Tagen im Kühlschrank ($+4\,^{\circ}$C) erfolgen. Darüber hinaus sollte man die Probe bei $-20\,^{\circ}$C (z. B. in der Kühltruhe) lagern.

12.3 Wie lange kann eine Einnahme zurückliegen?

Bereits 30–90 Minuten nach der Einnahme eines Benzodiazepins ist bei der Untersuchung von Harn mit positiven Ergebnissen zu rechnen. Wesentlich ist dabei die aufgenommene Menge als auch die pharmakokinetischen Besonderheiten des jeweiligen Wirkstoffes.
    Die Suchanalyse im Blut kann in der Regel schon nach wenigen Minuten nach der Applikation erfolgversprechend sein. Bei Vorliegen von Mageninhalt oder

Magenspülflüssigkeit können meist noch viele Stunden nach der Einnahme positive Befunde erhoben werden.

Auch nach Verabreichung geringer Dosen sind oft noch nach Tagen Hauptmetabolite des jeweiligen Wirkstoffes nachweisbar. Überdosierungen können oft noch nach Monaten zu positiven Resultaten, insbesondere bei lipophilen Benzodiazepinen, führen.

Die toxikologische Praxis weist auch aus, daß z. B. bei reichlicher Flüssigkeitszufuhr (z. B. 1,5 Liter Bier) selbst in den ersten 24 Stunden nach der Einnahme Ausscheidungslücken im Harn auftreten können, die zunächst ein negatives screening-Ergebnis zur Folge haben. Ein wiederholtes Untersuchungsergebnis ist dann allerdings nach späterer Zeit wieder positiv, wenn Morgenharn verwendet wird.

Dem Interessenten sei also die Broschüre von H. Schütz, 1986, wärmstens empfohlen. Einzelheiten zur Methodik, zur Biotransformation verschiedener Benzodiazepine als auch weiterführende Literatur können in dieser Quelle nachgeschlagen werden.

Werden im Rahmen pharmakokinetischer Fragestellungen auch bei niedrigen Dosierungen Verfahren für empfindliche quantitative Methoden gesucht, so bieten sich hier die GLC («gas liquid chromatography»), ggf. mit einer Derivatisierung, die TLC («thin layer chromatography»), die HPLC («high pressure liquid chromatography») mit UV- bzw. elektrochemischen Detektoren und die DPP («differential pulse polarography») an. Für diese gezielte Analyse mit der DPP eignen sich vor allem diese Wirkstoffe, weil die N=C= als die polarographisch aktive Gruppe aller Diazepine anzusehen ist. Sie wird, ebenso wie alle anderen elektroaktiven Gruppen im Molekül, z. B. eine Nitrogruppe, an der tropfenden Quecksilberelektrode reduziert (OELSCHLÄGER, 1963, 1966, 1981, 1983, 1986).

12.4 Plasmaspiegel nach therapeutischen und toxischen Dosen

Ausgefeilte analytische Methoden gestatten es heute, Konzentrationen von Fremdstoffen und Pharmaka in Körperflüssigkeiten immer empfindlicher und mit Hilfe der Quantitätskontrolle auch zuverlässiger zu ermitteln. Dabei stellt sich einmal das Problem, eine festgestellte Wirkstoffkonzentration im Hinblick auf eine behauptete Einnahmesituation zu beurteilen. Eine solche Frage stellt sich regelmäßig im Rahmen der forensisch-toxikologischen Begutachtung. Eine weitere Hauptaufgabe besteht darin, eine bestimmte Fremdstoffkonzentration mit psychischen oder physischen Leistungseinschränkungen in Verbindung zu bringen. Hier kommen die Probleme der Verkehrsmedizin und der Unfallforscher zum Tragen (SCHÜTZ, 1981).

Um im Einzelfall gewisse Rückschlüsse auf eingenommene Dosen ziehen zu können, wird nachstehend eine Übersicht solcher Werte am Beispiel der Hypnotika und Benzodiazepine gegeben. Diese Zusammenstellung ist das Ergebnis einer gezielten Literatursuche, zahlreiche Quellen und Erfahrungswerte analytisch arbeitender Institutionen sind dabei ausgewertet (z. B. PENTZ/STRUBELT/GEHLHOFF, 1979; SCHÜTZ, 1981; SONNTAG, 1985; WINEK, 1976) (Tabelle 33).

Tabelle 33. Plasmaspiegel nach therapeutischen und toxischen Dosen von Schlafmitteln und Tranquilizern

Wirkstoff	Fertigarzneimittel, enthalten als Monowirkstoff oder in Kombination, z. B.	Bereich der Plasmaspiegel: mg/Liter bzw. µg (Mikrogramm)/ml	
		therapeutisch	toxisch
Acecarbromal	Abasin®	10 – 20 (total)	25 – 30
Allobarbital	Hypno-Tablinen®	5 – 20	20 – 30
Amobarbital	Stadadorm®, Somvit®	5 – 20	25
Alprazolam	Tafil®	0,01 – 0,08	0,1 – 0,4
Aprobarbital	Allional®, Resedorm®	15 – 40	40 – 50
Barbital	Eusedon®. Quadro-Nox®	10 – 60	60 – 80
Brallobarbital	Vesparax®	5 – 15	20 – 25
Bromazepam	Lexotanil®, Normoc®	0,08 – 0,17	0,25– 0,5
Bromide	Eusedon®, Vitanerton®	20 –100	500 –1500
Bromisoval	Brom-Nervacit®	10 – 20	30 – 40
Brotizolam	Lendormin®	0,005– 0,03	?
Butalbital	Optalidon®, -spezial	1 – 10	10 – 25
Butobarbital	*Soneryl® (CH, F, GR)	5 – 15	20 – 25
Camazepam	Albego®	0,1 – 0,6	2
Carbromal	Adalin®	2 – 10	15 – 20
Chloralhydrat	Chloraldurat®	5 – 15	40 – 100
Chlorazepatdikalium	Tranxilium®	0,25 – 0,75 (Nordazepam)	1,5 – 4
Chlordiazepoxid	Librium®, Limbatril®	0,5 – 3	5 – 10
Clobazam	Frisium®	0,1 – 0,4	?
Clonazepam	Rivotril®	0,02 – 0,08	0,1
Clotiazepam	Trecalmo®	0,10 – 0,40	?
Cyclobarbital	Phanodorm®, Dormopan®	5 – 15	20 – 25
Diäthylpentenamid	Betadorm® N	2 – 10	20 – 45
Diazepam	Valium® Roche	0,2 – 2,5	5 – 10
Diphenhydramin	Betadorm®	0,08 – 0,4	5 – 10
Ethanol			1000 –2000 (Vollblut)
Ethinamat	Valamin®	2 – 10	?
Flunitrazepam	Rohypnol®	0,005– 0,015	0,05
Flumazenil	Anexate®	0,02 – 0,2	?
Flurazepam	Dalmadorm®, Staurodorm® N	0,001– 0,01 0,04 – 0,15 (Desalkyl-)	0,15 0,5 (Desalkyl-)
Glutethimid	Doriden®	0,2 – 5	20 – 80
Halazepam	Pacinone®, Paxipam®	0,02 – 0,15	?
Heptabarbital	Medomin®	2 – 5	15 – 20
Hexobarbital	Evipan®, Somnupan®	2 – 10	15 – 30
Ketazolam	Contamex®	0,2 – 0,8	?
Loprazolam	*Dormonoct® (GB)	0,005– 0,01 (Total)	?
Lorazepam	Tavor®	0,02 – 0,2	0,3
Lormetazepam	Noctamid®	0,002– 0,01	?
Medazepam	Nobrium®	0,1 – 0,5	0,6
Meprobamat	Aneural®, Cyrpon®	5 – 20	40 – 100
Metaclazepam	Talis®	0,05 – 0,2	?
Methaqualon	Normi-Nox®, Somnibel®	0,5 – 5	20 – 10
Methohexital	Brevimytal®	0,5 – 2	?
Methylphenobarbital	Prominal®	8 – 15	?
Methyprylon	Noludar®	1 – 10	30 – 60
Midazolam	Dormicum®	0,08 – 0,25	0,95– 1,45
Nitrazepam	Mogadan® Roche	0,03 – 0,12	0,2 – 3
Nordiazepam	*Vegesan® (CH)	0,2 – 0,7	?
Oxazepam	Adumbran®, Praxiten®	0,2 – 2	3 – 5
Oxazolam	Serenal®, Tranquit®	0,05 – 2	?
Paraldehyd	Paraldehyd®	10 –100	200 – 500
Pentobarbital	Nembutal®, Neodorm®	3 – 10	15 – 20
Phenobarbital	Luminal®	10 – 40	60 – 80
Pinazepam	Domar®	0,01 – 0,05	?
Prazepam	Demetrin®	0,05 – 0,2	1
Propylallonal	Noctal®	?	5 – 10
Quazepam	Quazium®	0,01 – 0,05	?
Secobarbital	Vesparax®	3 – 10	15 – 20
Temazepam	Planum®, Remestan®	0,35 – 0,85	1
Tetrazepam	Musaril®	0,3 – 1,0	?
Thiopental	Trapanal®	1 – 5	10
Triazolam	Halcion®	0,002– 0,01	?
Vinylbital	Speda®	3 – 10	15 – 20

*nur im Ausland erhältlich

142

Eine Fundgrube hinsichtlich der Daten zur Chemie, zur Pharmakokinetik, zum Metabolismus und zur Analytik der Benzodiazepine erschließt sich dem interessierten Leser in den beiden Standardwerken von H. Schütz mit dem Titel «Benzodiazepine I» und «Benzodiazepine II», Springer-Verlag (1982, 1989).

Im Umfeld solcher Diskussionen und Bewertungen sei nur daran erinnert, daß es eine Reihe von Faktoren zu berücksichtigen gilt, die einen Einfluß auf die Höhe von Benzodiazepinspiegeln haben können. Neben dem Körpergewicht, der Konstitution, der galenischen Form können beispielsweise im höheren Alter höhere Eliminations-Halbwertzeiten des jeweiligen Wirkstoffes resultieren. Zusätzliche Krankheiten, z. B. Lebererkrankungen, Herzinsuffizienz, Niereninsuffizienz, das Alter und Geschlecht, zusätzliche Alkoholgabe, Nahrungsmittel, Enzyminduktion, auch andere Fremdstoffe, wie z. B. Antazida, sind dabei nicht zu übersehen.

Bei der Interpretation eines ,,Benzodiazepin-Levels" in Blut, Plasma oder Serum wird daher eine kritische Würdigung und Berücksichtigung der Gesamtumstände des Falles unumgänglich sein. Es lassen sich heute jedenfalls Argumente dafür finden, daß die Ergebnisse der Benzodiazepin-Forschung und -Analytik beim gegenwärtigen Stand nicht mit den Maßstäben der Alkoholforschung gemessen und beurteilt werden können. So liegt heute die Vermutung auch nahe, daß Benzodiazepin-bedingte Ausfälle weniger mit der absoluten Höhe eines Spiegels, sondern eher mit dem Anflutungsgradienten im Rahmen der Resorptionsphase korrelierbar sind. Grundsätzlich muß man wohl davon ausgehen, daß eine bestimmte Benzodiazepin-Konzentration nicht so unmittelbar und eng mit physischen oder psychischen Leistungseinbußen verknüpft werden kann, wie dies beispielsweise im Rahmen der Alkohol-Begutachtung statthaft ist und was konsequenterweise zu der Einführung von Grenzwerten (0,8‰ bzw. 1,3‰ geführt hat (SCHÜTZ, 1981).

13. Kurzinformation der Schlafmittel

13.1 Bromide und Bromureide

Neben Baldrian- und Hopfenzubereitungen hat zunächst die Therapie mit Bromsalzen Eingang in die Psychiatrie gefunden (Tabelle 34).

Tabelle 34
Bromide

Einführungsjahr	Sachbezeichnung	Formel
1826	Calciumbromid	$CaBr_2$
	Kaliumbromid	KBr
	Natriumbromid	NaBr

Die sedative Wirkung des Kaliumbromids ist seit 1826 bekannt. So wurden bei manisch-depressivem Irresein Bromsalze empfohlen, und zwar in einer massiven Dosierung von 12–15 g täglich! Eine nicht unbedeutende Rolle fiel dann den Bromsalzen in der Behandlung der Epilepsie zu (1857). Verwendet wurde meist das Natriumbromid. Im Gebrauch sind heute noch die Bromsalze, meist in Form zahlreicher Kombinationspräparate.

Über den *Wirkungsmechanismus* liegen keine verläßlichen Fakten vor. Diskutiert wird eine Dämpfung der Großhirnrinde. Im Schlaflabor sind die Bromide bisher nicht untersucht worden. Die anorganischen Bromsalze werden sehr rasch aus dem Darmtrakt resorbiert, eine langsame Ausscheidung ist typisch (Gefahr der Kumulation!).

Bei chronischem Gebrauch *Bromismus*: Akne, Schnupfen, Konjunktivitis, Apathie, Ataxie, Depression. Beschrieben wurden auch Delirien und das Auftreten von Purpura.

Nachdem eine Reihe von Wirkstoffen (Glutethimid, Methyprylon) der Verschreibungspflicht unterstellt wurden, hatte die Wirkstoffklasse der *Bromureide* (Tabelle 35) zwischenzeitlich eine gewisse Renaissance erfahren. So wurde man zum Beispiel in Untersuchungen an der Psychiatrischen Universitätsklinik Göttingen darauf aufmerksam, daß Mitte 1968 die Zahl der Patienten zugenommen hat, die erhöhte Bromidspiegel im Plasma aufwiesen (POSER et al.). Was war geschehen? Im August 1968 wurde das führende Schlafmittel (Noludar®) in der Bundesrepublik Deutschland verschreibungspflichtig. Danach hatte sich das Medikamenteninteresse vieler Schlafmittelpatienten auf rezeptfreie Mittel, wie beispielsweise die Bromharnstoffe, verlagert.

Tabelle 35
Bromharnstoffderivate, Bromureide

Einführungsjahr	Sachbezeichnung	Formel
1905	Bromisoval	$O=C\begin{smallmatrix}NH_2\\NH-C-C-CH\\OBr\end{smallmatrix}$
1910	Acecarbromal	H_3C-CH_2 ... $Br-C-C-NH-C-NH-C-CH_3$ ... H_3C-CH_2
1910	Carbromal	$O=C\begin{smallmatrix}NH_2\\NH-C-C\end{smallmatrix}$

Wir kennen die lange Eliminationshalbwertzeit des Broms (im Mittel zwölf Tage). Man darf heute davon ausgehen, daß bei einer gemessenen Plasmabromidkonzentration von etwa 40 mg pro dl und höher mit großer Wahrscheinlichkeit überhöhte Brom- beziehungsweise Bromureiddosen eingenommen wurden. Die Bestimmung dieses Bromidplasmaspiegels ist also ein ziemlich sicherer Indikator für eine Brom- beziehungsweise Bromureidaufnahme. Andere Untersucher bestätigen diese Tatsache: 10% aller Frauen, die in Berlin klinisch-stationär aufgenommen wurden, hatten erhöhte Bromidspiegel (MÜLLER-OERLINGHAUSEN).

Der ursprünglich obsolete, eigentlich schon totgeglaubte Bromismus ist heute also wieder im Gespräch.

Über den *Wirkungsmechanismus* auch der Bromureide fehlen aussagekräftige Untersuchungen. Diskutiert wird eine dämpfende Wirkung auf die retikuläre Formation und den Kortex. Untersuchungen aus dem Schlaflabor liegen bisher nicht vor. Die Resorption erfolgt schnell, der Abbau ist sehr verlangsamt (Kumulation, Bromismus).

An *Nebenwirkungen* wurden beobachtet: vereinzelt Purpura, Agranulozytose, Thrombopenie. Bei der akuten Intoxikation: Kreislaufkollaps, Störungen der Blutgerinnung, Magenblutungen, Atemlähmung, Schocklunge, Koma.

Seit Februar 1978 unterliegen in der Bundesrepublik Deutschland die Bromharnstoffderivate der ärztlichen Verschreibungspflicht.

13.2 Alkohole, Aldehyde

Seit 1869 ist Chloralhydrat im Gebrauch; es gilt als zuverlässiges Schlafmittel bei Erregungs- und Krampfzuständen. Die Wirkungsdauer liegt bei etwa 7 Stunden.

Zum *Wirkungsmechanismus* wird ein wahrscheinlich ausschließlicher Angriffsort am Kortex vermutet. Die Ergebnisse des Schlaflabors sind günstig: Der REM-Schlaf und die REM-Latenz bleiben unverändert, die Stadien II, III und IV sind leicht vermehrt.

Tabelle 36
Alkohole, Aldehyde

Einführungsjahr	Sachbezeichnung	Formel
1869	Chloralhydrat	$Cl-\overset{\displaystyle Cl}{\underset{\displaystyle Cl}{C}}-\overset{\displaystyle OH}{\underset{\displaystyle OH}{C}}-H$
1882	Paraldehyd	

Je nach Bedarf können 1–2 Kapseln, bei gesteigerter Schlafstörung auch 2–3 Kapseln, eingenommen werden (ANONYMUS, 1991).

An *Nebenwirkungen* sind Übelkeit, Erbrechen sowie bei chronischem Gebrauch Verdauungsstörungen, psychische Störungen beobachtet worden.

Von Nachteil ist, daß Chloralhydrat die Magenschleimhaut reizt, über die Lungen abgeatmet wird und daher Mundgeruch verursacht. Auch kommt es bei Absetzen nach längerem Gebrauch zu Entzugsschlafstörungen, außerdem sind Wechselwirkungen, zum Beispiel mit Antikoagulantien, beschrieben worden. Dosen über 1 g sollen kardiotoxisch sowie enzyminduzierend wirken (MAIER). Eine Hepatotoxizität ist zu beobachten, die Entwicklung einer Abhängigkeit ist möglich; die therapeutische Breite ist mit einer letalen Dosis ab 10 g ebenfalls gering, was die ambulante Verordnung weitgehend ausschließen sollte (BENKERT und HIPPIUS).

Kontraindikationen: schwere Leber- und Nierenfunktionsstörungen, dekompensierte Herz- und Kreislaufinsuffizienz.

13.3 Pentenamidderivat

Pentenamid wurde bereits 1928 eingeführt. Es zeigt die typische Struktur eines Porphyrogens. Pentenamid wird rasch resorbiert und in der Leber metabolisiert; verschiedene Metaboliten wirken hepatotoxisch.

Bei *Überdosierung* treten porphyrische Stoffwechselstörungen mit pulmonalen, renalen und ileusartigen Komplikationen auf (CLARMANN VON CLARENAU). Dosen von 6–9 g sind als potentiell gefährlich anzusehen (VON MÜHLENDAHL und KRIENKE). Aus den wenigen klinischen Beobachtungen muß auf schwere und riskante Nebenwirkungen bei Überdosierungen geschlossen werden. Auch für dieses Derivat ist inzwischen die ärztliche Verschreibungspflicht ausgesprochen worden.

Tabelle 37
Pentenamidderivat

Einführungsjahr	Sachbezeichnung	Formel
1928	Pentenamid	

146

13.4 Chinazolinonderivat

Pharmakologisch ist Methaqualon weitgehend den Barbituraten ähnlich und mittellangwirkend. Diskutiert wird eine Dämpfung des retikulären Aktivierungssystems. Im Gegensatz zu Barbituraten zeigt sich bei den Untersuchungen im Schlaflabor keine wesentliche Änderung des Schlafprofils. Der REM-Schlaf ist nur leicht reduziert, die REM-Latenz sowie die Wirkung auf das Stadium IV sind unverändert.

Tabelle 38
Chinazolinonderivat

Einführungsjahr	Sachbezeichnung	Formel
1958	Methaqualon	

Die Substanz wird rasch resorbiert, der Abbau erfolgt durch Hydroxylierung. Die Eliminationshalbwertzeit beträgt 10–40 Stunden (CLIFFORD et al.).

In den Jahren bis etwa 1980 hat Methaqualon eine zunehmende Verbreitung gefunden, weniger als Monosubstanz, vielmehr als Bestandteil von Kombinationspräparaten.

Die *Verträglichkeit* wurde seit einigen Jahren sowohl unter den Bedingungen des Dauerkonsums als auch in toxikologischer Hinsicht immer wieder diskutiert: a. mögliche neurotoxische Wirkungen nach längerem Gebrauch, deshalb die Empfehlung des Herstellers, derartige Präparate nicht länger als vier bis acht Wochen zu verabreichen (Warnhinweis der Arzneimittelkommission!); b. Komplikationen bei der akuten Intoxikation (Hypermotorik, Hyperreflexie, Krämpfe); c. Abusus in Kombination mit Alkohol oder Opiaten (Euphorie, Delirien, Abhängigkeit), weshalb die Substanz in der Drogenszene sehr gefragt ist (STILLE). Gelingt es, den Schlafeintritt zu verhindern, erzeugt Methaqualon eine Euphorie mit Hemmungs- und Sorglosigkeit, «angenehmes» Prickeln am ganzen Körper sowie bisweilen sexuelle Erregung. Im Verlauf der Einnahme ist eine Dosissteigerung erforderlich, zudem erzeugt Methaqualon eine echt physische Abhängigkeit (Vorsicht daher besonders bei der Verschreibung an Jugendliche).

Für bromidhaltige Schlafmittel (POSER et al.) und Methaqualon (STILLE) gibt es aus psychiatrischer Sicht wegen der äußerst unübersichtlichen akuten und chronischen Toxizität überhaupt keine Indikation mehr (ZANDER und RÜTHER).

Als *Anwendungsbeschränkung* wird eine Tagesdosis von 300 mg sowie eine Anwendungsdauer von vier, höchstens acht Wochen angegeben. Auch sollten Kinder mit zerebralen Krampfanfällen sowie mit manifesten Schäden des ZNS von einer Therapie ausgenommen werden. Seit 1.7.1981 unterliegt Methaqualon in der BRD der Betäubungsmittelverschreibungsverordnung!

13.5 Piperidindione

Pharmakologisch sind die Piperidindione den Barbituraten ähnlich, mittellangwirkend, jedoch besitzen sie eine größere therapeutische Breite.

Tabelle 39
Piperidindione

Einführungsjahr	Sachbezeichnung	Formel
1949	Pyrithyldion	
1954	Glutethimid	
1955	Methyprylon (Noludar®)	
1957	Thalidomid	

Im Schlaflabor zeigen sich eine Reduktion des REM-Schlafes, eine Erhöhung der REM-Latenz sowie eine Zunahme des Stadiums II, mit entsprechendem REM-Rebound nach Beendigung der Medikation. Methyprylon als typischer Vertreter wird rasch metabolisiert, eine mittlere Dosis ist nach 24–36 Stunden abgebaut und ausgeschieden. Die DL_{50} ist etwa doppelt so hoch wie die der Barbiturate.

Die *Vergiftungsbilder* nach Methyprylon sind therapeutisch gut zu beherrschen. Dosen von 180 Tabletten, ja sogar von 240 Tabletten sind unter entsprechender Reanimation überlebt worden. 1966 schrieb Clarmann von Clarenau: «Die Morbidität der Intoxikation mit Noludar® ist relativ groß, die Letalität jedoch auffallend gering.» Seit Noludar® im August 1968 der ärztlichen Verschreibungspflicht unterstellt wurde, sind Vergiftungen mit diesem Wirkstoff zu einer Rarität geworden.

Nachdem Doriden® 1983, Persedon® Roche 1982 und Noludar® im Juni 1988 aufgegeben wurden, steht heute in Deutschland kein Piperidinderivat als Schlafmittel mehr zur Verfügung. Ausnahme: Benedorm® (Pyrithyldion) in den neuen Bundesländern.

13.6 Barbiturate

Die reine Barbitur*säure* (hohe Azidität) liegt im Organismus als Anion vor und kann deshalb die Blut-Hirn-Schranke nicht überwinden; sie selbst ist hypnotisch unwirksam. Synthetisiert wurden mehr als 2500 Derivate.

Die Unterschiede in der hypnophoren Aktivität und der Dauer ihrer Wirkungen führten schließlich zu einer Klassifikation in langwirkende, mittellang- und kurzwirkende Barbiturate. Entscheidend sind die Substitutionen am C-Atom 5, am C-Atom 2 sowie am N-Atom 1 (Tabelle 41). Auch in der *klinischen* Bewertung und Einstufung kommen diese strukturbedingten Unterschiede deutlich zum Ausdruck. Man wird deshalb eine kollektive Beurteilung dieser Arzneimittelklasse, besonders wenn es um die Frage der Arzneimittelverträglichkeit geht, ablehnen müssen.

Tabelle 40 Barbiturate

Einführungsjahr	Sachbezeichnung	Formel
1903	Barbital	
1912	Phenobarbital	
1920	Aprobarbital	
1932	Cyclobarbital	
1932	Hexobarbital	
1932	Methylphenobarbital	
1952	Heptabarbital	
1954	Pentobarbital	
1958	Amobarbital	
1959	Brallobarbital	
1961	Thiopental	

Einführungsjahr	Sachbezeichnung	Formel
1963	Secobarbital	
1963	Vinylbital	

Die Barbiturate werden per os gut und schnell resorbiert. Ein beträchtlicher Teil (30–60%) wird an Plasmaproteine gebunden. Der Abbau erfolgt in der Leber, ein Teil wird im Urin ausgeschieden. Die langwirkenden und zur Kumulation neigenden Derivate werden weitgehend unverändert mit dem Urin ausgeschieden (Barbital zu etwa 90%), die kürzer wirkenden unterliegen einem fast vollständigen Abbau in der Leber. Secobarbital wird mit einer Halbwertzeit von etwa 29 Stunden, Pentobarbital mit einer solchen von 15–48 Stunden eliminiert. Bei mehrfacher Applikation solcher Derivate wird man mit einer Wirkungskumulation rechnen müssen.

Wirkungsmechanismus: Barbiturate bewirken eine undifferenzierte Dämpfung vieler Hirnbereiche, sie müssen als «Mikronarkotika» eingestuft werden. Am GABA-Rezeptor bewirken sie eine direkte Beeinflussung des Chloridkanals (Abb. 18b). Nach den Ergebnissen im Schlaflabor ergibt sich eine deutliche bis massive Reduktion des REM-Schlafes sowie des Stadiums IV, eine Erhöhung der REM-Latenz, so daß nach Absetzen mit einem vermehrten Auftreten von REM-Schlaf (REM-Rebound) gerechnet werden muß. Barbiturate sind zur Enzyminduktion befähigt, Wechselwirkungen mit einer Reihe von anderen Pharmaka sind damit zu erwarten (zum Beispiel Antikoagulantien).

Diese klassischen Schlafmittel erfahren seit einigen Jahren in zunehmendem Maße Kritik. So fordern sowohl Ärztegruppen als auch Experten in England und in den USA, auf die «aus heutiger Sicht archaischen Barbiturate» zu verzichten. Als Gründe werden Eigenschaften angeführt, die für den praktischen Gebrauch von Nachteil sind, wie Enzyminduktion, Beeinflussung des REM-Schlafes, EEG-Veränderungen, sonstige Nebenwirkungen, Risiken bei Überdosierung, hohes Abhängigkeitspotential. Jedenfalls gibt es heute keine stichhaltigen medizinischen Gründe mehr, Barbiturate als Schlafmittel breit zu verschreiben; unbestritten bleibt lediglich ihr Platz in der Narkoseeinleitung, in der Langzeitsedierung und bei der Epilepsiebehandlung.

So wird auch in neueren Übersichten deutscher Autoren festgestellt, daß die klassischen Hypnotika gegenüber den neueren Wirkprinzipien im allgemeinen keine Vorteile bieten. Ihre Anwendung sollte deshalb auf Spezialindikationen (z. B. Narkoseeinleitung, als Antikonvulsiva) beschränkt bleiben; zur ambulanten Verordnung scheinen sie jedenfalls ungeeignet zu sein (ZANDER und RÜTHER).

Tabelle 41
Schlafmittel der Barbitursäurereihe (nach MUTSCHLER, 1986)

$$R_2 \underset{O}{\overset{O}{\diagdown}} \underset{R_3}{\overset{N-R_1}{\diagup}} C=O \quad (\text{Barbitursäure-Grundgerüst})$$

R_1	R_2	R_3	Internationaler Freiname	Handelspräparat (Eing. Wz.)	Wirkungsdauer	Mittlere hypnot. Dosis (in g)
I. Einschlafmittel						
H–	$H_2C=CH–CH_2–$	$H_3C–(CH_2)_2–CH– \ |_{CH_3}$	Secobarbital	Vesparax mite	kurz bis mittel	0,1–0,2
II. Ein- und Durchschlafmittel						
H–	$H_2C=CH–$	$H_3C–(CH_2)_2–CH– \ |_{CH_3}$	Vinylbital	Speda	mittel	0,15
H–	$H_2C=CH–CH_2–$	$H_3C–CH– \ |_{CH_3}$	Aprobarbital	Somnifen	mittel	0,1–0,2
H–	$H_5C_2–$	$H_3C–CH_2–CH– \ |_{CH_3}$	Secbutabarbital	Resedorm	mittel	0,1–0,2
H–	$H_5C_2–$	$H_3C–(CH_2)_2–CH– \ |_{CH_3}$	Pentobarbital	Medinox Mono, Neodorm	mittel	0,1–0,2
H–	$H_5C_2–$	(Cycloheptenyl-Ring)	Heptabarbital	Medomin	mittel	0,1–0,2
H–	$H_5C_2–$	(Cyclohexenyl-Ring)	Cyclobarbital	Phanodorm, Somnupan C	mittel (–lang)	0,1–0,2
H–	$H_5C_2–$	(Phenyl-Ring)	Phenobarbital	Luminal, Phenaemal	lang	0,1–0,3

Als *Kontraindikationen* gelten: schwere Nieren- und Leberfunktionsstörungen, schwere Myokardschäden, akute hepatische Porphyrie sowie akute Alkohol-, Schlafmittel-, Analgetika- und Psychopharmakaintoxikationen.

Die als Hypnotika verwendeten Barbiturate liegen im allgemeinen als Razemate vor. Durch direkte Spaltung können optisch aktive N-Alkylbarbiturate aus disubstituierten Cyanessigestern synthetisiert werden. Die pharmakologische Prüfung dieser Enantiomere brachte das überraschende Ergebnis, daß die Enantiomere eine unterschiedliche narkotische Aktivität aufweisen. So kann ein Enantiomer stärker narkotisch wirken, das andere konvulsiv. Ein solcher Befund war insofern überraschend, als man lange Zeit annahm, daß die narkotische Wirksamkeit von sterischen

Voraussetzungen unabhängig ist. Die unterschiedliche Wirksamkeit solcher optisch aktiven Barbiturate wird allgemein als Indiz dafür angesehen, daß für den pharmakologischen Effekt Wechselwirkungen mit spezifischen Rezeptoren verantwortlich sind. Es würde sich demnach empfehlen, in Zukunft bei chiralen Substanzen die Enantiomere durch Razematspaltung oder Synthese zu gewinnen, um sie so tierexperimentell pharmakologisch zu analysieren, ehe sie therapeutisch verwendet werden (KNABE und Mitarb. 1978).

13.7 Glykolderivat

Tabelle 42

Einführungsjahr	Sachbezeichnung	Formel
1955	Meprobamat (Aneural®, Urbilat®)	$\underset{H_2N}{\overset{O}{\underset{\;}{\|\|}}}C-O-CH_2-\underset{C_3H_7}{\overset{CH_3}{C}}-CH_2-O-\underset{NH_2}{\overset{O}{\underset{\;}{\|\|}}}C$

Ein erster Vertreter eines neuen Typs der sog. Tranquilizer war das Meprobamat, ursprünglich als potentielles Muskelrelaxans synthetisiert, dann aber 1955 als Tranquilizer eingeführt. Die schlafmachende Wirkung beträgt etwa 1/10 bis 1/20 des Pentobarbitals. Die muskelerschlaffende Wirkung kann das Einschlafen begünstigen.

Studien im Schlaflabor lassen eine Verkürzung der Einschlafzeit erkennen, wobei der REM-Schlaf nur wenig unterdrückt wird, Schlafstadium II scheint erhöht zu sein.

Zum *Wirkungsmechanismus* läßt sich wenig Verwertbares sagen. Die Unterdrückung polysynaptischer Reflexe wird diskutiert.

Die Resorption nach oraler Gabe ist ausreichend, geringe Plasmaeiweißbindung, 80–90% werden in der Leber metabolisiert. Die Eliminationshalbwertzeit beträgt 6–17 Stunden, nach chronischer Gabe auch Werte von 24–48 Stunden. Meprobamat kann den Abbau von Warfarin, Östrogenen, oralen Kontrazeptiva unter hohen Dosen beschleunigen. Barbiturate scheinen den blutdrucksenkenden Effekt des Meprobamats zu verstärken (HAASE, 1982).

Unerwünschte Wirkungen sind vor allem durch den muskelerschlaffenden Effekt bedingt, beschrieben sind paradoxe Reaktionen, kardio-vaskuläre Effekte (Blutdruckabfall), allergische Reaktionen.

Potentiell tödliche Dosis ab 40 g.

Intoxikationssymptome: Koma, Hypotension, Schock, Atemdepression, Lungenödem.

13.8 Benzodiazepinderivate

Die sichere sedativ-hypnogene, anxiolytische, antikonvulsive und muskelrelaxierende Wirksamkeit bei zugleich unkomplizierter Handhabung und vergleichsweise großer therapeutischer Breite erklärt die Attraktivität dieser Wirkstoffklasse (ZANDER/ RÜTHER, 1979).

Tabelle 43
Benzodiazepinderivate

Einführungsjahr		Sachbezeichnung	Warenzeichen
a. Mit dominanter schlafbahnender Wirkung			
1965		Nitrazepam	Mogadan® Roche
1972		Flurazepam	Dalmadorm®
1975		Flunitrazepam	Rohypnol®
1980		Triazolam	Halcion®
		Lormetazepam	Noctamid®
1982	Schweiz	Midazolam	Dormicum® Roche Ampullen
1983	Schweiz	Midazolam	Dormicum® Roche Tabletten
1984		Midazolam	Dormicum® Roche Ampullen
1985		Brotizolam	Lendormin®
b. Weitere Tranquilizer dieser Stoffgruppe			
1960		Chlordiazepoxid	Librium®
1963		Diazepam	Valium® Roche
1965		Oxazepam	Adumbran®
1968		Medazepam	Nobrium®
1969		Dikaliumchlorazepat	Tranxilium®
1972		Lorazepam	Tavor®
1973		Prazepam	Demetrin®
1974		Bromazepam	Lexotanil®
1978		Camazepam	Albego®
1978		Clobazam	Frisium®
1979		Clotiazepam	Trecalmo®
1980		Ketazolam	Contamex®
1984		Alprazolam	Tafil®

Zunächst zur *Chemie* der Benzodiazepinderivate mit dominantem schlafbahnendem Effekt – im Vergleich zu einem Breitbandtranquilizer (Diazepam) und einem Antikonvulsivum (Clonazepam) (Tabellen 43 und 44).

Hinsichtlich des immer wieder reizvollen Studiums der *Zusammenhänge zwischen Konstitution und Wirkung* erweisen sich die 1,3-Dihydro-5-phenyl-benzodiazepin-2-one vom Typ A als die wirksamsten. Als überaus wichtig zeigten sich die Substitutionen an C7, N1 sowie im 5-Phenylring. So potenziert eine Methylgruppe an N1 die Wirkung, ebenso ein Halogenatom in *o*-Stellung des Phenylringes, während ein *p*-Substituent eine Abschwächung der Wirkung verursachte. Ein additiver Charakter dieser Effekte konnte so in Flunitrazepam realisiert werden, das sich unter den Derivaten, die Sternbach synthetisierte, als eines der wirksamsten erwies.

Aus den Ergebnissen im *Schlaflabor* darf geschlossen werden, daß die Wirkungen auf das Schlafprofil unterschiedlich beurteilt werden, die REM-Latenz ist unverändert, das Stadium IV scheint anfangs unbeeinflußt, später reduziert, während Stadium II erhöht ist. In Abhängigkeit der Eliminationshalbwertzeit wird das Auftreten von Rebound-Schlaflosigkeit diskutiert; Derivate mit kurzer Halbwertzeit scheinen hier betroffen, während Wirkstoffe mit mittlerer und längerer Halbwertzeit – zum Beispiel Flurazepam – dieses Phänomen nicht zeigen (KALES et al.).

Tabelle 44
Chemie der Benzodiazepinderivate (○ = bei parenteraler Gabe).

Typ A			Tranquilizer	Schlafmittel	Antikonvulsivum
	Diazepam	Valium® Roche	●	●	○
	Nitrazepam	Mogadan® Roche		●	●
	Flunitrazepam	Rohypnol®		●	
	Clonazepam	Rivotril®			●
	Flurazepam	Dalmadorm®		●	
	Midazolam	Dormicum®		●	○

Auf die Diskrepanz zwischen Eliminationshalbwertzeit und klinischer Wirkungsdauer bei Benzodiazepinderivaten wurde im Abschnitt 5. hingewiesen. Die Eliminationshalbwertzeit kann damit *allein* kein verläßlicher Indikator für eine klinische Wirkungsdauer dieser Stoffklasse sein.

Die klinische Erfahrung bestätigt wohl im allgemeinen die Ansicht, daß grundsätzlich alle Benzodiazepinderivate bei geeigneter Dosierung schlaffördernd wirken. Diese Wirkqualität ist sowohl bei Nitrazepam, Flurazepam, Flunitrazepam, Triazolam als auch bei Diazepam und Midazolam ausgeprägt.

Hoch dosiert, vor allem bei älteren Patienten, führen diese Derivate zu Muskelschwäche, Benommenheit, verwaschener Sprache, Schwindel, Ataxie und gelegentlich paradoxen Erregungszuständen.

Als Symptome bei der akuten *Überdosierung* kennen wir Benommenheit, Müdigkeit, ataktische Erscheinungen, Sehstörungen, bei höheren Dosen Tiefschlaf bis zur Bewußtlosigkeit, Atemdepression und Kreislaufkollaps.

Die Problematik der *Gewöhnungs- und Abhängigkeitsentwicklung* unter Benzodiazepinderivaten ist komplex (Seite 72). Ein solches Risiko ist im einzelnen bei prädisponierter Persönlichkeitsstruktur oder bereits manifester Polytoxikomanie zu berücksichtigen. Es kommt tatsächlich vor, daß Abhängige von Alkohol, Polytoxikomane, vermehrt auch Drogenabhängige Benzodiazepine simultan oder konsekutiv mißbrauchen. Es darf jedenfalls nicht übersehen werden, daß in der Trias der Entstehungsursachen für eine Abhängigkeit der dominante «Weichensteller» letztlich die Persönlichkeit ist. Jede Abhängigkeit ist also primär kein pharmakologisches, sondern ein psychopathologisches Problem. In jedem Falle ist ein rascher Entzug wegen der Gefahr der Provokation zerebraler Krampfanfälle auch bei Benzodiazepinderivaten kontraindiziert.

Als *Kontraindikation* gilt für alle Derivate die Myasthenia gravis. Bei einzelnen Derivaten werden unterschiedlich noch andere Gegenanzeigen aufgeführt (zum Beispiel akutes Engwinkelglaukom bei Flunitrazepam und Lormetazepam, eingeschränkte Leber- und Nierenfunktion bei Triazolam).

13.9 Cyclopyrrolone, Imidazopyridine

Zopiclon (Cyclopyrrolon) und Zolpidem (Imidazopyridin) als neue Nicht-Benzodiazepine stellen relativ kurzwirksame Hypnotika dar.

Wirkungsmechanismus:

Für Zopiclon lassen sich antikonvulsive, muskelrelaxierende, anxiolytische und sedativ-hypnotische Effekte nachweisen. Aus den bisher vorliegenden Untersuchungen darf man ableiten, daß der eigentliche Angriffspunkt nicht völlig identisch ist mit dem der Benzodiazepine, daß diese neue Stoffgruppe der Cyclopyrrolone aber doch über den Benzodiazepin-Rezeptor wirksam wird (BLANCHARD et al., 1983), wenn auch vielleicht nicht in der gleichen Weise. Für den Benzodiazepin-ähnlichen Wirkungstyp und Wirkungsmechanismus spricht aber die Tatsache, daß durch die Gabe des Benzodiazepin-Antagonisten Anexate® auch diese Wirkstoffe antagonisiert werden können (Tab. 45).

Hinsichtlich der *Gegenanzeigen* sind weitgehend analoge Empfehlungen wie bei den Benzodiazepinen zu berücksichtigen.

Unerwünschte Wirkungen sind bei etwa 3 % der Anwender von Zopiclon ein bitterer bis metallischer Geschmack im Mund, außerdem Müdigkeit, Schwindelge-

Tab. 45
Cyclopyrrolone, Imidazopyridine

Einführungsjahr	Sachbezeichnung	Formel
1991	Zolpidem (Stilnox®)	
1991	Zopiclon (Ximovan®)	

fühl, Mundtrockenheit, Muskelschwäche, depressive Verstimmungen, eine Toleranzentwicklung ist möglich, das Risiko einer Abhängigkeit ist nicht auszuschließen und zu diesem frühen Zeitpunkt natürlich noch nicht abzuschätzen.

13.10 Anticholinergika, Antihistaminika

Klinisch zeigen *Antihistaminika* (Tabelle 46) auch eine zentral-dämpfende Wirkung auf das ZNS. So wurde bei Diphenhydramin aus einer Begleitwirkung eine Hauptwirkung. Diphenhydramin wird rasch absorbiert und anschließend mit einer Halbwertzeit von etwa sieben Stunden eliminiert.

Aus dem *Schlaflabor* kennen wir eine Verringerung der globalen REM-Schlaf-Zeit, eine Verlängerung des Schlafstadiums II, nach Absetzen der Medikation einen entsprechenden REM-Rebound (VOGEL).

Tabelle 46
Anticholinergika, Antihistaminika

Einführungsjahr	Sachbezeichnung	Formel
1938	Diphenhydramin	
1959	Etodroxizin	
	Methapyrilen	

In *Überdosierung* zeigt sich eine anticholinerge Symptomatik in Form von Halluzinationen, Koordinationsstörungen, Krämpfen; eine Provokation von Psychosen ist möglich (TÖLLE). Im weiteren Verlauf treten Koma und Lähmung der protektiven Reflexe (Atmung) wie bei herkömmlichen Hypnotika auf (GROSSMANN).

13.11 Neuroleptika

Wie schon an anderer Stelle ausgeführt (Seite 116), wird man die Anwendung eines *Neuroleptikums* als «Schlafmittel» nur unter bestimmten Voraussetzungen sinnvoll ausnutzen: so zum Beispiel bei andauerndem anderem Therapieversagen, bei Patienten mit Neigung zu Abhängigkeitsentwicklung, schließlich bei Schlafstörungen im Zusammenhang mit akuter Suizidalität, psychomotorischen Erregungszuständen. So kann eine Therapie mit Neuroleptika im «schlafanstoßenden Bereich» gerechtfertigt sein: zum Beispiel Promethazin, 20–25 mg; Prothipendyl, 20–80 mg; Levomepromazin, 5–25 mg; Perazin, 25–50 mg; Chlorprothixen (Taractan®), 5–50 mg; Thioridazin, 25–200 mg.

Tabelle 47
Neuroleptika mit dominanter schlafanstoßender Wirkung

Einführungsjahr	Sachbezeichnung	Formel
1953	Chlorpromazin	
1954	Promethazin	
1957	Promazin	
1958	Perazin	
1958	Prothipendyl	
1959	Levomepromazin	
1959	Thioridazin	
1959	Triflupromazin	
1960	Chlorprothixen	
1964	Clomethiazol	$Cl-CH_2-CH_2-$

Clomethiazol

Dieser Wirkstoff, oft auch in der Gruppe der barbituratfreien Hypnotika für sich katalogisiert, besitzt ebenfalls sedierende, hypnotische und antikonvulsive Eigenschaften. Chlomethiazol wird rasch und praktisch vollständig resorbiert. Die Halbwertzeit beträgt 3–5 Stunden, bei Alkoholikern ohne Leberzirrhose ist sie etwas kürzer, bei Alterspatienten beträgt sie ca. 8 Stunden (MOORE, 1975).

Hauptanwendungsgebiete sind die Schlafstörungen des Alterspatienten. Ein anderes Hauptindikationsgebiet sind die Alkoholentzugssymptome und das Alkoholdelir. Bei Polytoxikomanen wird man das Abhängigkeitsrisiko beachten müssen. Die Anwendungszeit wird deshalb auf ein bis zwei Wochen begrenzt.

Verträglichkeit: Den Vorteil der schlafanstoßenden Neuroleptika – ihre Suchtfreiheit – wird man im Einzelfall gegen die Risiken von extrapyramidalmotorischen, blutdrucksenkenden und hämatologischen Begleiteffekten abzuwägen haben (HIPPIUS).

13.12 Antidepressiva

Die Komponenten eines depressiven Syndroms, wie Agitiertheit, Angst, Schlafstörungen, vegetative Störungen, lassen sich sinnvollerweise mit dämpfenden *Antidepressiva* (Tabelle 48) kupieren. Vor allem, wenn Schlafstörungen das häufig beherrschende Symptom im klinischen Bild einer Depression darstellen, sind dämpfende antidepressiv wirkende Präparate empfehlenswert. Hier steht im Mittelpunkt vor allem das Amitriptylin. Mit Rücksicht auf eine geringere Gewöhnung und das Ausbleiben einer Abhängigkeit wird man gerade bei chronischen Schlafstörungen, die gehäuft in der Gruppe der reaktiv-neurotischen Depressionen auftreten, Antidepressiva den Tranquilizern vorziehen.

Als *Nebenwirkungen* kennen wir vorwiegend anticholinerge Eigenschaften wie Mundtrockenheit, Obstipation und Miktionsbeschwerden; in höheren Dosen treten orthostatische Kreislaufregulationsstörungen und Tachykardie, bei kardialer Disposition eventuell Arrhythmien und ein AV-Block auf.

Im Falle einer *Überdosierung* kommt es zu Somnolenz bis zum Koma, Verwirrtheitszuständen, Erregungszuständen, Herzrhythmusstörungen, Hypotonie, anticholinergischen Wirkungen, Obstipation bis zum paralytischen Ileus, Harnverhaltung, Mydriasis, auch zu epileptiformen Krämpfen.

Als *Kontraindikationen* beispielsweise für das Amitriptylin gelten das Glaukom sowie die Prostatahypertrophie.

Tabelle 48
Antidepressiva mit dominanter sedativ-hypnotischer Wirkung

Einführungsjahr	Sachbezeichnung	Formel
1962	Amitriptylin (Laroxyl®; als Wirkstoffkomponente in Limbatril®)	
1965	Dibenzepin	
1970	Doxepin	

158

13.13 Pflanzliche Sedativa

In der psychiatrischen Praxis unüblich, aus allgemeinärztlicher Erfahrung aber durchaus chancenreich, können pflanzliche Zubereitungen auf der Grundlage von Baldrian-Hopfen sein (BENKERT und HIPPIUS) (Tabelle 49). Eine eigentliche hypnotische Potenz ist gering, dem steht eine nahezu fehlende Toxizität gegenüber. Extrakte und Tinkturen von Baldrian besitzen beruhigende Eigenschaften. Im Gegensatz zu anderen Tranquillantien sollen sie weder die Verkehrstüchtigkeit beeinflussen noch die Wirkung von Sedativa und Alkohol verstärken (MUTSCHLER). Im Schlaflabor sind solche pflanzlichen Zubereitungen wohl nicht näher untersucht worden.

Nach Schimmel werden den milden pflanzlichen Sedativa durchaus gewisse thymoleptische, muskelrelaxierende und spasmolytische Effekte zugeschrieben. Jedenfalls können bei funktionellen Störungen auch solche Zubereitungen durchaus eine patientenadäquate Behandlungsmöglichkeit darstellen (1985).

Angesichts der Suggestivkraft, die von pflanzlichen Arzneimitteln ausgehen kann, wird man auch pflanzlichen Sedativa einen gewissen Platz in unserem Arzneischatz zuweisen dürfen, wenn auch ihre Wirksamkeit nicht mit den heute üblichen experimentellen Methoden zu objektivieren ist.

Neben Baldrian-Zubereitungen (Valepotriat-haltige und Valepotriat-freie Präparate) sind in der Volksmedizin bis heute gefragt und verwendet: Hopfen, Melisse, Passionsblume, Fenchel sowie deren Kombinationen (HAMACHER, 1987).

Es muß wohl davon ausgegangen werden, daß die im Handel befindlichen Baldrian-Präparate nahezu ausnahmslos nicht stabil sind. So unterliegen die derzeit als genuine Wirkstoffe angesehenen Valepotriate leicht Abbauprozessen, besonders im alkalischen Bereich (OELSCHLÄGER, 1986).

Tabelle 49
Pflanzliche Sedativa

Einführungsjahr	Sachbezeichnung
1919	Extr. Rad. Valerianae + Extr. Hum. Lup.
1953	Weitere Pflanzenstoffe
1979	Extr. Rad. Valerianae (Valepotriate)

Seltene *Nebenwirkungen* sind beispielsweise gastrointestinale Beschwerden und allergische Hautreaktionen (GROSSMANN 1979).

14. ADDENDUM

14.1

Tabelle 50

Wenn Ihr Patient nicht schlafen kann

① «Klärendes Gespräch» ist der erste Beschwerden nicht übertreibt. Seine Klage jedoch ernstnehmen. Aufklären: physiologische Schlafdauer (Kind – Erwachsene – alter Mensch), individueller Schlafbedarf (Kurz- oder Langschläfer), der Organismus «holt» sich im allgemeinen seinen Schlaf. Fragen: Schlafgewohnheiten, weiches oder hartes Bett, Partner, Lärm, Fernsehen, «kann er abschalten?»

② «Kleine Schlafhilfen» können, wenn der Patient daran glaubt, Berge versetzen, z. B. «Schäfchen zählen», Milch oder wenig Alkohol, jedenfalls regelmäßige Schlafzeiten, mäßige Essens- und Trinkgewohnheiten, richtige Bettlektüre, entspannende Musik, körperliche Ermüdung, evtl. Schlafbrille und Ohropax, angepaßte Schlafhygiene.

③ «Psychotherapeutische Hilfen» sind schon die verständnisvollen Gespräche mit dem Patienten! Feierabend, den Tag ausklingen lassen, Patient zum Sprechen bringen («Für was ich Worte habe, darüber bin ich schon hinweg»; Hippokrates), vor allem Entspannungsverfahren wie Autogenes Training, Hypnose, Musiktherapie. Je nach Ausbildung auch Desensibilisierung, Reizkontrollverfahren, paradoxe Intention u. a. Formelhafter Leitsatz: Schlaf gleichgültig – Ruhe wichtig.

④ «Physikalische Therapie» fordert die Mitarbeit des Patienten: Ohne körperliche (nicht geistige!) Ermüdung kein Schlaf! Spaziergänge, Dauerlauf, Radfahren, Schwimmen, Skilaufen u. a. Entspannungstherapie wie Bindegewebsmassage oder Yoga, kaltes Gesichtsbad, temperaturansteigendes Fußbad, mäßig warmes Vollbad, kurzdauernde Luftbäder.

Milde Ruhigstellung:
«Hausmittel» wie warme Milch, Kräutertee u. a. Hopfen + Baldrian-Präparate, ein kleines Bier oder ein Schoppen Wein (Schlummertrunk).

⑤ Schlaf-Wach-Rhythmus gestört? Aufregung? Angst? Überforderung? Klima? Überseereisen? Emotionelle Labilität? Schichtarbeit? Funktionell oder situativ bedingt

ja → Aufklärung, Beruhigung, Entspannung, autogenes Training, trotzdem Schlafstörungen?

ja → Benzodiazepin
– Schlafmittel
kurz- oder mittellangwirkend

160

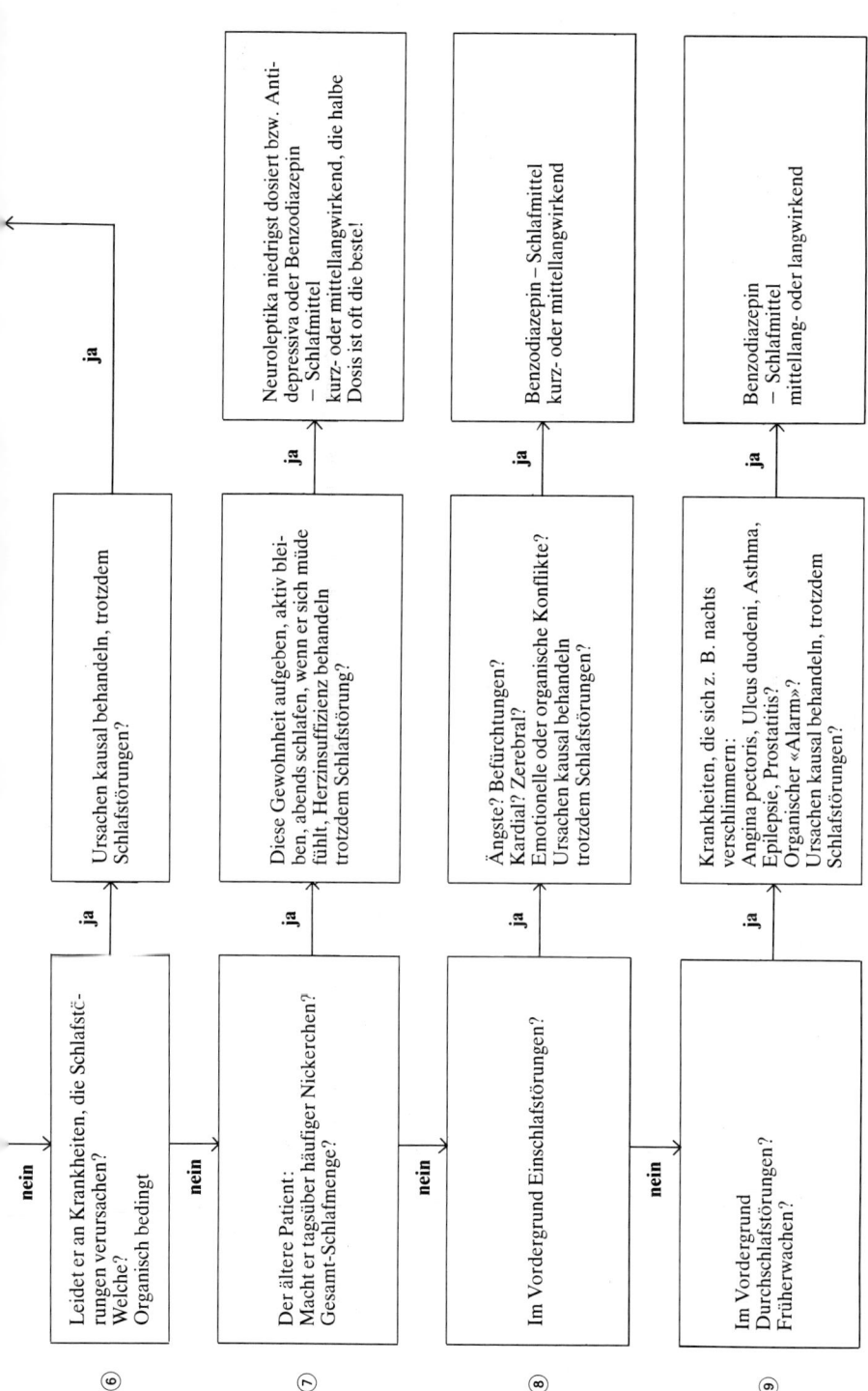

⑥ Leidet er an Krankheiten, die Schlafstörungen verursachen? Welche? Organisch bedingt

ja → Ursachen kausal behandeln, trotzdem Schlafstörungen? **ja** →

⑦ Der ältere Patient: Macht er tagsüber häufiger Nickerchen? Gesamt-Schlafmenge?

ja → Diese Gewohnheit aufgeben, aktiv bleiben, abends schlafen, wenn er sich müde fühlt, Herzinsuffizienz behandeln trotzdem Schlafstörung? **ja** →

Neuroleptika niedrigst dosiert bzw. Antidepressiva oder Benzodiazepin – Schlafmittel kurz- oder mittellangwirkend, die halbe Dosis ist oft die beste!

⑧ Im Vordergrund Einschlafstörungen?

ja → Ängste? Befürchtungen? Kardial? Zerebral? Emotionelle oder organische Konflikte? Ursachen kausal behandeln trotzdem Schlafstörungen? **ja** →

Benzodiazepin – Schlafmittel kurz- oder mittellangwirkend

⑨ Im Vordergrund Durchschlafstörungen? Früherwachen?

ja → Krankheiten, die sich z. B. nachts verschlimmern: Angina pectoris, Ulcus duodeni, Asthma, Epilepsie, Prostatitis? Organischer «Alarm»? Ursachen kausal behandeln, trotzdem Schlafstörungen? **ja** →

Benzodiazepin – Schlafmittel mittellang- oder langwirkend

nein (bei ⑥, ⑦, ⑧, ⑨)

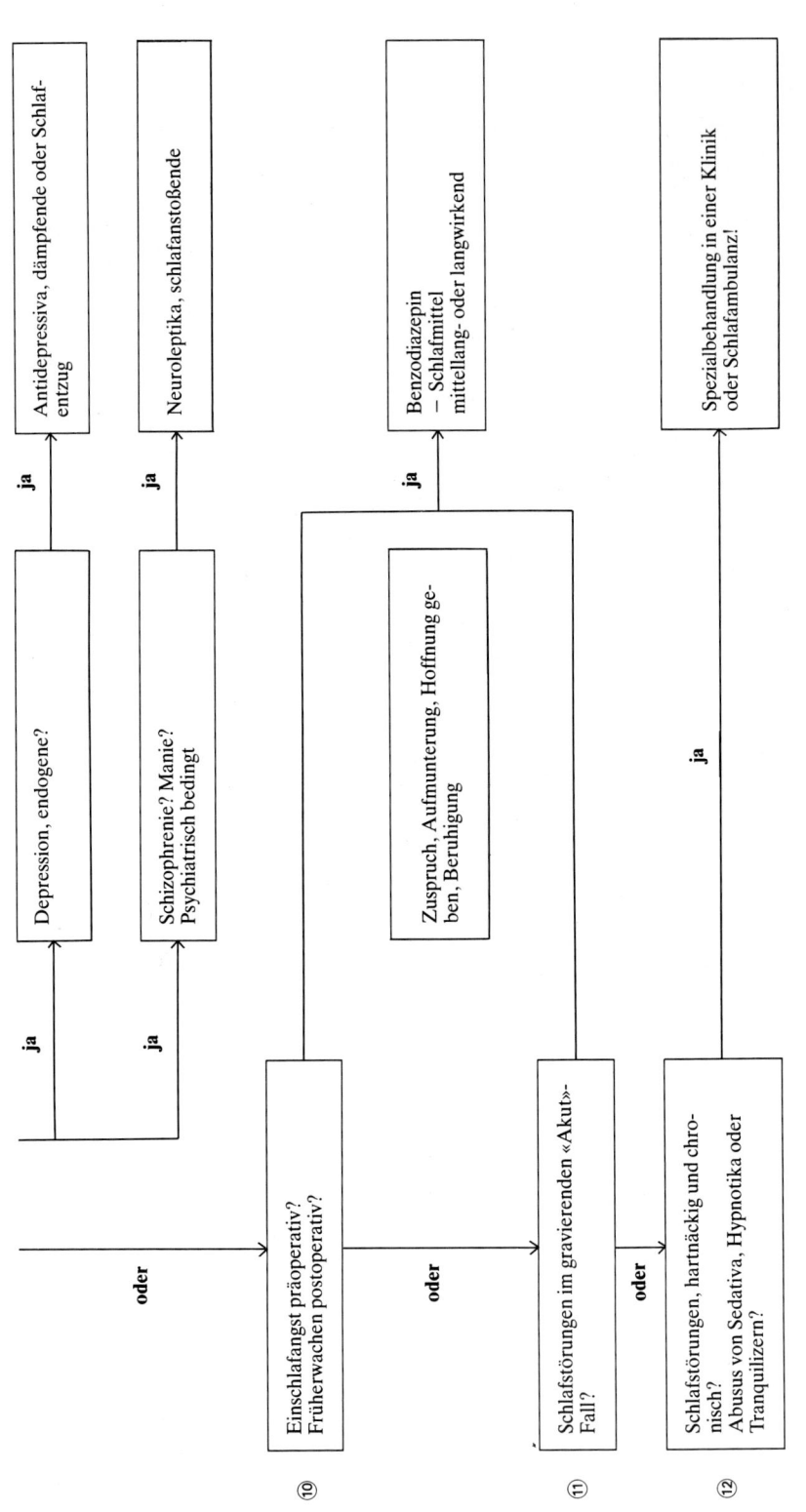

Wenn Schlafmittel erforderlich:
angepaßt dosiert ● beim Älteren Dosis meist halbiert ● in jedem Falle zeitlich limitiert ● nach Langzeitgabe ausschleichend dosiert

Quelle: V. LEUTNER «Die Schlafstörung – ein Achsensymptom nur der Depression?», medwelt 1985; 36: 290.

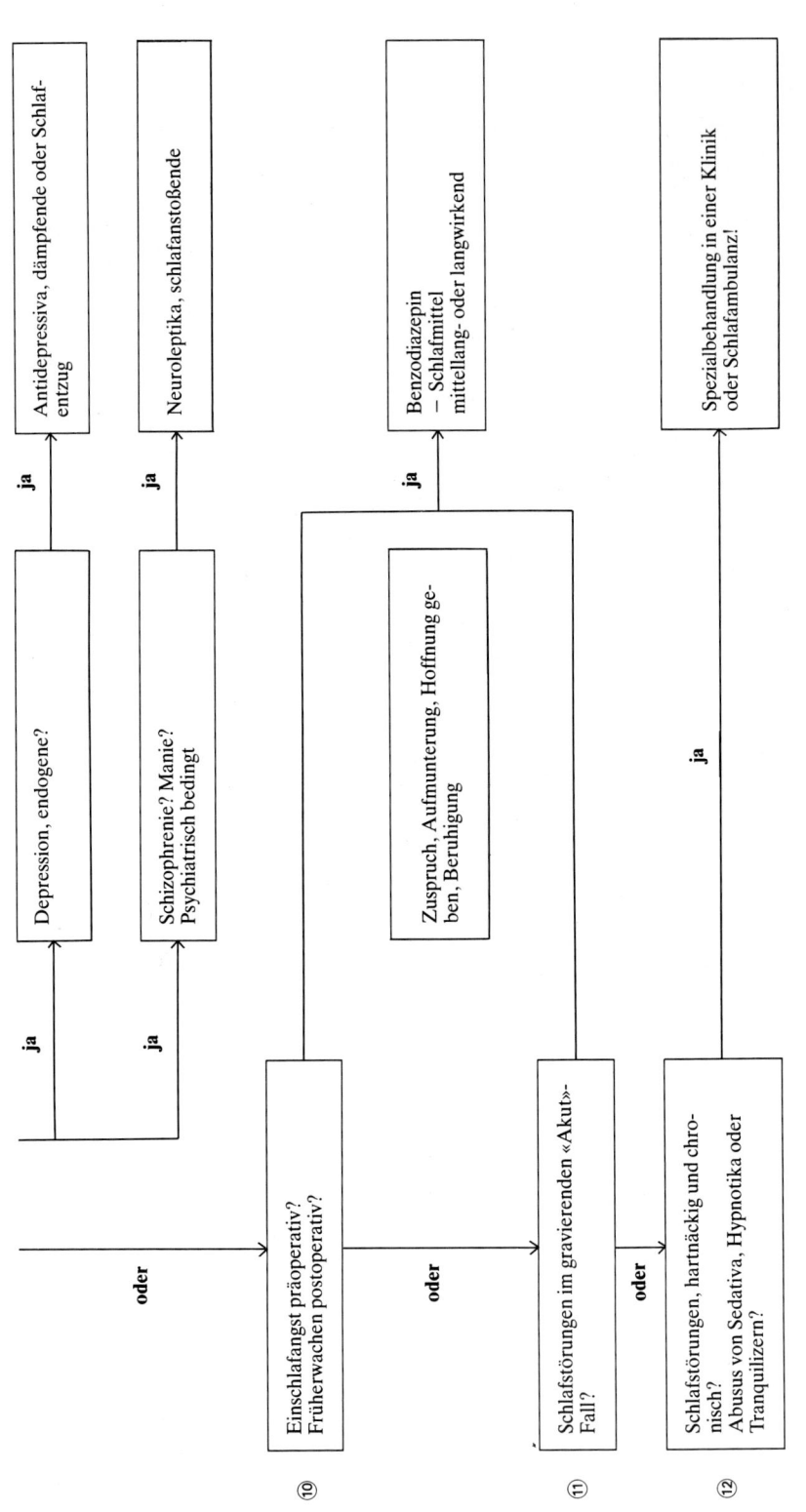

⑩ Einschlafangst präoperativ? Früherwachen postoperativ?

⑪ Schlafstörungen im gravierenden «Akut»-Fall?

⑫ Schlafstörungen, hartnäckig und chronisch? Abusus von Sedativa, Hypnotika oder Tranquilizern?

oder — oder — oder

ja → Depression, endogene? → ja → Antidepressiva, dämpfende oder Schlaf-entzug

ja → Schizophrenie? Manie? Psychiatrisch bedingt → ja → Neuroleptika, schlafanstoßende

Zuspruch, Aufmunterung, Hoffnung geben, Beruhigung → ja → Benzodiazepin – Schlafmittel mittellang- oder langwirkend

ja → Spezialbehandlung in einer Klinik oder Schlafambulanz!

14.2 Benzo- und Thieno-Diazepine
Klinische Wirkungsdauer

Tabelle 51

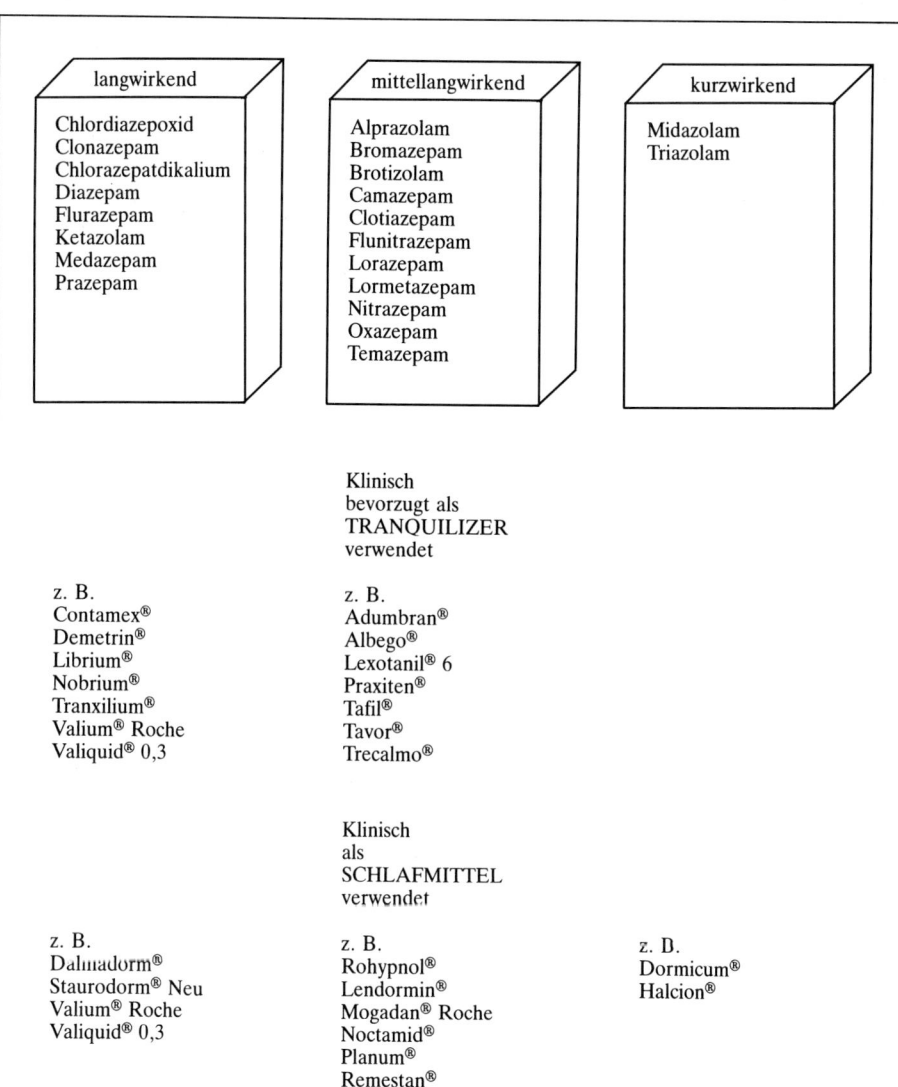

langwirkend	mittellangwirkend	kurzwirkend
Chlordiazepoxid	Alprazolam	Midazolam
Clonazepam	Bromazepam	Triazolam
Chlorazepatdikalium	Brotizolam	
Diazepam	Camazepam	
Flurazepam	Clotiazepam	
Ketazolam	Flunitrazepam	
Medazepam	Lorazepam	
Prazepam	Lormetazepam	
	Nitrazepam	
	Oxazepam	
	Temazepam	

Klinisch
bevorzugt als
TRANQUILIZER
verwendet

z. B.	z. B.	
Contamex®	Adumbran®	
Demetrin®	Albego®	
Librium®	Lexotanil® 6	
Nobrium®	Praxiten®	
Tranxilium®	Tafil®	
Valium® Roche	Tavor®	
Valiquid® 0,3	Trecalmo®	

Klinisch
als
SCHLAFMITTEL
verwendet

z. B.	z. B.	z. B.
Dalmadorm®	Rohypnol®	Dormicum®
Staurodorm® Neu	Lendormin®	Halcion®
Valium® Roche	Mogadan® Roche	
Valiquid® 0,3	Noctamid®	
	Planum®	
	Remestan®	

14.3 Midazolam

der «Steckbrief»
eines neuen kurz-
wirksamen Benzo-
diazepin-Hypnoti-
kums:

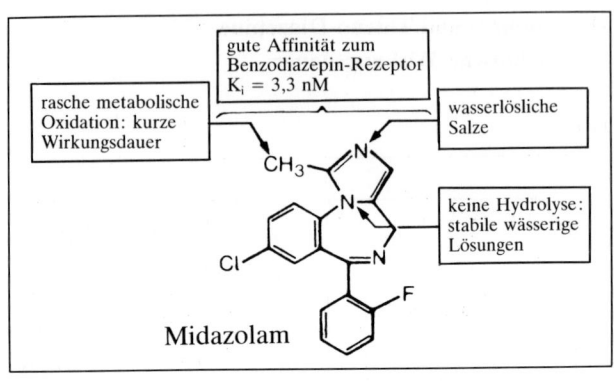

Chemisch:

ein Imidazo-1,4-Benzo-
diazepin

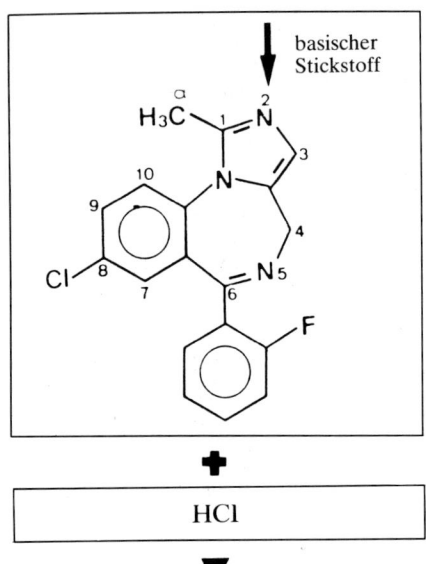

+

HCl

▼

Midazolamhydrochlorid

in H_2O löslich

kein Lösungsvermittler

spritzfertige wässrige Lösung

Dormicum®   5 und 15 = 5 mg bzw.

                   15 mg Midazolam
                   in 1 bzw. 3 ml

Neu:

Dormicum®   = 5 mg in 5 ml

V 5

intramuskulär + intravenös

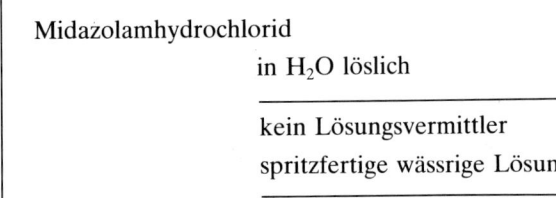

lokal gut verträglich !

Galenisch:

ein wasserlösliches
1,4-Benzodiazepin

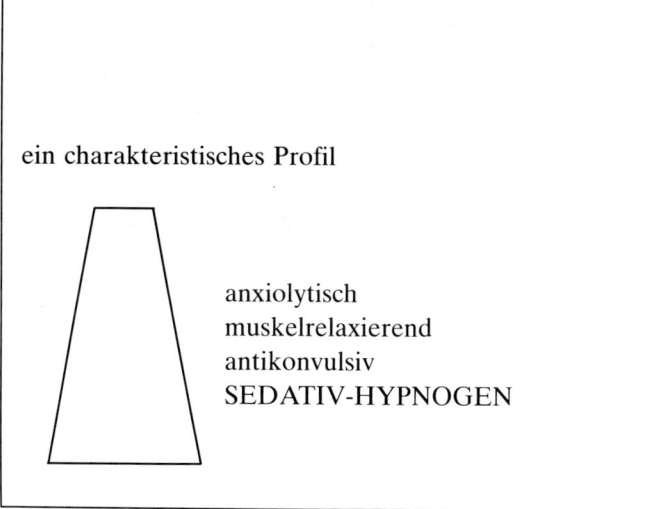

ein charakteristisches Profil

anxiolytisch
muskelrelaxierend
antikonvulsiv
SEDATIV-HYPNOGEN

Pharmakologisch:

ein Benzodiazepin-
Hypnotikum mit
Soforteffekt

orale Gabe	
Absorptions-Halbwertzeit	~ 8 min
Bioverfügbarkeit	~ 50 %
maximale Plasma-konzentration (t max)	innerhalb 30 min
Verteilungs-Halbwert-zeit (t/2)	~ 10 min
Eliminations-Halbwert-zeit (t/2 ß)	1,5–2,5 Stunden
Clearance, totale	300–400 ml/min
Verteilungs-Volumen	0,5–1 Liter/kg
Proteinbindung	96 %

Pharmakokinetisch:

ein kurzwirksames
1,4-Benzodiazepin

20–30 Minuten
vor der OP ▶ PRÄMEDIKATION
Dormicum® 5 *i.m.*

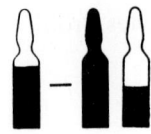

3,5–7 mg (0,05–0,1 mg/kg KG)
in der Regel sind 5 mg
ausreichend

5–10 Minuten
vor dem Eingriff ▶ PRÄMEDIKATION
zur Basissedierung
bei LOKALANÄSTHESIE
Dormicum® 5 *i.v.*

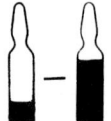

1,0–3,5 mg
(0,01–0,05 mg/kg KG)

unmittelbar
vor der OP ▶ EINLEITUNG der
NARKOSE zusammen mit einem
potenten Analgetikum
Dormicum® 15 *i.v.*

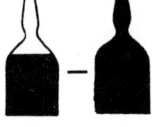

10–15 mg (0,15–0,20 mg/kg KG)

unmittelbar
vor der OP ▶ EINLEITUNG der
NARKOSE in Kombination
mit Ketamin:
ATARANALGESIE
Dormicum® 15 *i.v.*

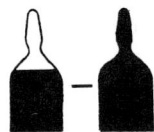

10–15 mg (0,15–0,20 mg/kg KG)
+ 0,5–1,5 mg Ketamin/kg KG *i.v.*

im Notfall sofort

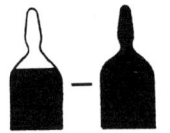

▶ STATUS EPILEPTICUS
Dormicum® 15 *i.m.*

10–15 mg (0,15–0,20 mg/kg KG)

Klinisch:

das breit einsetzbare
Injektions-Hypnotikum

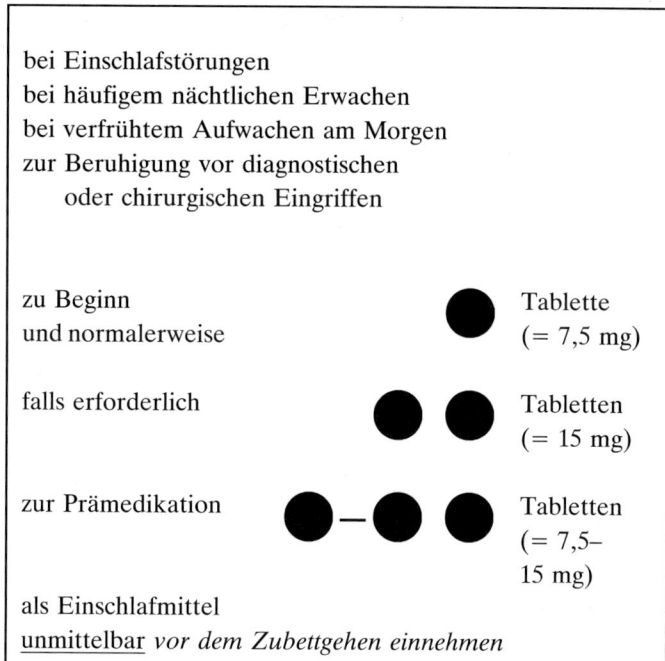

bei Einschlafstörungen
bei häufigem nächtlichen Erwachen
bei verfrühtem Aufwachen am Morgen
zur Beruhigung vor diagnostischen
    oder chirurgischen Eingriffen

zu Beginn
und normalerweise   Tablette (= 7,5 mg)

falls erforderlich   Tabletten (= 15 mg)

zur Prämedikation   Tabletten (= 7,5– 15 mg)

Klinisch:

das schnell wirkende Einschlafmittel

als Einschlafmittel
<u>unmittelbar</u> *vor dem Zubettgehen einnehmen*

In Deutschland haben die Gesundheitsbehörden 1990 die Dormicum® 7,5 Lacktabletten zur oralen Prämedikation vor operativen und diagnostischen Eingriffen zugelassen. Die Therapieziele – Anxiolyse, Sedierung, Streßreduktion, Amnesie – werden durch Midazolam per os dosisabhängig erreicht. So bewirkt eine orale Dosis von 7,5 mg eine deutliche Anxiolyse bei im allgemeinen schwacher Sedierung und einen teilweisen amnestischen Effekt. Bei Steigerung der Dosis auf 15 mg sind der sedierende und der amnestische Effekt stärker ausgeprägt, was unter anästhesiologischen Gesichtspunkten erwünscht sein kann. Studien an führenden klinischen Zentren haben inzwischen das Wirkungs- und Sicherheitsprofil der Prämedikation mit Dormicum 7,5 zu einem akzeptierten Verfahren werden lassen, das im Schrifttum umfassend dokumentiert ist.

Außerhalb von Deutschland, z.B. in der Schweiz, sind Dormicum® Tabletten (7,5 und 15 mg) auch als schnellwirkendes Einschlafmittel im ambulanten Bereich zugelassen und seit 1983 im Gebrauch.

14.4 Katalog der Kurzbezeichnungen und Warenzeichen

Tabelle 52

Kurzbezeichnung generic name	Warenzeichen ○ Monowirkstoff-Präparat ⊙ Kombinations-Präparat a. H. (außer Handel)	Warenzeichen im Ausland/ Beispiele	Österreich	Schweiz
Acecarbromal	○ Abasin® a. H.			
Alprazolam	○ Tafil®	○ Xanax®		●
Amitriptylin	○ Laroxyl®	○ Laroxyl®		●
	⊙ Limbatril®	⊙ Limbitrol®	●	●
	⊙ Limbatril® F	⊙ Limbitrol® F	●	●
	⊙ Limbatril® Tabs			
	○ Saroten®			
	○ Tryptizol®			
Amobarbital	⊙ Metrotonin®			
Aprobarbital	⊙ Resedorm®			
Barbital	○ Veronal®			
	○ Nervo.OPT® mono			
Brallobarbital	⊙ Vesparax® u. a.			
Bromazepam	○ Lexotanil® 6	○ Lexotanil® 1,5		●
		○ Lexotanil® 3		●
		○ Lexotanil® 6	●	●
	○ Bromazepam 6 Hexal®			
	○ Durazanil®			
	○ Gityl®			
	○ Normoc®			
Butobarbital		○ Soneryl®		●
Bromisoval	⊙ Brom-Nervacit® a. H.			
Brotizolam	○ Lendormin®			
Calciumbromid	○ Calcibronat® a. H.			
Camazepam	○ Albego®	○ Albego®		●
Carbromal	○ Adalin® a. H.	○ Somben®	●	
Chloralhydrat	○ Chloraldurat®	○ Chloraldurat®		●
	○ Chloralhydrat Rectiolen®	○ Chloralhydrat Rectiolen®	●	●
		Medianox®		●
Chlordiazepoxid	○ Librium®	○ Librium®	●	●
	○ Librium® Tabs	○ Librium® Tabs	●	●
		○ Risolid®		●
	○ Multum®			
	⊙ Librax®	⊙ Librax®	●	●
	⊙ Limbatril®	⊙ Limbitrol®	●	●
	⊙ Limbatril® F	⊙ Limbitrol® F	●	●
	⊙ Limbatril® Tabs			
	⊙ Pantrop® retard			
Chlorpromazin	○ Megaphen®			
Chlorprothixen	○ Taractan®	○ Taractan®	●	●
	○ Truxal®			
Clobazam	○ Frisium®	○ Frisium®	●	
		○ Urbanyl®		●

Kurzbezeichnung generic name	Warenzeichen ○ Monowirkstoff-Präparat ⊙ Kombinations-Präparat a. H. (außer Handel)	Warenzeichen im Ausland/ Beispiele	Österreich	Schweiz
Clomethiazol	○ Distraneurin®	○ Distraneurin®	●	●
		○ Hemineurin®		●
Clonazepam	○ Rivotril®	○ Rivotril®	●	●
Clotiazepam	○ Trecalmo®			
Cloxazolam		○ Lubalix®		●
Cyclobarbital	○ Phanodorm® a. H.	○ Phanotal®	●	
	⊙ Dormopan® u. a., a. H.	○ Phanotal-		
	○ Somnupan® C	Calcium®		●
Cyclopentobarbital		○ Cyclopal®		●
Delorazepam		○ Briantum®		●
Desipramin	○ Pertofran®			
Diazepam	○ Valium® Roche			
	○ Diazemuls®	○ Dialag®		●
	○ Diazepam Stada®	○ Diazemuls		●
	○ Diazepam Desitin®	○ Eurosan®		●
	rectal Tube	○ Gewacalm®	●	
	○ Diazepam ratiopharm®	○ Psychopax®	●	●
	○ Diazepam Woelm®	○ Stesolid®		●
	○ Duradiazepam®	○ Umbrium®	●	
	○ Lamra®	○ Valium® Roche	●	●
	○ Mandrozep®	○ Valium® CR		●
	○ Neurolytril®	Roche		
	○ Timazepam®	○ Valium® retard	●	
	○ Tranquase®	Roche		
	○ Tranquo-Tablinen®	○ Valium® MM		●
	○ Valaxona®	Roche		
	○ Valiquid® 0,3	⊙ Betamed®		●
	○ Valium® MM Roche			
	⊙ Elthon®			
	⊙ Seda-Presomen® 1,25			
	⊙ Silentan®			
Dibenzepin	○ Noveril®			
Dikaliumchlorazepat	○ Tranxilium®	○ Tranxilium®	●	●
Diphenhydramin	○ Dolestan®			
	○ Halbmond®			
	⊙ Betadorm®			
	⊙ Betadorm®-N			
	⊙ Dormigoa® u. a.			
Doxepin	○ Aponal®			
Droperidol	○ Dehydrobenzperidol®			
Etodroxizin	⊙ Vesparax® mite			
Extr. Hum. Lup.	⊙ Euvegal® u. a.			
Extr. Rad. Valerian.	○ Baldrisedon®			
	○ Valdispert® u. a.			
Fentanyl	○ Fentanyl®-Janssen	○ Fentanyl®-Janssen		●
Flumazenil	○ Anexate®	○ Anexate®	●	●
Flunitrazepam	○ Rohypnol®	○ Rohypnol®	●	●
Flurazepam	○ Dalmadorm®	○ Dalmadorm®		●
		○ Dalmadorm® mite		●
	○ Staurodorm® Neu			

Kurzbezeichnung generic name	Warenzeichen O Monowirkstoff-Präparat ⊙ Kombinations-Präparat a. H. (außer Handel)	Warenzeichen im Ausland/ Beispiele	Österreich	Schweiz
Glutethimid	O Doriden® a. H. ⊙ Somvit® a. H.			
Halothan	O Halothan Hoechst® O Fluothane®	O Halothan Hoechst®		●
Heptabarbital	O Medomin® a. H.			
Hexobarbital	O Evipan® a. H.			
Hydroxyzin	O Atarax® O Masmoran®	O Atarax® O Atarax® forte	●	● ●
Imipramin	O Tofranil®	O Tofranil®	●	●
Iproniazid	O Marsilid® a. H.			
Kaliumbromid	⊙ Vitanerton® a. H.			
Ketamin	O Ketanest®	O Ketalar®		●
Ketazolam	O Contamex®	O Solatran®		●
Levallorphan	O Lorfan® Vet.			
Lorazepam	O Tavor® O Pro Dorm® u. a.	O Temesta	●	●
Loprazolam	O Sonin®			●
Lormetazepam	O Noctamid®	O Loramet® O Noctamid® O Noctamid® mite	●	● ● ●
L-Tryptophan	O Kalma® O L-Tryptophan-AS® O Tryptocompren®	O Dorphan® O Kalma® O L-Tryptophan-AS® O Somnidor®		● ● ● ●
Maprotilin	O Ludiomil®	O Ludiomil®	●	●
Medazepam	O Nobrium® 1988 a. H. O Rudotel® (ehem. DDR)	O Nobrium®	●	●
Melitracen	O Trausabun®			
Mephenesin	O Rhex „Hobein"®			
Meprobamat	O Aneural® a. H. O Cyrpon® O Meprobamat® Besch O Meprobamat® Helos O Meprobamat® Saar O Meprosa® O Urbilat® ⊙ Atma®-sanol ⊙ Clindorm® ⊙ Omnisedan® ⊙ Sedapon D® ⊙ Visano®	O Cyrpon® O Epikur® O Meprodil® O Miltaun® O Miltown O Oasil® O Pertranquil® O Quaname®	● ● ● ●	 ● ● ● ●
Metaclazepam	O Talis®			
Methamphetamin	O Pervitin® a. H.			
Methaqualon	O Normi-Nox® ⊙ Somnibel® a. H.	O Methasedil® O Mozambin® O Nobadorm® O Normi-Nox®	●	● ● ●

Kurzbezeichnung generic name	Warenzeichen ○ Monowirkstoff-Präparat ⊙ Kombinations-Präparat a. H. (außer Handel)	Warenzeichen im Ausland/ Beispiele	Österreich	Schweiz
Methylphenobarbital	○ Prominal® a. H.			
Methyprylon	○ Noludar® 1988 a. H.			
Midazolam	○ Dormicum® 5 u. 7,5 und 15	○ Dormicum® 5 u. 15	●	
	○ Dormicum® V 5	○ Dormicum® 5 u. 7,5 und 15		●
Morphin	○ Morphin. hydrochl. Amphiolen®	○ MST Continus® retard		●
	○ MST Mundipharma®	○ Epimor®		●
Natriumbromid	⊙ Eusedon® Lösung a. H.			
Nitrazepam	○ Mogadan® Roche	○ Dumolid®		●
	○ Atempol®	○ Imeson®		●
	○ Dormo-Puren®	○ Insomin®		●
	○ Eatan® N	○ Mogadon®	●	●
	○ Imeson®			
	○ Radedorm® (ehem. DDR)			
	○ Somnibel® N			
Nordazepam	○ Tranxilium® N	○ Vegesan®		●
Nortriptylin	○ Nortrilen®			
Opipramol	○ Insidon®	○ Insidon	●	●
Opium, Gesamtalkaloide	○ Pantopon® a. H.			
Oxazepam	○ Adumbran®	○ Adumbran®	●	
	○ Durazepam®	○ Anxiolit®	●	●
	○ Noctazepam®	○ Anxiolit® forte		
	○ Oxa-Puren®	○ Anxiolit® retard	●	
	○ Oxazepam-ratiopharm®	○ Praxiten®		●
	○ Oxazepam Stada®	○ Seresta®		
	○ Oxazepam Rekur®	○ Sigacalm®	●	●
	○ Oxazepam retard-ratiopharm®			●
	○ Praxiten®			
	○ Praxiten® forte			
	○ Sigacalm®			
	○ Uskan®			
	⊙ Ovaribran®			
	⊙ Persumbran®			
	⊙ Praxiten® SP			
	⊙ Tranquo-Alupent®			
	⊙ Tranquo-Buscopan®			
Oxazolam	○ Tranquit®			
Oxitriptan	○ Levothym®			
Paraldehyd	○ Paraldehyd			
Pentenamid	○ Novonal® a. H.			
	⊙ Betadorm®-N			
Pentobarbital	○ Nembutal® a. H.	○ Nembutal®		●
	○ Neodorm®			
	○ Repocal®	○ Repocal®		●
Perazin	○ Taxilan®			
Phenobarbital	○ Luminal®	○ Agrypnal®	●	
	○ Luminaletten®	○ Agrypnaletten	●	
	○ Phenaemal®	○ Aphenylbarbit®		●
	○ Phenaemaletten®	○ Aphenyletten®		●
		○ Hypnaletten®	●	●
		○ Luminal®		●
		○ Luminaletten®		●

Kurzbezeichnung generic name	Warenzeichen ○ Monowirkstoff-Präparat ⊙ Kombinations-Präparat a. H. (außer Handel)	Warenzeichen im Ausland/ Beispiele	Österreich	Schweiz
Prazepam	○ Demetrin® ○ Mono-Demetrin®	○ Demetrin®	●	●
Promazin	○ Protactyl®			
Promethazin	○ Atosil®	○ Phenergan®	●	●
Propanidid	○ Epontol® a. H.			
Prothipendyl	○ Dominal®			
Protriptylin	○ Maximed® a. H.			
Pyrithyldion	○ Persedon® Roche 1983 a. H. ○ Benedorm® (ehem. DDR)			
Reserpin	○ Reserpin® Saar			
Secobarbital	⊙ Vesparax® mite	○ Dormatylan® ○ Dormona® ○ Seconal Sodium®	●	● ●
Temazepam	○ Planum® ○ Planum® mite ○ Remestan® ○ Remestan® mite	○ Levanxol® ○ Normison® ○ Normison® mite ○ Planum® ○ Planum® mite	●	● ● ● ●
Tetrazepam	○ Musaril®			
Thalidomid	○ Contergan® (1960 a. H.)			
Thiopental-Na	○ Thiopental «Lentia» ○ Trapanal®			
Thioridazin	○ Melleril®	○ Melleril®	●	●
Triazolam	○ Halcion®	○ Halcion®		●
Triflupromazin	○ Psyquil®			
Trimipramin	○ Stangyl®			
L-Tryptophan	○ Kalma®	○ Depredor® ○ Dorphan® ○ L-Tryptophan®		● ● ●
Valepotriate	○ Valmane® a. H.			
Vinylbital	○ Speda®	○ Speda®		●
Zolpidem	○ Stilnox® ○ Bikalm®	○ Stilnox		●
Zopiclon	○ Imovane® (France) ○ Ximovan® ○ Zimovane® (France)			

14.5 SCHLAFAMBULANZEN, SCHLAFLABORATORIEN
und die Möglichkeit der polysomnographischen Schlafdiagnostik

DEUTSCHLAND

Berlin

DRK-Krankenhaus „Mark Brandenburg,
Abt. Drontheimer Straße"
Akademisches Lehrkrankenhaus der FU B
I. Innere Abteilung
Atmungslabor, Bronchologie, Schlaflabor
Schwerpunkt: Pneumonologie und Kardiologie
Prof. Dr. P. Dorow
Drontheimer Str. 39–40
13359 Berlin
Tel.: (030) 4907-345

Klinikum Charlottenburg
Abt. für Klinische Neurophysiologie
Schlaflabor (vorwiegend Forschung)
Prof. Dr. St. Kubicki
Spandauer Damm 130
14050 Berlin
Tel.: (030) 3035-315

Bielefeld

Evangelisches Johannes-Krankenhaus
Neurologische Klinik
Schlaflabor mit 2 Ableiteplätzen
(Hyposomnien, Hypersomnien:
Narkolepsie, Schlafapnoe)
Prof. Dr. P. Clarenbach
Schildescher Str. 99
33611 Bielefeld
Tel.: (0521) 8014551

Bonn

Nervenklinik und Poliklinik-Neurologie der
Universität
Schlafambulanz und polysomnographische
Schlafdiagnostik
(Forschung, Diagnostik, Therapie: Hypersomnien,
Hyposomnien)
Dr. J.-P. Sieb
Sigmund-Freud-Str. 25
53127 Bonn
Tel.: (0228) 2803361

Bremen

Zentralkrankenhaus Bremen-Ost
Institut für klinische Neurophysiologie
(Polysomnographische Schlafdiagnostik bei
Hypo- und Hypersomnien, Schlafapnoe)
Frau Dr. G. Freund
Züricher Str. 40
28325 Bremen
Tel.: (0421) 408376

Bremerhaven

Zentralkrankenhaus Reinkenheide
Neurologische Klinik
(Polysomnographische Diagnostik bei
Hypersomnien:
Schlafapnoe, Narkolepsie)
Priv.-Doz. Dr. U. Beck
Postbrookstraße
27574 Bremerhaven
Tel.: (0471) 2993419

Calw

Landesklinik Nordschwarzwald
Schlaflabor für gerontopsychiatrische Patienten
Prof. Dr. Linden, Dr. Gündel, Dr. Kummer
Postfach
75365 Calw
Tel.: (07051) 5862414

Dillingen (Saar)

Caritas-Krankenhaus
Institut für Schlafstörungen und Schlafforschung
(4 Ableiteplätze)
(Polysomnographische Schlafdiagnostik bei
Hypo- und Hypersomnien, Schlafapnoe)
Priv.-Doz. Dr. W. Emser
Werkstr. 1
66763 Dillingen (Saar)
Tel.: (06831) 708250

Frankfurt

Psychiatrische Klinik der Universität
Spezialambulanz für Schlafgestörte mit
angeschlossenem Schlaflabor
(Diagnostik und Therapie von Hypersomnien:
Narkolepsie, Schlafapnoe nur Diagnostik;
Hyposomnien, insbes. schwere chron. Hyposomnien)
Dr. S. Volk
Heinrich-Hofmann-Str. 10
60528 Frankfurt a. M.
Tel.: (069) 6301-5004

Freiburg

Psychiatrische Universitätsklinik
Schlafambulanz mit polysomnographischer
Schlafdiagnostik
(Forschungsgebiete: Schlafendokrinologie, Schlaf-
störungen bei psychiatrischen Erkrankungen)

Dr. Fr. Hohagen
Hauptstr. 5
79104 Freiburg
Tel.: (0761) 2708-210/211

Gauting

Zentralkrankenhaus Gauting (LVA Oberbayern)
Labor für Schlaf- und Atemregulationsstörungen

Dr. R. Lund, Dr. J. Stumpner
Unterbrunner Str. 85
82131 Gauting
Tel.: (089) 85791-369/-367/-312

Göttingen

Psychiatrische Universitätsklinik
Schlafambulanz mit polysomnographischer
Schlafdiagnostik
(3 Ableiteplätze)
(Forschung, Diagnostik, Therapie: Hypersomnien,
Hyposomnien)

Prof. Dr. E. Rüther
Von-Siebold-Str. 5
37075 Göttingen
Tel.: (0551) 39-6610/11

Hagen

Klinik Ambrock
Zentrum für Pneumologie und Thoraxchirurgie
Schlaflabor für nächtliche Atem- und
Kreislaufregulationsstörungen
(2 Meßplätze, davon 1 drahtgebundener Meßplatz
mit Videometrie, 1 Telemetrie-Meßplatz),
(Spezielle Indikationen: Schlafapnoe-Syndrom mit
Einstellung auf nCPAP-Therapie, chronisch obstruk-
tive Ventilationsstörungen: nächtliche O_2-Therapie)

Prof. Dr. K.-H. Rühle
Ambrocker Weg 60
58091 Hagen
Tel.: (02331) 7808-202

Klingenmünster

Pfalzklinik Landeck
Schlafambulanz mit Schlaflabor
(Polysomnographische Diagnostik bei Hyper-
und Hyposomnien)

Priv.-Doz. Dr. R. Steinberg
Postfach
76889 Klingenmünster
Tel.: (06349) 79214

Lahr

Kreiskrankenhaus Lahr
Neurologische Klinik
Schlaflabor
(Diagnostik und Therapie von Hypersomnien
[Narkolepsie, Schlafapnoe] und Hyposomnien)

Prof. Dr. K. Kendel
Klosterstr. 19
77933 Lahr
Tel.: (07821) 285-410

Mainz

Psychiatrische Klinik und Poliklinik der Universität
(Polysomnographische Schlafdiagnostik bei
Hypo- und Hypersomnien)

Dr. Th. Herth
Untere Zahlbacher Str. 8
55131 Mainz
Tel.: (06131) 17-2409

Mannheim

Zentralinstitut für Seelische Gesundheit J 5
Psychiatrische Klinik
Schlafambulanz mit polysomnographischer
Schlafdiagnostik
(3 Ableiteplätze)
(Forschung, Diagnostik, Therapie: Hypersomnien,
Hyposomnien)

68159 Mannheim
Tel.: (0621) 17031

Marburg

Zentrum für Innere Medizin
Medizinische Poliklinik der Universität
Prof. Dr. P. v. Wichert
Labor für Zeitreihenanalyse
(5 Ableiteplätze)
(Forschung, Diagnostik, Therapie: Apnoen,
Schlaf-Wach-Störungen)

Priv.-Doz. Dr. J. H. Peter
Baldinger Straße
35043 Marburg/Lahn
Tel.: (06421) 28-2702

München

Max-Planck-Institut für Psychiatrie – Klinik
Schlaflabor
(Forschung, Diagnostik und Therapie von
Hypersomnien, andere Schlafstörungen)

Dr. H. Schulz, Dr. E. Kiss, Dr. M. Wiegand
Kraepelinstr. 10
80804 München
Tel.: (089) 306221

Psychiatrische Klinik und Poliklinik der
Universität
(Polysomnographische Schlafdiagnostik, vorwiegend
klinische Fragestellungen)
Prof. Dr. G. Laakmann
Nußbaumstr. 7
80336 München
Tel.: (089) 6160-3439

Münster

Psychologisches Institut II der Universität
Laboratorium für experimentelle
Schlafuntersuchungen
a) Ambulanz
b) Forschung
(zu a: Polysomnographische Schlafableitungen
[z. Z. 2 Ableiteplätze], Diagnosestellung und
therapeutische Beratung, Kostenübernahme
durch Kassen möglich)
Prof. Dr. Becker-Carus
Schlaunstr. 2
48143 Münster
Tel.: (0251) 83-4141/4115

Norderney

Klinik Norderney (LVA Westfalen)
Klinik für Erkrankungen der Atmungsorgane
und Allergien
Schlaflabor für nächtliche Atem- und Kreislauf-
regulationsstörungen
Priv.-Doz. Dr. J. Fischer
Kaiserstraße 26
26548 Norderney
Tel.: (04932) 892-200

Regensburg

Bezirkskrankenhaus Regensburg
Polysomnographische Schlafdiagnostik im
Bezirkskrankenhaus Regensburg
(Diagnosestellung und therapeutische Beratung)
Priv.-Doz. Dr. Klein, Dr. Geisler
Universitätsstr. 84
93053 Regensburg
Tel.: (0941) 941-337

Schwalmstadt-Treysa

Neurologische Klinik Hephata
Klinisches Schlafzentrum mit Kassenambulanz
(Hypersomnien, Schlafapnoe, Narkolepsie,
Tagesschläfrigkeit unklarer Genese)
Prof. Dr. K. Meier-Ewert
Heinrich-Wiegand-Str. 57
34613 Schwalmstadt-Treysa
Tel.: (06691) 18260
Fax: (06691) 18189

Tübingen

Psychiatrische Klinik der Universität
Schlaflabor (vorwiegend Forschung: endogene
Psychosen, Hypersomnien)
Dr. H. Giedke
Osianderstr. 22
72076 Tübingen
Tel.: (07071) 292311

Würzburg

Psychiatrische Klinik und Poliklinik der Universität
(Diagnose und Therapie funktioneller
Schlafstörungen sowie
Grundlagenforschung zur Physiologie und
Biochemie der Schlaf-Wach-Regulation)
Prof. Dr. Beckmann
Füchsleinstr. 15
97080 Würzburg
Tel.: (0931) 203-301

ÖSTERREICH

Allgemeines Krankenhaus
Psychiatrische Universitätsklinik
Prof. Dr. B. Saletu
Lazarettgasse 14
A-1097 Wien

SCHWEIZ

Medizinisches Zentrum Mariastein
Prof. Dr. G. Schoenenberger
Dr. D. Schneider-Helmert
CH-4115 Mariastein (Basel-Land)

Psychiatrische Klinik Königsfelden
Forschungsabteilung
PD Dr. Dr. R. Thomann
CH-5200 Windisch (Aargau)

Laboratorium für experimentelle und klinische
Schlafforschung der Universität Zürich
Prof. Dr. D. Lehmann, Prof. Dr. Ingeborg Strauch
Prof. Dr. A. Borbely
1) Neurologische Universitätsklinik
Rämistr. 100
CH-8006 Zürich
2) Institut für klinische Psychologie
Schmelzbergstr. 40
CH-8044 Zürich

Absenz	sehr kurze Trübung oder Verlust (gewöhnlich 2–15 Sekunden) der höheren psychischen Fähigkeiten als Begleitzeichen generalisierter epileptischer Entladungen. Verschiedene Formen (einfach oder komplex), verschiedene Arten von EEG-Entladungen
Agrypnie	Schlaflosigkeit, Schlafstörung
Alkohol	medizinhistorisch wohl das älteste schlaferzwingende Mittel. Bereits 1 g Alkohol/kg Körpergewicht stört den Schlafrhythmus: rasches Einschlafen, schnelle erste REM-Phase, Tiefschlaf jedoch vermindert, Schlaf unruhig und flach. Im Rauschzustand wird zuerst eine Bewußtseinstrübung erzwungen, ein physiologischer Ablauf wird erst 6–8 Stunden nach Einsetzen der Intoxikation beobachtet. Der Erholungswert eines solchen Schlafes ist eingeschränkt. In kleinen Dosen kann Alkohol (Bier, Wein) durchaus entspannend und damit auch schlaffördernd wirken
Alpdrücken	ein Angstgefühl, das meist beim Einschlafen oder auch im Traumschlaf auftritt und wobei eine Einengung der Atmung (Brust) verspürt wird
Alpha-Wellen	Frequenzbereich des EEG von 8–13/Sek.
Alptraum	Trauminhalte mit angsterregenden Stimuli (Tiere oder Menschen) während des REM-Schlafes. Wiederholte Alpträume können der Desensibilisierung dienen, zur besseren Überbrückung eines erregenden Ereignisses, z. B. beim Neurotiker
Alptraum, epileptischer	eine unkorrekte Bezeichnung, da definitionsgemäß ein Alptraum niemals epileptisch ist. Es kommt natürlich vor, wenn auch sehr selten, daß ein Epileptiker eine nächtliche Krise erleidet.
Altersschlaf	der Schlaf des alternden Menschen zeigt gewisse Auffälligkeiten wie 1) Verlängerung des Einschlafstadiums 2) Verminderung der Tiefschlafanteile 3) größte Schlaftiefe findet sich erst in den frühen Morgenstunden 4) unruhiger Schlaf mit vermehrten Wachperioden 5) frühzeitiges Erwachen
Amnesie	zeitlich begrenzte, totale oder teilweise Gedächtnisstörung bzw. Erinnerungslücke, beispielsweise bei Hirnverletzungen, epileptischen Anfällen, Intoxikationen
Amnesie, anterograde	Erinnerungslücke für einen Zeitabschnitt, in dem der

	Betroffene wieder ansprechbar war und sich (scheinbar) normal verhielt
Amnesie, retrograde	Erinnerungslücke, die einen verschieden langen Zeitabschnitt v o r Eintreten der Bewußtseinsstörung betrifft
Apnoe, nächtliche	immer wieder kurze Unterbrechungen der Atmung (20–90 Sek.) durch funktionelle Verlegung der oberen Luftwege oder auch aufgrund von vorübergehendem Zwerchfellhochstand
ARAS	Kurzbezeichnung für den Begriff «aufsteigendes retikuläres aktivierendes System»
Arousal reaction	die sog. «Weckreaktion». Vier Typen werden beschrieben:

1) die kortikale Arousal reaction verursacht ein waches Bewußtsein
2) die affektive Arousal reaction verursacht Angst, Spannung, Erregung
3) die vegetative Arousal reaction verursacht Erregung des Sympathicus mit Herzklopfen, Blutdruckanstieg usw.
4) die spinale Arousal reaction verursacht Erhöhung des Muskeltonus und der motorischen Aktivität. Die Weckreaktion dient dem Organismus zur Überwindung einer Gefahr, entweder durch Kampf oder durch Flucht

Asomnie	Schlaflosigkeit, totale
Aufwach-Epilepsie	eine Epilepsie, bei der die Anfälle bald nach dem Aufwachen auftreten. Alle Formen von Epilepsien können solch eine zeitliche Bindung zeigen, sie wird aber zumeist bei generalisierten primären Epilepsien beobachtet
Beta-Wellen	Frequenzbereich des EEG von über 13/Sek.
Bett-Telefon	der Testschläfer, den man weckt, kann im Schlaflabor durch das Bett-Telefon seine Träume artikulieren
Circadiane Rhythmik	biologische Tagesperiodik, die endogen erzeugt und exogen auf die Periode des Tag-Nacht-Wechsels synchronisiert wird.
Delta-Wellen	Frequenzbereich des EEG von 0,5–3/Sek.
Desynchronisation	Zustand, in dem mehrere Rhythmen stationär mit unterschiedlichen Perioden verlaufen und dementsprechend ihre gegenseitigen Phasenbeziehungen kontinuierlich ändern
DSIP	Abkürzung für «Delta-Sleep-Inducing-Peptide», eine «endogene» schlafinduzierende Substanz, die bisher nur bei Kaninchen und Ratten nachgewiesen wurde. Die

	Isolierung und Prüfung am Tier war außerordentlich erfolgversprechend, die bisherigen Erfahrungen am Menschen eher enttäuschend
DSPS	Bezeichnung für «Delayed Sleep Syndrome», ein verspätetes Schlafsyndrom. Dieser Typ einer Schlafstörung ist verknüpft mit der Klage, zur gewünschten Uhrzeit nicht einschlafen zu können.
EDG	Elektrodermatographie: Registrierung bioelektrischer Potentiale der Haut
EEG	Elektroencephalographie: Ableitung der Hirnströme
EGG	Elektrogastrographie: Registrierung der Aktionsströme des Magens
EKG	Elektrokardiographie: Ableitung der Herzströme
EMG	Elektromyographie: Ableitung der Muskelpotentiale
EOG	Elektrookulographie: Registrierung der Augenbewegungen
ERG	Elektrorespirogramm: Registrierung der Atemfrequenz
EUG	Elektrourinographie: Erfassung eines evtl. Einnässens
Enuresis nocturna	bei der Abklärung dieses Leidens sollte man auch daran denken, ob das nächtliche Bettnässen nicht auch Ausdruck eines nächtlichen zerebralen Anfallsleidens ist
Enzephalopathie	Überbegriff für organische Erkrankungen des Gehirns
Enzephalitis lethargica	Economo' Krankheit, 1917 beschrieben. Entzündung des Gehirngewebes. Klinische Zeichen akut: Schlafsucht (Lethargie!), Hirnnervenlähmung, Hyperkinesen, Schmerzen, psychische Veränderungen, Erbrechen, Fieber mit Folgezuständen
Externe Desynchronisation	Zustand zwischen einem biologischen (circadianen) Rhythmus und einem äußeren Zeitgeber
Formatio reticularis	ein Neuronengeflecht, das vom Zwischenhirn bis in die Medula oblongata hinabreicht. Dieses Reflexorgan empfängt viele Impulse aus Teilen des Gehirns und gibt sie auch weiter. Tonussteigerung dieses Reflexorgans führt zur Reizschwellenerniedrigung der Großhirnrinde und steigert damit die Vigilität. Dies hat dazu geführt, daß man von einem Wach- bzw. Schlafzentrum in der retikulären Formation gesprochen hat
GABA	Gamma-Aminobuttersäure, der wichtigste hemmende Transmitter des zentralen Nervensystems
Hang over	ein «Überhang» der Wirkung eines Medikamentes, meist unerwünscht. Diese Nachwirkung kann in den folgenden Tag hinein oder noch länger wirksam werden (Barbiturate, Alkohol u. a.)
Hypersomnia periodica	Kleine-Levin-Syndrom

Hypersomnie	eine Schlafneigung, die über das Normale hinausgehende Schlafbedürfnis mit verschiedenen Ursachen weit hinausgeht: z. B. die Encephalitis, Hirntumoren, Vergiftungen, Pickwick-Syndrom, Encephalitis epidemica, Kleine-Levin-Syndrom u. a.
Hypnolepsie	Narkolepsie
Hypnomanie	Hypersomnie, Schlafsucht
Hypnophobie	angstvolle Erwartung vor dem Schlaf
Hypnotherapie	Behandlungsmöglichkeit durch 1) medikamentöse Intervention und 2) Behandlung durch Hypnose
Hyposomnie	Schlafstörungen, die verschiedene Ursachen haben können, z. B. bei Psychosen, Neurosen, emotionellen Einflüssen, organische Krankheiten u. a.
Inkubismus	Vorstellung, ein böser Dämon (Incubus) lege sich auf den Körper des Träumers (Alptraum)
Insomnie	Agrypnie, Schlafstörung
Interne Desynchronisation	Zustand zwischen mehreren biologischen (circadianen) Rhythmen innerhalb eines Organismus
Kleine-Levin-Syndrom	Krankheitsbild mit periodischen Schlaf- und Heißhungerzuständen, vor allem bei jungen Männern, erhöhten oder schwankenden Blutzuckerwerten, Bradykardie, Muskeltonusverminderung, reizbarer Verstimmung, normales EEG; der Schläfer bleibt weckbar, Ursache unbekannt, wird oft nach Infektionskrankheiten beobachtet
LWA	**L**angsam**w**ellige **A**ktivität des EEG im Non-REM-Schlaf
Meditation	besondere Form des In-sich-Versenkens mit dem Ziel einer Bewußtseinsumstellung
Melatonin	Ein Serotonin-Derivat, das aus der Zirbeldrüse als Hormon freigesetzt wird. Erste Untersuchungen am Menschen und am Versuchstier deuten darauf hin, daß die Verabreichung des Melatonins den Schlaf begünstigt.
Myoklonus, nächtlicher	nicht-rhythmische Bewegungen der Füße oder Beine unbekannter Ursache während des Schlafes
Nachtangst	Pavor nocturnus
Nachtmahr	Alptraum
Nachtwandeln	Somnambulismus
Narkolepsie	ein Syndrom unbekannter Ursache, das durch abnorme Einschlafneigung mit vermehrter Tagesschläfrigkeit, häufig gestörtem Nachtschlaf und pathologische REM-Schlafmanifestationen charakterisiert ist. Die REM-Schlaf-Anomalien umfassen verfrüht auftretende REM-Schlafphasen sowie die inhibitorischen Phänomene Kataplexie und Schlaflähmung. Häufigkeit in Mitteleuropa: 0,02 bis 0,06 %.

Narkomanie	Schlafmittel-Abhängigkeit
Neurotransmitter	Überträgerstoffe des Nervensystems, die an den Nervenendigungen in Vesikeln gespeichert sind und bei ankommenden Nervenimpulsen freigesetzt werden. Sie vermitteln stimulierende oder hemmende Effekte. Beispiele klassischer Neurotransmitter: Acetylcholin, GABA (wichtigster Hemmstoff), Dopamin, Adrenalin, Noradrenalin (REM-Schlaf), Serotonin (NREM-Schlaf)
NREM-Schlaf	Non-REM-Schlaf, Schlafphasen ohne REM: langsamer Schlaf
Parasomnie	Schlafstörungen, verursacht durch 1) organische Hirnerkrankungen 2) Zuckungen beim Einschlafen, Alpträume, Schlafwandeln 3) Bewußtseinstrübungen durch Hirntumor 4) Auffälligkeiten, die zum Schlafzustand des Patienten von anderen Personen bemerkt werden
Pavor nocturnus	Nachtangst: nächtliches Erwachen von Kindern mit Angstgefühlen und Schreianfällen
Pavor nocturnus epilepticus	unkorrekte Bezeichnung, da definitionsgemäß ein Pavor nocturnus niemals epileptisch ist. Einzelne Epileptiker können einen nächtlichen Anfall haben, der durch mimische und gestische Automatismen gekennzeichnet ist, die Entsetzen ausdrücken
PhG	Phallographie, Registrierung der Penis-Erektionen während des Schlafes
Pickwick-Syndrom	Krankheitsbild mit einer Störung der Atemregulation und des Schlaf-Wach-Rhythmus. Besondere Form einer Bewußtseinsstörung infolge von Hypoventilation bei extrem adipösen Männern mittleren Alters. Periodische Atemstörung beim Einschlafen, tagsüber oft unwiderstehliches Schlafbedürfnis, das mit Muskelzuckungen und beschleunigter oberflächlicher Atmung einhergeht.
Polysomnogramm	kontinuierliche und gleichzeitige Erfassung der physiologischen Parameter während des Schlafes, z. B. EEG, EOG, EMG, EKG, Atemfunktion
REM-Latenz	die Zeit vom Einschlafen bis zum Auftreten der ersten REM-Phase
REM-Schlaf	schneller Schlaf, Schlafphase, die durch das Auftreten schneller Augenbewegungen (**R**apid-**E**ye-**M**ovement) gekennzeichnet ist
REM-Schlaf-Äquivalente	solche Zustände können anfallartig, wie beispielsweise bei der Narkolepsie, auftreten. Mögliche Symptome: Schlafanfälle, affektiver Tonusverlust, hypnagoge Halluzinationen und Wachanfälle (Aufwachen mit Bewegungsstarre)

REM-Schlaf-Depressor	Stoffe, die die Dauer des REM-Schlafes reduzieren, beispielsweise der Alkohol, auch Barbiturate
REM-Schlaf-Rebound	wird REM-Schlaf beispielsweise durch chronische Zufuhr bestimmter Schlafmittel (Barbiturate) reduziert, so kommt es beim abrupten Entzug dieser Mittel zu einem Überschießen, zu einem Nachholen von REM-Schlaf (Rebound-Phänomene), was schwerwiegende Folgen haben kann. Im REM-Schlaf können jetzt gehäuft Angina pectoris-Anfälle oder auch eine starke HCL-Produktion beim Ulcuskranken auftreten
SAB-Schlaf	Schlaf mit schnellen Augenbewegungen (REM-Schlaf)
Schlaf, langsamer	Nicht-REM-Schlaf, Non-REM-Schlaf, NREM-Schlaf. 70–80% der Gesamtschlafdauer verbringen wir in dieser Phase des orthodoxen Schlafes. Im EEG langsame Wellen mit großer Amplitude, langsam pendelnde Augenbewegungen, gesenkter Blutdruck (um 10%), verlangsamte Atmung, reduzierter Muskeltonus. Man geht davon aus, daß diese Phase der Regeneration animalischer Funktionen des Organismus dient
Schlaf, schneller	REM-Schlaf, paradoxer, desynchronisierter Schlaf. In dieser Phase wird vor allem das Traumsoll erfüllt («wir träumen»). Im EEG rasche Wellen mit kleinen Amplituden, schnelle Augenbewegungen, stark gesenkter Blutdruck (20–25%), schnelle, unregelmäßige Atmung, aufgehobener Muskeltonus, Herzfrequenzanstieg. 20–30% der Gesamtschlafdauer verbringen wir im Traumschlaf. Dieser Anteil liegt beim Neugeborenen hoch (etwa 50%). Mit fortschreitendem Alter nimmt die Dauer des REM-Schlafes ab. Die erste REM-Phase tritt im Durchschnitt nach 90 Minuten nach dem Einschlafen auf und wiederholt sich im Laufe einer Nacht bis zu 5 mal. Pro Nacht absolvieren wir normalerweise 5 REM-Phasen. Die Dauer dieser Phasen des paradoxen Schlafes nehmen von 10 bis auf etwa 50 Minuten im Laufe der Nacht zu. Entgegen früherer Auffassungen träumen wir jedoch nicht nur in den REM-Phasen. Wird der Schläfer unmittelbar nach einer solchen Phase geweckt, kann er allerdings das soeben Geträumte recht gut rapportieren
Schlafautomatismus, ambulatorischer epileptischer	ambulatorischer epileptischer Automatismus im Schlaf, epileptischer Somnambulismus

Schlafbedarf

1. Lebensjahr	18–20 Stunden
Kleinkinder	12–14 Stunden
Schulkinder	10–11 Stunden

	Erwachsene	6– 8 Stunden
	ältere Menschen	6 Stunden oder weniger

Schlafeffizienz-Index   Gesamtschlafzeit/Zeit im Bett

Schlafentzug   konstanter Entzug des Schlafes führt zu einem gesteigerten Schlafbedürfnis, was sich besonders in psycho-vegetativen Dysregulationen äußert. So können beispielsweise bestimmte Krankheitsbilder, wie epileptische Anfälle, provoziert werden. Andererseits ist bekannt, daß sich bei einem Drittel der Patienten mit endogener, mitunter auch bei vitalisierter psychogener Depression durch Schlafentzug deutliche Besserungen des Beschwerdebildes erreichen lassen. Diese Patienten fühlen sich schon nach einer durchwachten Nacht oft schlagartig wohler. Dabei lassen sich vor allem günstig beeinflussen: depressive Gestimmtheit (mit Tagesschwankungen), affektive und motorische Hemmung, Agitiertheit, Spannung, Angst und Suizidalität. Das Interesse erwacht wieder, die Betroffenen fühlen sich freier, leichter, hoffnungsfroher. Rückfälle sind jedoch nicht selten, eine Verschlechterung der Depression ist jedoch im allgemeinen nicht zu erwarten. Günstig ist die Kombination von Schlafentzug mit Antidepressiva. Man unterscheidet heute drei Arten: totaler Schlafentzug (der Patient wird die ganze Nacht wach gehalten), partieller Schlafentzug (der Patient bleibt die zweite Hälfte der Nacht ab dem Wecken gegen 0.30 Uhr wach), selektiver Schlafentzug (bestimmte Schlafstadien, speziell der REM-Schlaf werden entzogen). Das praktisch gefahrlose Verfahren kann stationär, durchaus aber auch ambulant durchgeführt werden und ist ein guter co-therapeutischer Faktor

Schlafepilepsie   Epilepsie, bei der die Anfälle hauptsächlich oder ausschließlich im Schlaf auftreten, sei es in der Nacht oder auch unter tags. Alle symptomatologischen und ätiologischen Formen von epileptischen Anfällen können diese zeitliche Verteilung in ihrem Auftreten zeigen

Schlaf-Faktoren   Faktor-S, DSIP (Delta-Sleep-Inducing-Peptide), SPS (Sleep-Promoting-Substance), vasoaktives intestinales Peptid (VIP), Vasotocin (ATV), Melatonin.

Schlafinversion   Umkehrung der physiologischen Schlaf-Wach-Folge (Schlaf am Tage, Wachsein in der Nacht). Beobachtet bei Arteriosklerose der Hirnarterien und Encephalitis

Schlafkur   ein durch Medikamente erzwungener künstlicher Schlaf, früher beispielsweise mit Narkotika und Opiate durchgeführt (z. B. Opium), heute kaum mehr praktiziert

Schlaflabor	das moderne Experimentierfeld des Schlafforschers: geeignete Räumlichkeit mit Bett für den Schläfer und Testbatterie für den Schlafforscher: Polygraphie von EEG, EOG, ERG, EMG, EGG, EDG, EUG, Phallographie, Klitorographie (Registrierung der Klitoriserektion), Kolpographie (Registrierung vaginaler Kontraktionen). Kontrolle des EEG-Schlafes durch akustische Weckreize, Weckversuche und Tonbandregistrierung des Trauminhaltes. Direkte Beobachtung oder Videoaufnahmen während der ganzen Schlaf- bzw. Nachtphase. Außerordentlich kostenaufwendige Phase im Rahmen einer Arzneimittelprüfung
Schlaflatenz	die Zeit vom Zubettgehen bis zum Einschlafen
Schlafmittel	heute unterscheiden wir im wesentlichen zwei Großgruppen:

1) «Schlaferzwinger» mit allgemein dämpfenden Wirkungen auf viele Funktionen des ZNS, z. B. Barbiturate, Ureide
2) «Schlafanstoßer» mit modifizierter, meist selektiver Wirkung auf entsprechende Neurone: Benzodiazepine

Schlafmittelvergiftung	zur Symptomatik und Therapie sei auf die bewährte Übersicht «Stufengerechte Therapie der Schlafmittelvergiftungen» von v. Clarmann in dem «Lehrbuch der inneren Medizin», Gross/Schölmerich, Schattauer 1982, 6. Aufl. verwiesen
Schlafperiode	Der normale Schlaf umfaßt 4–6 Schlafperioden oder Schlafzyklen, die jede aus den verschiedenen Schlafstadien besteht. Eine Schlafperiode umfaßt die Schlafstadien B–E einschließlich der ersten Traumphase. Die Dauer der ersten Schlafperiode kann etwa 110 Minuten sein
Schlafprofil	die Abfolge der einzelnen Schlafstadien
Schlafschuld	der durch Schlafentzug entstandene Zustand, den der Organismus auszugleichen versucht
Schlafstadien	eine Schlafperiode besteht aus verschiedenen Stadien: Stadium 1 (bzw. I bzw. A+B): Einschlafstadium, Dauer etwa 5 Minuten; die alpha-Wellen verschwinden, dafür die delta-Wellen nachweisbar (Frequenz von 4–7 Hz) Stadium 2 (bzw. II bzw. C): Leichtschlaf, Dauer etwa 7 Minuten; Verlust des Wachbewußtseins. Zur delta-Aktivität kommen unregelmäßige Schlafspindeln (schnellere Potentiale), außerdem K-Komplexe. Mittelhoher Muskeltonus

Stadium 3 (bzw. III bzw. D): mitteltiefer Schlaf, Dauer etwa 8 Minuten, langsame delta-Wellen

Stadium 4 (bzw. IV bzw. E): Tiefschlaf, Dauer 40–60 Minuten, maximale Ausdehnung der delta-Wellen. Alle Funktionen sind jetzt auf ein Minimum geschaltet; in diesem Stadium kann es zu Reden im Schlaf, Einnässen oder Schlafwandeln kommen. Weitgehend traumloser bzw. traumarmer Schlaf, sehr hohe Weckschwelle.

Die Zeit vom Einschlafen bis zu Beginn des Tiefschlafes sowie einschließlich der ersten REM-Phase wird als eine Schlafperiode bezeichnet

Schlafstörung, primäre	eine Grundkrankheit ist nicht faßbar bzw. erkennbar
Schlafstörung, sekundäre	wird als Begleitsymptom anderer Krankheiten bzw. Grundkrankheiten diagnostiziert
Schlafstörungen, Typen der	im allgemeinen werden 4 Arten unterschieden: Einschlafstörung mit verzögertem Einschlafen von 1–4 Stunden Dauer. Durchschlafstörungen mit häufigem Aufwachen nach dem ersten Einschlafen, oberflächlicher, wenig erholsamer Schlaf. Einschlaf- und Durchschlafstörungen sowie Früherwachen mit vorzeitigem Erwachen nach 1–4 Stunden Schlaf
Schlafstörungen, andere Begriffe	auch andere Begriffe werden oft, wenn auch unpräzis, dafür gebraucht: Schlafsucht, Schlaflosigkeit, umgekehrter Schlafrhythmus, Narkolepsie, Alpträume, Schlafwandeln, wobei stets Störungen nichtorganischer Ursache subsummiert werden
Schlafstörungen, Ätiologie der	funktionelle oder situativ bedingte Schlafstörungen: psychoreaktiv (Affekt, Angst, Freude, Sorgen u. a.); psychologische Konfliktsituationen (Stress, Erschöpfung, Überforderung, familiäre oder sexuelle, berufliche Schwierigkeiten); exogene Anlässe (Reise, Lärm, Essen Trinken, Klima, Wetter). Organisch bedingte Schlafstörungen: Hirnerkrankungen, Hirntumoren, Zustand nach Encephalitis, Krampfleiden, Kopfschmerzen, exogene Intoxikationen, Infektionskrankheiten, Herzinsuffizienz, Hypertonie, respiratorische Insuffizienz, Asthma bronchiale, Ulcus duodeni, Leberkrankheiten, Niereninsuffizienz, Hyperthyreose, Diabetes mellitus, Gicht, Juckreiz usw. Psychiatrisch verursacht: Depression, Schizophrenie, Neurose, Toxikomanie. Pharmakologisch bedingte Schlafstörungen: Psychostimulantien, Appetitzügler, Kreislaufmittel, Kortikoste-

	roide, Asthmamittel, Antiepileptika, Antidepressiva, Betablocker u. a.
Schlaftyp	abendlicher Kurzschläfer: schläft und träumt gut, Schlafdauer 7 Stunden, vormittags frisch, nachmittags müder. Abendlicher Langschläfer: schwacher Schläfer, relativ guter Träumer, Schlafdauer 8–9½ Stunden. Vormittags ausgeschlafen, nachmittags müde und träge. Morgendlicher Kurzschläfer: ziemlich guter Schläfer, jedoch schwacher Träumer, Schlafdauer 6–7½ Stunden, morgens müde und träge, nachmittags munterer, Spitzenleistungen und aktiv gegen Abend. Morgendlicher Langschäfer: schwacher Schläfer und Träumer, Schlafdauer 8–9½ Stunden, morgens unausgeschlafen und müde, nachmittags dynamischer, aber nicht immer ausreichende Leistungen
Schlafwandeln	Somnambulismus
Schlafzentrum	dafür werden neuronale Strukturen im hinteren Hypothalamus und in retikulären Kernen des Thalamus, die über die aktivierende Formatio reticularis den Schlaf-Wach-Rhythmus steuern, verantwortlich gemacht. Für den Non-REM-Schlaf vor allem das Raphé-System, für die tonischen Phänomene des REM-Schlafes der Lokus coeruleus, für die schnellen Augenbewegungen im REM-Schlaf die Vestibulariskerne
Schnarchen	kann diagnostisches Zeichen für eine Apnoe sein
Somnambulismus	Schlaf- oder Nachtwandeln, meist bei Jugendlichen und Kindern, zu beobachten oft im Schlafstadium D
Somniloqui	Sprechen im Schlaf
Somnipath	ein Patient, der an Schlaflosigkeit leidet
Somnipathie	ein Zustand der Schlaflosigkcit, auch der Zustand der Hypnose
Somnolenz	pathologische Störung des Bewußtseins, erste Stufe einer Bewußtseinstrübung. Symptome wie reduzierte Aufmerksamkeit, erschwerte Auffassung und Schwierigkeiten der Zeit- und Raumorientierung, eine Verlangsamung der Denkvorgänge. Ursachen: hirnorganische Prozesse, Psychosen, Intoxikationen
Serotonin	Neurotransmitter (NREM-Schlaf)
SORA	theoretisches Modell der **S**chlaforganisierenden und -regulierenden **A**pparatur: Einzelheiten vermittelt der Band von W. P. Koella „Die Physiologie des Schlafes", G. Fischer Verlag 1988, S. 148–152
Theta-Wellen	Frequenzbereich des EEG von 4–8/Sek.
Traumschlaf	Schlaf, schneller; REM-Schlaf

L-Tryptophan	Vorstufe des Serotonins; verkürzt die Einschlafzeit, vermehrt den synchronisierten Schlaf, soll der Regulierung eines gestörten Schlaf-Wach-Rhythmus dienen
Vigilanz	Zustand der Wachheit des Bewußtseins («Vigilia» – die «Nachtwache»). Dieser Ausdruck wird oft i. S. höchster Verhaltensbereitschaft, also gegenüber «nicht-vigilanten» Zuständen wie Schlaf gebraucht. Zu berücksichtigen ist eine Schichtung der Vigilanz in verschiedenen Vigilanzebenen. Wir sprechen nach KUGLER von Vigilanz, wenn wir uns in diesem Schema mit den oberen Schichten beschäftigen, in denen die Verhaltensweisen der Wachheit erkennbar sind. Die darunterliegenden Schichten sind mit den klinischen Verhaltenszeichen des Schlafes verbunden.
Zustand, traumhafter	ein besonderer Zustand bei bestimmten epileptischen Anfällen des Temporallappens, bei dem der Betroffene glaubt, wie in einem Traum zu sein. Er kann seine Umgebung kaum wahrnehmen und erlebt dadurch epileptische Illusionen oder echte epileptische Halluzinationen, die dem Patienten infolge seiner verringerten Vigilanz als Bilder eines Traumes vorkommen.

14.7 Der SCHLAF in der Literatur

Geh schlafen, mein Herz, es ist Zeit

Ricarda Huch

Was die Brust im Wachen enget,
Aber treu verschließt der Mund,
Hat der Schlaf das Band gesprenget,
Tut es sich in Träumen kund.

Franz Grillparzer

Der eigentlich hervorbringende,
fruchtbare Teil unseres Daseins ist der Schlaf.

Carl Zuckmayer

Ein treuer Freund
der allen frommt,
Gerufen oder nicht,
er kommt.
Gern mag er Elend,
Sorge, Pein
Mit seinem sanften
Schleier decken;
Und selbst das Glücke
wiegt er ein,
Zu neuen Freuden
es zu wecken.   *Goethe*

Der Schlaf ist doch die köstlichste Erfindung.
H. Heine

. . . nur rühr nicht an den Schlaf der Welt.
Hebbel

Wenn man schlafen geht,
soll man die Sorgen
in die Schuhe stecken.

Schwedischer Spruch

Oft bringt die Nacht gewünschte Ruh
Auf heißer Tage müde Last;
Oft bringt man sie mit Schrecken zu
Und findet weder Ruh noch Rast.

Freiherr von Abschatz (17. Jh.)

Einschlafzeilen
Jetzt aber:
gib Dich
aus Deinen Händen
verliere Dich
aus den Augen
entlass Dich
in Deinen Körper –
der wirds wohl machen.

Kurt Marti

Die Wachen haben nur eine einzige Welt –
im Schlaf wendet sich jeder seiner eigenen zu.

Heraklit

O Schlaf, du süsses Labsal,
Trost der Leidenden,
O seliges Vergessen
aller Qualen,
welch willkommener,
heißersehnter Gott
im Ungemach!

Euripides

In Frieden leg ich mich nieder und schlafe ein,
Denn Du allein, Herr, läßt mich sorglos ruhn.

Psalm 4

Schlaf
dem Schmerzen, o Schlaf, dem Kümmernis
Fremd, nahe mit lieblichem Hauch uns,
Glückspendender, komm,
glückspendender Gott!
Auf, breite die wimperdämmernde Nacht
Über das Auge rings.
Komm, heilender Gott, komm schnell!

Sophokles

Das Glück ist geradezu eine Frage des
Ausgeschlafenseins. Wer ausgeschlafen ist,
arbeitet doppelt, dreifach so schnell und
genießt hundertmal so intensiv. Verschlafe,
wenn Du Talent dazu hast, die volle Hälfte
Deines Lebens, Du wirst dann die andere
Hälfte doppelt gelebt haben.

Karl-Ludwig Schleich

Langer Schlaf verleiht dem Greise
Kurzen Wachens rasches Tun.

Goethe

Mir war, als rief es:
«Schlaft nicht mehr, Macbeth
Mordet den Schlaf!»
Ihn, den unschuld'gen Schlaf;
Schlaf, der des Grams verworrn Gespinst entwirrt,

Macbeth

Gebt den Leuten mehr Schlaf – und
sie werden wacher sein, wenn sie
wach sind!

Kurt Tucholsky

An den Schlaf
Gott des Schlafes, Freund der Ruh,
dessen dunkle Schwingen
uns in einem süssen Nu
zu den Auen bringen,
die ein schönes Licht erhellt,
wo in einer andern Welt Harmonien klingen.

Herder

Der Schlaf ist für den ganzen Menschen,
was das Aufziehen für die Uhr

Schopenhauer

O Schlaf! o holder Schlaf!
Du Pfleger der Natur, wie schreckt ich dich,
Daß du nicht mehr zudrücken willst die Augen
Und meine Sinne tauchen in Vergessen?
Was liegst du lieber, Schlaf, in rauch'gen Hütten
Auf unbequemer Streue hingestreckt,
Von summenden Nachtfliegen eingewiegt,
Als in der Großen duftenden Palästen
Unter den Baldachinen reicher Pracht
Und eingelullt von süßen Melodien?

König Heinrich

Schlaf ist das einzige Glück, das man erst recht genießt,
wenn es vorbei ist.

Polgar

Der Schlaf heilt bei mir vieles.

Goethe

Der Schlaf
klopft mir auf mein Auge:
da wird es schwer.
Der Schlaf
berührt mir den Mund:
da bleibt er offen.

Wahrlich, auf weichen Sohlen
kommt er mir,
der liebste der Diebe,
und stiehlt mir meine Gedanken...

Nietzsche

Schlaf
Es, sagt man, sei ein gut Gewissen
Das sanfteste der Ruhekissen;
Doch finden wir, daß ein Gerechter
Mitunter schläft bedeutend schlechter
Als einer, der von Grund auf bös:
Das macht, der Gute ist nervös!
Es stellt sich leider bald heraus:
Er schläft nicht richtig ein und aus,
Fremd sind ihm, in der Morgenkühle,
Die baumausreißrischen Gefühle,
Wo einer aufwacht, ganz entrostet,
Und fragt, was heut die Welt wohl kostet.
Die Welt ist viel zu teuer, drum
Dreht er sich lieber nochmals um,
Und wenn er aufsteht, tut ers nur
Im Hinblick, schließlich, auf die Uhr.

W. Roth

Alles wird uns Genuss,
so schön ist das Leben gerundet,
selbst der Tod,
denn der Schlaf
ist der genossene Tod.

Friedrich Hebbel

Der Abend
Auf braunen Sammetschuhen geht
der Abend durch das milde Land,
sein weiter Mantel wallt und weht,
und Schlummer fällt von seiner Hand.

Christian Morgenstern

Und all das Geld und all das Gut
gewährt zwar viel Sachen;
Gesundheit, Schlaf und guten Mut
kann's doch nicht machen.

Matthias Claudius

Schlaf, Bezähmer
Aller Leiden, Rast des Geistes,
Menschendaseins bess're Hälfte,
Flücht'ger Sproß der Sternenmutter,
Harten Todes sanfter Bruder,
Wahr und Falsches wahllos mengend.
Zukunftssicher, unverläßlich,
Port, darein die Irrsal mündet,
Rast des Lichts, der Nacht Geleiter,
Kommst zum König, kommst zum Bettler,
Lehrst die todessüchtige Menschheit
Langer Nacht sich zu gewöhnen:
Leise fächle, sanft dem Müden,
Fessle, Schlaf, unbändige Glieder!
Laß die grimme Brust nicht, eh' sein
Geist den alten Kurs genommen.

Seneco, Hercules Furens

Der Schlaf ist das Bild des Todes.
Cicero

Denn wo die Sorge haust,
läßt sich der Schlaf nicht nieder.
Shakespeare

Wie das Sterben streicht auch der
Schlaf die Züge der Leidenschaft
mildernd aus.

Jean Paul

Nicht Mandragora noch Mohn
Noch alle Schlummersäfte der Natur
Verhelfen je dir zu dem süßen Schlaf,
Der gestern dein noch war.

Shakespeare

Wenn ein Mensch im Traum das Paradies durchwanderte,
und man gäbe ihm zum Beweis,
daß er darin gewesen ist, eine Blume mit
und er sähe beim Aufwachen diese Blume in seiner Hand –
was wäre daraus zu schließen?

S. T. Coleridge

Süßer Schlaf!
Du kommst wie ein reines Glück ungebeten,
unerfleht am willigsten.
Du lösest die Knoten der strengen Gedanken,
vermischest alle Bilder der Freude und des Schmerzes,
ungehindert fließt der Kreis innerer Harmonien,
und eingehüllt in gefälligen Wahnsinn,
versinken wir und hören auf zu sein.

Goethe

Das Beste, was wir haben, ist der Schlaf.

W. Saroyen

Traum
Mein Schiff
trug mich hinaus im Traum
mein Paß
war gültig
keiner hielt mich auf.
Und so entflog der Geist
dem Ufer
das meine Spur
im Sand noch hielt.
Oh Wunder,
das ich sah:
ringsum das Meer
und um mich her
die Glocke
eines Du –
unslchtbar. –

K. Keller

Schlaf
Unmerklich
verleibt sich die Seerose
den Tag ein,
um ihn am anderen
Morgen, taufrisch gestärkt,
einer hoffenden Welt
neu zu gebären.

H. Schneider

Wer will haben gute Ruh,
der höre, seh' und schweig dazu.

Altes Sprichwort

Hoch vor allen Gaben der Himmlischen, sei mir gepriesen,
Du, der Seele labendes Wasser,
Gliederlösender heiliger Schlaf.

Geibel

Nachtgesang
O gib vom weichen Pfühle,
Träumend, ein halb Gehör!
Bei meinem Saitenspiele
Schlafe! was willst du mehr?

Bei meinem Saitenspiele
Segnet der Sterne Heer
Die ewigen Gefühle;
Schlafe! was willst du mehr?

Die ewigen Gefühle
Heben mich, hoch und hehr,
Aus irdischem Gewühle;
Schlafe! was willst du mehr?

Vom irdischen Gewühle
Trennst du mich nur zu sehr,
Bannst mich in diese Kühle;
Schlafe! was willst du mehr?

Bannst mich in diese Kühle,
Gibst nur im Traum Gehör.
Ach, auf dem weichen Pfühle
Schlafe, was willst du mehr?

Goethe

Wenn man Dich sagen hört, ‚guten Abend‘,
bis Du sicherlich nicht allein.

Ein einfaches Wort aus Mali

Nachts kann ich oft nicht schlafen.

Hermann Hesse

Schlaf ist ein vermischter Zustand des Körpers und der Seele.
Im Schlaf sind Körper und Seele chemisch verbunden...

Novalis

Wenn Du Tag und Nacht lächelst,
läßt man den Arzt kommen.

Sprichwort

Siehst du den Schlaf auf einem Augenlide,
O, stör ihn nicht, denn heilig ist der Friede,
Mit dem er eine Menschenbrust begnadet.

J. Hammer

Wem anders als dem Schlaf
kann ich eine Stunde stehlen?

Hans Erni

...Sterben – Schlafen –
Nichts weiter! – und zu wissen, daß ein Schlaf
Das Herzweh und die tausend Stöße endet,
Die unsers Fleisches Erbteil – ’s ist ein Ziel,
Aufs innigste zu wünschen. Sterben – schlafen –
Schlafen! Vielleicht auch träumen! ...

Shakespeare

«Der Schlaf ist der einstweilige Zins des Todes, welcher selbst die Kapitalabzahlung
ist. Diese wird um so später angefordert, je reichlichere Zinsen und je regelmäßiger
sie gezahlt werden.»

Schopenhauer

Schlafen und sich entspannen
ist keine verlorene Zeit,
sondern Zeitgewinn.

Michel Quoist

Der Schlaf ist eine Taube:
streckt man die Hand ruhig aus,
setzt sie sich drauf;
greift man nach ihr,
fliegt sie weg.

Dubois

Das Beste, war wir haben, ist der Schlaf.

William Saroyen

Schlaf ist das einzige Glück,
das man erst recht genießt,
wenn es vorbei ist.

Polgar

Der Schlaf ist die Nabelschnur,
durch die das Individuum mit dem
Weltall zusammenhängt.

Hebbel

. . . nur rühr nicht an den Schlaf der Welt.

Hebbel

Der Schlaf ist doch die köstlichste
Erfindung.

Heine

In Frieden leg ich mich nieder und schlafe ein,
Denn Du allein, Herr, läßt mich sorglos ruhn.

Psalm 4

Abendlied

Der Mond ist aufgegangen,
Die goldnen Sternlein prangen
Am Himmel hell und klar.
Der Wald steht schwarz und schweiget,
Und aus den Wiesen steiget
Der weiße Nebel wunderbar.

Wie ist die Welt so stille,
Und in der Dämmrung Hülle
So traulich und so hold.
Als eine stille Kammer,
Wo ihr des Tages Jammer
Verschlafen und vergessen sollt.

Wir stolze Menschenkinder
Sind eitel arme Sünder,
Und wissen gar nicht viel.
Wir spinnen Luftgespinste
Und suchen viele Künste,
Und kommen weiter von dem Ziel.

Seht ihr den Mond dort stehen,
Er ist nur halb zu sehen,
Und ist doch rund und schön.
So sind wohl manche Sachen,
Die wir getrost belachen,
Weil unsre Augen sie nicht sehn.

Gott, laß dein Heil uns schauen,
Auf nichts Vergänglich's trauen,
Nicht Eitelkeit uns freun!
Laß uns einfältig werden,
Und vor dir hier auf Erden
Wie Kinder fromm und fröhlich sein!

Matthias Claudius

Schmerzmittel

Schmerzprophylaxe

In jüngster Zeit sind die Diskussionen um die Begleitung des chronisch Schmerzkranken mit zunehmendem Engagement geführt worden, was angesichts der oft nur unbefriedigenden Schmerzbehandlung bei Patienten mit fortgeschrittenen Tumorerkrankungen verständlich wird. Wenn heute in unserer Gesellschaft die Forderung nach „Lebensqualität" erhoben wird, so ist dies in der Behandlung und Betreuung von Patienten mit malignen Tumoren nicht auszuklammern. Dabei kommt dem chronischen Krebsschmerz eine besondere Bedeutung zu. Man kann davon ausgehen, daß etwa 40 % der Patienten in fortgeschrittenen Stadien und 60 % der Patienten im terminalen Stadium der Krebserkrankung unter stärksten Schmerzen leiden. Für den Tumorpatienten besitzt der Schmerz einen zweifachen Signalcharakter: Er erinnert ihn andauernd an das Fortbestehen oder auch Fortschreiten der bösartigen Erkrankung. Darüber hinaus werden der Schmerz und seine Beeinflußbarkeit für den Patienten zum Maßstab dafür, wie erfolgreich der Arzt seine Erkrankung behandelt. Ein ungenügend behandelter Schmerz beansprucht die ganze Aufmerksamkeit des Patienten, ein gefährlicher circulus vitiosus wird in Gang gesetzt. Wenn diese psychische und emotionale Dimension des Krebsschmerzes durch den Arzt unterschätzt wird, ist der Patient der Ausweglosigkeit und Hoffnungslosigkeit ausgeliefert, worüber auch die alleinige Verordnung von Analgetika nicht hinwegtäuschen kann.

Wer sich über Ursachen des Tumorschmerzes, die grundsätzlichen Regeln in der Tumorschmerzbehandlung, über die Möglichkeiten der Schmerzbeeinflussung sowie über den Stufenplan der Schmerztherapie, einschließlich der zusätzlichen Gabe von Psychopharmaka, orientieren will, dem sei der lesenswerte Band von Aulbert und Niederle „Die Lebensqualität des chronisch Krebskranken", Georg Thieme Verlag Stuttgart 1990, wärmstens empfohlen.

Nachdem in auffallender Weise im Umfeld des Themas „Schlaf, Schlafstörung und Schlafmittel" auch der Bereich des Schmerzes und der Schmerzmittel für den Autor des vorliegenden Bandes zu einem vermehrt geäußerten Diskussionspunkt geworden ist, möge es für den Leser verständlich sein, weshalb eine solche Ergänzung hier eingefügt wird:

Schmerzprophylaxe – humane Chance für den Karzinompatienten
Diese Problematik hat mich (Leutner) bereits 1983 irgendwie betroffen gemacht, ausgelöst durch ein Telefonat einer Kollegin aus der klinischen Pharmazie. Anlaß war

der imperativ vorgebrachte Wunsch von zwei Ärzten der Klinik, die neu der Abteilung für Onkologie zugeteilt waren, der eine kam aus den USA, der andere aus der Schweiz. Der Auftrag an die Klinik-Apotheke war, die Herstellung einer Mixtur zur oralen Schmerzbekämpfung bei terminal kranken Patienten zu praktizieren. Beide hatten mit einer solchen Mixtur erfolgreich gearbeitet, kannten aber nicht deren Zusammensetzung. Ich mußte zunächst passen, sagte aber meine Hilfe zu. Meine Suche – damals – nach den Quellen gestaltete sich schwieriger, als ich anfangs dachte, aber dann hatte ich den Durchblick – und erlebte eine Überraschung. Ich stieß auf eine Rezeptur, die heute Kritik und Ablehnung provozieren dürfte, wenn ein pharmazeutischer Hersteller bei den Behörden eine Zulassung beantragen würde – und doch handelt es sich hier um ein therapeutisches Prinzip, das nachweislich in England, in den USA, in Kanada sich als außerordentlich segensreich erwiesen hat, die körperlichen Qualen der Krebspatienten zu lindern, auf Injektionen zu verzichten, ein orales Schmerzmittel zur „Schmerzprophylaxe" dem Patienten anzubieten, was vor allem die häusliche Betreuung sehr erleichtert. Die Komposition: Ein Stoff – im ursprünglichen Rezept – ist uns in einem anderen Zusammenhang hinreichend bekannt (Heroin), heute ersetzt durch einen legitimen Partner (Morphin). Der zweite Wirkstoff entspricht dem Hauptalkaloid der Pflanze Erythroxylum coca. Das Rezept: siehe Abbildung 52. Der Name „Brompton Mixtur" in Anlehnung an die Erstverwender im Brompton Chest Hospital in London, heute u. a. auch verwendet von Cecily Saunders im Hospiz St. Christopher und St. Joseph, ebenfalls London, inzwischen im British Pharmaceutical Codex aufgenommen (1973; [ALDER, 1978; DOLDER/WAH/ LIMACHER, 1977; MELZACK/OFIESH/MOUNT, 1976; MOUNT/AJEMAIN/SCOTT, 1976]).

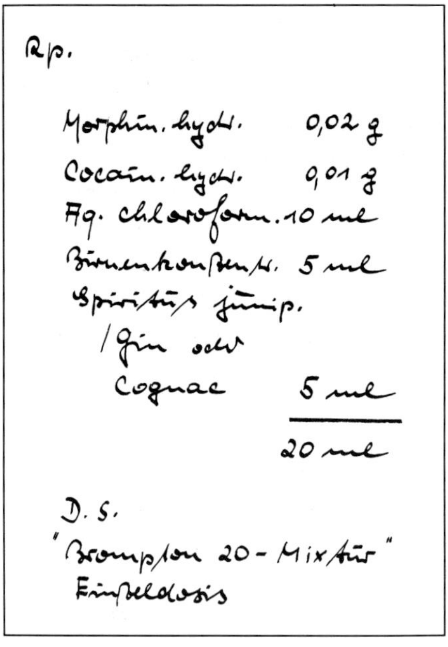

Abbildung 52: Zur Schmerzprophylaxe beim Karzinompatienten – Brompton-Mixtur.

Diese Mixtur ist für den Theoretiker eine Provokation: Kombination eines ZNS-Depressors mit einem Psychostimulans – Cocain vermindert aber die oft quälende Dysphagie – und die Interaktion mit dem hohen Alkoholgehalt, hier therapeutisch für den Patienten ausgeschöpft. Das Vier-Stunden-Intervall der Dosierung entspricht der Halbwertzeit des oral gegebenen Morphins. Die Blutspiegel sind nur halb so hoch wie bei der parenteralen Verabreichung.

Aus der Sicht der Deutschen Betäubungsmittelverschreibungsverordnung ist die Rezeptur einer solchen Mixtur, die zwei Betäubungsmittel enthält, nicht zulässig. Für den Schmerzkranken wäre aber eine Alternative darin zu sehen, eine wäßrige Lösung von Morphinum hydrochloricum zu rezeptieren und die jeweils benötigte Einzeldosis in ca. 5–10 ml Gin oder Kognak einnehmen zu lassen.

Erfreulicherweise finden in jüngster Zeit, wenn grundsätzliche Regeln in der Tumorschmerzbehandlung diskutiert werden, solche Überlegungen vermehrt eine Berücksichtigung. Die Analgetika-Gabe sollte also nicht sporadisch erfolgen und auf den Bedarfsfall beschränkt sein, weil das jeweilige Wiedereintreten der Schmerzen den Patienten unnötig physisch und psychisch belastet und die erneute Schmerzbeeinflussung erschwert. Die Gabe eines Analgetikums sollte daher regelmäßig nach einem festgelegten Zeitintervall erfolgen, eine solche Schmerzprophylaxe soll den Patienten schmerzfrei halten. Im Rahmen einer solchen Strategie ist heute vermehrt eine orale Applikationsform zu bevorzugen. Die *orale* Gabe verhindert toxische Konzentrationsspitzen, die Schwankungen des Plasmawirkspiegels halten sich in Grenzen, der Patient wird weitgehend unabhängig vom Pflegepersonal oder Arzt. Damit ist eine ambulante Schmerzbehandlung möglich, dabei können Familienangehörige oder Freunde in die Behandlung mit einbezogen werden. Durch emotionale Zuwendung und durch Verhinderung einer gesellschaftlichen Isolierung können so belastende Probleme des Schmerzgeschehens für den betroffenen Tumorpatienten erleichtert und verringert werden.

Eine Alternative zur Brompton-Mixtur, die keine Konfrontation mit der Betäubungsmittel-Verschreibungsverordnung erwarten läßt, kann beispielsweise in der Gabe des Morphinsulfats in Form der MST Mundipharma® Retardtabletten gesehen werden. Darüber hinaus kann auch die Kombination von Opioiden mit Psychopharmaka in der Schmerzbehandlung von Tumorpatienten weitgehend als akzeptiert gelten. Je mehr der Tumorschmerz von einer Störung des emotionalen, psychischen und vegetativen Gleichgewichts begleitet wird, um so mehr wird der Patient vom gleichzeitigen Einsatz von Psychopharmaka (Neuroleptika, Antidepressiva und Benzodiazepinderivate) profitieren (AULBERT/NIEDERLE). Von Vorteil erweist sich außerdem eine eigene analgetische Potenz, die beispielsweise gewissen Antidepressiva als auch Neuroleptika zukommt (KOCHER, 1984). Die Gabe von Plazebos im Rahmen der Schmerzbehandlung bei Patienten mit fortgeschrittenen Tumorerkrankungen muß man aus heutiger Sicht als ungeeignet, ja sogar als inhuman ablehnen (SCHREML, 1981).

„Weil Sterben immer noch zum Leben gehört" (LAMERTON), hat Elisabeth Kübler-Ross ihre Erfahrungen einmal kurz so umschrieben (1979): „Anstelle ständiger Injektionen konnten wir so ein orales Schmerzmittel verabreichen. Sie konnten nach Hause zurückkehren und sich eine Flasche mit diesem Mittel auf ihren Nachttisch stellen und selbst auf ihre Schmerzen achten und entsprechend dosieren. Diese Mixtur hat uns oft ermutigt, Patienten aus dem Krankenhaus zu entlassen, damit sie zu Hause sterben konnten. Während vieler Jahre haben wir so mit Hilfe der Brompton-Mixtur erreicht, daß sich unsere Patienten wohlfühlten und daß sie wach und bei vollem Bewußtsein blieben. Kein einziges Mal ist es vorgekommen, daß ein Patient eine Überdosis genommen hat oder daß eine Drogenabhängigkeit eintrat."

Die „Begleitung" eines unheilbar Kranken muß also nicht eine Utopie bleiben, auch der Schrei nach einer Sterbehilfe muß nicht in jedem Falle laut werden.
(LEUTNER, 1988)

Schmerzbehandlung – nach Stufenplan

1986 wurde von der WHO ein praxisnahes Stufenschema zur Behandlung von Tumorschmerzen publiziert, das inzwischen international anerkannt ist und sich im täglichen Einsatz bewährt hat (Abbildung 53). Basis der medikamentösen Therapie ist zunächst die Gabe von peripher wirkenden Analgetika, z. B. Paracetamol, Acetylsalicylsäure, Metamizol. Therapiestufe zwei sieht die Kombination peripherer Analgetika mit schwach wirksamen Opioiden vor. Therapiestufe drei empfiehlt den Einsatz von Opioiden mit hoher Wirksamkeit.

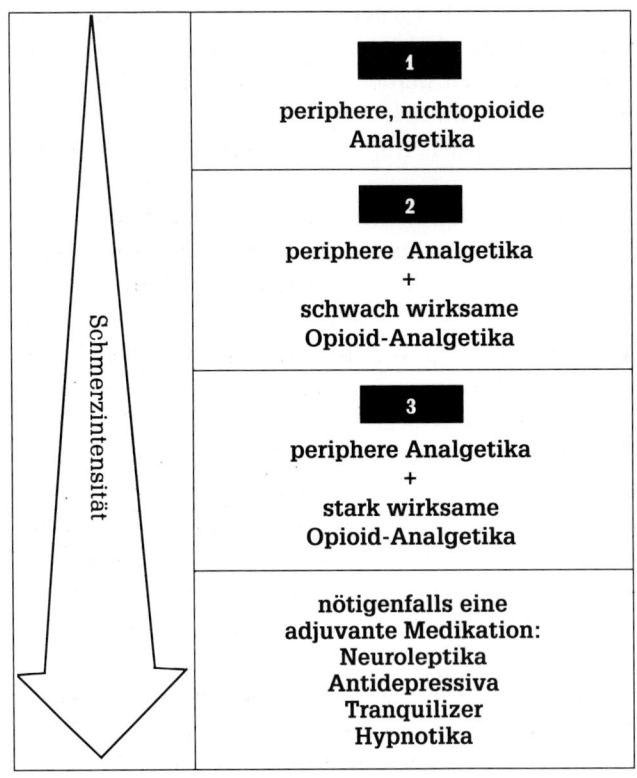

Abbildung 53. Stufen-Therapieplan der WHO für die Schmerzbehandlung von Tumorpatienten (nach SEITZ, 1991, modifiziert).

Die Schmerztherapie des Tumorpatienten bedient sich heute auch in zunehmendem Maße psychotrop wirksamer Pharmaka: Neuroleptika, Antidepressiva als auch der Tranquilizer, vor allem der Benzodiazepinderivate. Der Circulus vitiosus Schmerz – Angst – Depression – Schmerz soll durch eine gleichzeitige und gezielte Gabe von Psychopharmaka durchbrochen werden. Aus der Gruppe der **Neuroleptika** haben sich beispielsweise Levomepromazin (Neurocil®), Haloperidol, Flupentixol (Fluanxol®) oder auch Fluanxol Depot bewährt. Das Wirkungsprofil der Neuroleptika – schmerzlindernd, angstlösend, sedierend, schlafanstoßend, antiemetisch – kann so ausgeschöpft werden.

Der Indikationsbereich der Neuroleptika überlappt sich mit dem der **Antidepressiva.** Schwerpunktmäßig werden Antidepressiva bei chronischen inkurablen Schmerzzuständen mit deutlich depressiver Komponente eingesetzt. Im Wirkungsprofil der Antidepressiva steht im Vordergrund: Schmerzlinderung, Stimmungsaufhellung, affektive Stabilisierung sowie bei dämpfenden Wirkstoffen auch ein sedierender und schlaffördernder Effekt. Im Rahmen dieser Maßnahmen empfehlen sich beispielsweise Doxepin (Aponal®), Amitriptylin (Laroxyl® oder Limbatril®), Clomipramin (Anafranil®) oder Imipramin (Tofranil®). Eine wünschenswerte „Schmerzdistanzierung" ist damit zu erzielen, wie es beispielsweise SCHNEIDER unter Limbatril immer wieder als segensreiche Alternative beobachten konnte (1976).

Die anxiolytischen, sedierenden, schlafanbahnenden, muskelrelaxierenden und antikonvulsiven Effekte der **Benzodiazepine** können ebenfalls zur Optimierung des Gesamtbehandlungsplanes herangezogen werden. Die Spirale „Angst – Spannung – Schmerz" läßt sich damit durchbrechen, auch das Therapieziel einer „Analgetika-Potenzierung" läßt sich dadurch erreichen. Tranquilizer und Hypnotika aus der Wirkstoffklasse der Benzodiazepine wird man im allgemeinen nur zeitlich befristet verwenden. Eine unterstützende Maßnahme kann daher in der Gabe beispielsweise von Diazepam (Valium® Roche oder Valiquid® 0,3), in Bromazepam (Lexotanil® 6) oder auch in Flunitrazepam (Rohypnol®) gesehen werden.

Eine breite klinische Erfahrung läßt heute die Feststellung zu, daß auch bei langfristigem und hochdosiertem Einsatz zentralwirksamer Analgetika bei schwer schmerzkranken Patienten eine psychische Abhängigkeit im allgemeinen nicht zu erwarten ist, die Entstehung einer physischen Abhängigkeit, also einer Toleranz, ist vorhanden, wenn auch von untergeordneter Bedeutung. Beim Absetzen dieser Medikamente wird man dies durch eine schrittweise Dosisreduktion zu berücksichtigen haben. Opioid-Analgetika werden also in der Regel **oral** verabreicht. Nur in Ausnahmefällen oder erst in der Endphase der Schmerzbehandlung wird von der oralen Schmerzmittelgabe auf eine **Dauerinfusion** umgestellt. Eine tabellarische Übersicht der peripheren Analgetika, der zentralwirkenden Analgetika, der Neuroleptika, Antidepressiva und Tranquilizer/Hypnotika vermittelt Tabelle 53.

Eine wesentlich Aufgabe des Arztes in seinem Bemühen um Linderung der Schmerzen besteht auch darin, die Würde des Patienten zu wahren. Das Betteln des Patienten um eine notwendige Schmerzmittelgabe ist ein untragbarer Zustand (BROMM und Mitarb., 1991).

Tabelle 53   Das „analgetische Spektrum" bei Tumorschmerzen

Freiname	Warenzeichen/ Beispiele	Einzeldosis mg/oral	Dosis-Intervall (= Wirkungsdauer) in Std.
● **Analgetika, periphere**			
Acetylsalicylsäure	Aspirin® Colfarit®	750–1000	3– 4
Paracetamol	ben-u-ron®	750–1000	3– 4
Metamizol	Novalgin®	750–1000	4– 5
Diclofenac	Voltaren®	50– 100	8–12
Indometacin	Amuno®	– 25	8–12
● **Analgetika, zentral wirkende**			
Pentazocin	Fortral®	50	4
Tramadol	Tramal®	100	3– 4
Buprenorphin	Temgesic®	0,2–0,4	6– 8
Levomethadon	L-Polamidon® Hoechst	5–7,5	8–12
Morphin	MST-Mundi-Pharma®	30–60–100	8–12
Wenn zusätzlich „Angst-Unruhe-Depression":		Tagesdosis mg/oral	
● **Neuroleptika**			
Levomepromazin	Neurocil®	25– 50	
Thioridazin	Melleril®	30– 90	
Chlorprothixen	Taractan®	30–150	
Haloperidol	Haldol®	0,5–1,5	
● **Antidepressiva**			
Clomipramin	Anafranil®	25– 75	
Maprotilin	Ludiomil®	25–225	
Amitriptylin	Laroxyl®	25–150	
	Limbatril®	2– 3 Tabs	
Wenn zusätzlich „Angst-Spannung-Schlafstörung"			
● **Tranquilizer, Hypnotika**			
Oxazepam	Adumbran®	30–150	
Diazepam	Valium® Roche	10– 30	
	Valiquid® 0,3	6– 20	
Flunitrazepam	Rohypnol®	2– 4	

Die Schmerzbehandlung des krebskranken Patienten, insbesondere in seiner terminalen Phase, bleibt damit eine der vordringlichsten und zugleich menschlichsten Aufgaben der begleitenden Therapie des Krebskranken.

Wer sich entschließen kann,
besiegt den Schmerz.

J. W. Goethe

202

15. Literatur

ADAM, K.: «Sleep as a restorative process and a theory to explain why», Prog. Brain Res. 53: 289–305 (1979).

ADAM, K., OSWALD, I.: «Sleep is a time for greater brain protein synthesis; Sleep and memory», summarized by L. Weiskrantz. In Sleep 1976, Proc. 3rd Eur. Congress of Sleep Research, Koella, W. P., Levin, P. (eds) 133–151. Karger, Basel 1977.

ADERJAN, R., FRITZ, P., MATTERN, R.: Zur Bedeutung des Nachweises und der Pharmakokinetik von Flurazepam-Metaboliten in menschlichem Blut. Arzneim Forsch 30, 1944–1947 (1980).

AKERSTEDT, T.: «Sleepiness as a consequence of shift work», Sleep 11, 17–34 (1988).

ALDER, R.: Therapieresistente Schmerzen, medikamentöse Therapie des Karzinomschmerzes. Schweiz. med. Wschr. 108: 456 (1978).

ALEXANDERSON, B., EVANS, D. A. P., SJÖQVIST, F.: Steady-state Plasma Levels of Nortriptyline in Twins: Influence of Genetic Factors and Drug Therapy. Br Med J 1969/4, 764–768.

ALVAREZ, A. P., KAPPAS, A.: J Lab Clin Med 79, 439–451 (1972).

AMBERGER-LAHRMANN, MECHTHILD: «Narkotika im Mittelalter», Med. Welt 37: 1349–52 (1986).

AMREIN, R., ECKERT, M.: Zur Pharmakokinetik von Schlafmitteln. Z Allg Med 56, 1163–1171 (1980).

AMREIN, R., et al.: Pharmacokinetics and Pharmacodynamics of Flurazepam in Man. Part II: Investigation of the Relative Efficacy of Flurazepam, Desalkylflurazepam and Placebo Under Steady-state Conditions. Drugs Exptl Clin Res 9, 85–99 (1983).

ANONYMUS: «Eigentlich weiß man zuwenig über die Benzodiazepine»: Ars Medici Nr. 9, 428–34 (1980).

ANONYMUS: «10 Jahre Erfahrung mit L-Tryptophan», notabene medici 11: 712–714, 1986.

ANONYMUS: «Im Kreuzverhör: Chloraldurat®», notabene medici 2, 74–75 (1991).

AULBERT, E., «Behandlung nach Stufenplan», Dtsch. Apoth.-Ztg. 126: 47, 2580–81 (1986).

AULBERT, E., NIEDERLE, N.: «Die Lebensqualität des chronisch Krebskranken», Thieme Verlag Stuttgart, 1990.

AZARNOFF, D. L., HURWITZ, A.: Farmacol Med 4, 1–7 (1970).

BAEKELAND, F., LASKY, R.: «Exercise and sleep patterns in college athletes», Percept. Motor Skills 23: 1203–1207 (1966).

BARTELS, O.: Akute Vergiftungen. Fach-Taschenbuch Nr. 14. Köln: Deutscher Ärzte-Verlag, 1975.

BAUST, W.: Schlaf und Psychopharmaka: Klinische Aspekte. Arzneim Forsch 26, 1039–1041 (1976).

BAUST, W.: Schlafstörungen; in: Neurologische und psychiatrische Therapie, p. 302. Ed. K. A. Flügel. Erlangen: perimed, 1978.

BAUST, W.: Zur Physiologie des Schlafes. Pharmakotherapie 2, 163–165 (1979).

BECHER, J.: «Wie gesund sind die Deutschen?», Allgemeinarzt 6: 13, 1250–52 (1984).

BECHTEL, D. et al.: «Blood Level, Excretion, and Metabolite Pattern of ^{14}C-Brotizolam in Humans», Arzneim.-Forsch 36 (I): 3 a, 575–78 (1986).

BECKMANN, H.: «Behandlung von Schlafstörungen in der Praxis», Therapiewoche 35: 48, 5542–5552 (1985).

BECKMANN, H., HAAS, S.: «Therapie mit Benzodiazepinen: eine Bilanz», Nervenarzt 55: 111–121 (1984).

BECKMANN, H., HIPPIUS, H.: «Gebrauch und Mißbrauch von Schlafmitteln in der Sicht des Psychiaters», Internist 17: 5, 245–52 (1976).

BEHR, J.: «Schlaf-Apnoe-Syndrome», Münch. med. Wschr. 131: 33, 584–587 (1989).

BENKERT, O., HIPPIUS, H.: *Psychiatrische Pharmakotherapie*. Berlin, Heidelberg, New York: *Springer*, 1974.

BERZEWSKI, H.: «Risiken und Komplikationen bei der Behandlung des alten Menschen mit Benzodiazepinen», in Hippius, H., Engel, R. R., Laakmann, G.: «Benzodiazepine, Rückblick und Ausblick», *Springer, 1986*, S. 121–30.

BIXLER, E. O.: Amer. J. Psychiat. 136, 1257 (1979).

BIXLER, E. O., KALES, A., SOLDATOS, C.R., KALES, J. D.: Flunitrazepam, an Investigational Hypnotic Drug – Sleep Laboratory Evaluations. *J Clin Pharmacol 17*, 569–578 (1977).

BLAHA, L.: «Welches Schlafmittel verordnen Sie?», Med. Trib. 22: 38, 52 (1987).

BLAHA, L., HEERKLOTZ, B.: Ataraktika in der Praxis: Ziel ist die individuell angepaßte Therapie. *Mod Med 6*, 958–965 (1978).

BLAHA, L., «Zur Systematik der Schlafstörungen», in H. H. WIECK «Schlafstörungen – Diagnostik und Therapie in der Praxis», *peri med Verlag Erlangen, 1980*, S. 9–22.

BLASCHKE, G. et al.: «Razemattrennung der Benzodiazepine Camazepam und Ketazolam und Rezeptorbindung der Enantiomeren», *Arzneim.-Forsch. 36 (I): 6*, 893–94 (1986).

BLATTER, M. et al.: «Nebenwirkungen von häufig verabreichten Schlaf- und Beruhigungsmitteln sowie Anxiolytika», *Schweiz. med. Wschr. 118:* 49, 1859–64 (1988)

BOFFA, P. S.: Prescribing Barbiturates. *Br Med J 1975/2*, 502.

BORBÉLY, A. A.: «A two process model of sleep regulation», *Human. Neurobiol. 1:* 195–204 (1982).

BORBÉLY, A. A.: «Schlafgewohnheiten, Schlafqualität und Schlafmittelkonsum der Schweizer Bevölkerung», Schweiz. Ärztezeitung 65: 34, 1606–1613 (1984).

BORBÉLY, A. A.: «Regulationsprinzipien des Schlafes», *Internist 25:* 519–22 (1984).

BORBÉLY, A. A.: «Benzodiazepin-Hypnotika: Wirkungen und Nachwirkungen von Einzeldosen», in Hippius, Engel, Laakmann «Benzodiazepine», *Springer-Verlag 1986*, S. 96–100.

BORBÉLY, A. A.: «Regulation des Schlafes und ihre pharmakologische Beeinflussung», Vortrag, Arbeitstagung Schlaf und Schlafstörungen, Bad Nauheim, 29.9.–1.10.1989.

BOURGEOIS, Ph.: «Psychologische Aspekte der Schlafstörungen», Folia psychopractica, Roche Basel, 22, 1984.

BRECKENRIDGE, A., ORME, M.: Clinical Implications of Enzyme Induction. *Ann NY Acad Sci 179*, 421–431 (1971).

BREIMER, D. D.: «Clinical Pharmacokinetics of Hypnotics», *Clin. Pharmakokinet. 2*, 93–109 (1977).

BREZINS, M. et al.: «Clinical applications of Ro 15–1788 in a multidisciplinary intensive care unit.», Hexagon ‹Roche›, *Workshop Basel, Jan 1986*, S. 39–42.

BROMM, B.: «Grundsätze zur Therapie chronischer Schmerzen mit zentral wirkenden Analgetika», Arzneimitteltherapie 9: 4, 111–112 (1991).

CAILLE, E. J., BASSANO, J. L.: A Study of Four Benzodiazepines with Respect to Cerebral Electrogenesis, Sleep, Behavior and Mood. *J Pharmacol Clin 1*, 241–255 (1974).

CERONE, G., et al.: Allnight Polygraphic Recordings on the Hypnotic Effects of a New Benzodiazepine – Flunitrazepam (Ro 5–4200), Rohypnol. *Eur Neurol 11*, 172–179 (1974).

CLARMANN VON CLARENAU, M.: Klinische Toxikologie der Schlafmittel – ausgewählte Fallberichte; in: *Schlaf und Pharmakon*, Harrer, G. u. Leutner, V. p. 255. Stuttgart: Schattauer, 1979.

CLIFFORD, J.M., COCKSON, J.H., WICKHAM, P.E.: Absorption and Clearance of Secobarbital, Heptabarbital, Methaqualone and Ethinamate. *Clin Pharmacol Ther 16*, 376–389 (1974).

CONNEY, A. H.: Pharmacological Implications of Microsomal Enzyme Induction. *Pharmacol Rev 19*, 317–366 (1967).

COSTA, E., GUIDOTTI, A.: Molecular Mechanisms in the Receptor Action of Benzodiazepines. *Ann Rev Pharmacol Toxicol 19,* 531–545 (1979).

CRAMER, H.: «Neurologie und Pathologie des Traumschlafes», *Hexagon ‹Roche› 8: 2,* 10–15 (1980)

CUCINELL, S. A., et al.: The Effect of Chloral Hydrate on Bishydroxycoumarin Metabolism. A Fatal Outcome. *JAMA 197,* 366–368 (1966).

DAYTON, P. G., et al.: The Influence of Barbiturates on Coumarin Plasma Levels and Prothrombin Response. *J Clin Invest 40,* 1797–1802 (1961).

DEMENT, W. C., SEIDEL, W. F., COHEN, S. H.: «Jet lag: Recommendations for coping and treatment», *Sleep Research 16:* 324 (1987).

DENIKER, P., et al.: *Toxicomanies 6,* 135–148 (1973).

DETTLI, L.: «Benzodiazepines in the Treatment of Insomnia: Pharmacokinetic Considerations», in E. Costa «The Benzodiazepines: From Molecular Biology to Clinical Practice», *Raven Press, New York, 1983,* S. 201–23.

DILLING, H., WEYERER, S.: «Epidemiologie psychischer Störungen und psychiatrische Versorgung», Urban und Schwarzenberg, 1978.

DÖNHARDT, A.: Interaktionen von Arzneimitteln. *MMW 121,* 201–204 (1979).

DOENICKE, A. et al.: «Zur Wirkung des Benzodiazepin-Antagonisten Ro 15–1788«, *Anästhesist 33:* 343–47 (1984).

DOLDER, R., K. WAH, H. LIMACHER: Brompton-Mixtur (zur oralen Analgesie). Schweiz. Apoth. Ztg. 115: 409 (1977).

DUNDEE, J. W. et al.: «Amnesic action of midazolam», *Anaesthesia 35: 5,* 459–61 (1980).

EARLEY, J. V., et al.: Quinazolines and 1,4-Benzodiazepines. XL. The Synthesis of Metabolites of 7-Chloro-1-(2-diethylaminoethyl)-5-(2-fluorophenyl)-1,3-dihydro-2H-1,4-benzodiazepin-2-one. *J Med Chem 11,* 774–777 (1968).

ECKERT, M., et al.: Pharmacokinetics and Pharmacodynamics of Flurazepam in Man. Part I: Pharmacokinetics of Desalkylflurazepam and Hydroxyethylflurazepam After a Single Intravenous Injection in Comparison with Orally Administered Flurazepam. *Drugs Exptl Clin Res 9,* 77–84 (1983).

EDDY, N. B., et al.: *Psychopharmacol Bull 3,* 1–23 (1966).

EMPSON, J. A. C., CLARKE, P. R. F.: «Rapid eye movements and remembering», *Nature 227:* 287–288 (1970).

ESKARSY, J., STAMATE, A.: *Ev Roum Neurol 8,* 81–88 (1971).

FAUST, V.: «Nichtmedikamentöse Schlafhilfen» in V. Faust «Schlafstörungen», *Hippokrates, 1985,* S. 119–36.

FAUST, V.: «Therapie der Schlafstörungen ohne Medikamente», *Der Allgemeinarzt Teil 1: 9,* 654–60 (1986); *Teil 2: 10,* 721–26 (1986); *Teil 3: 11,* 766–74 (1986).

FAUST, V., HOLE, G.: »Zur Diagnose der Schlafstörungen», *Z. Allg. Med. 56: 35/36,* 2423–36 (1980).

FAUST, V., HOLE, G.: «Zur Therapie der Schlafstörungen», *Z. Allg. Med. 56: 35/36,* 2437–59 (1980).

FEINBERG, I.: *Abstracts of the Meeting APSS.* Palo Alto, CA, 1964.

FERBER, L. von, et al.: „Abhängigkeit, Medikamentenabhängigkeit im Spiegel der Verwaltungsdaten einer Ortskrankenkasse". *Der informierte Arzt/Gazette medicale 13: 10,* 901–907 (1992)

FINKE, J.: «Schlafstörungen – Differentialdiagnose und Therapie», *Dtsch. Ärzteblatt 71: 6,* 376–79 (1974).

FISCH, H. U.: «Schlaf und Schlafstörungen», *Schweiz. med. Wschr, 117: 18,* 676–681 (1987).

FLÜGEL, D., NEGELE, J.: «Diagnostik und Therapie von Schlafstörungen in der Praxis», *Nervenheilkunde 6: 4,* 171–176 (1987).

FRASER, H. F., GRIDER, J. A.: Treatment of Drug Addiction. *Am J Med 14,* 571–577 (1953).

FREY, R., MAYRHOFER, O.: Wichtige Daten aus der Geschichte der Anästhesie; in: *Lehrbuch der Anästhesiologie und Wiederbelebung,* 2. Auflage, pp. 13–16. Ed. R. Frey, W. Hügin, O. Mayrhofer, H. Benzer. Berlin, Heidelberg, New York: Springer, 1971.

FREYBERGER, H., LEUTNER, V.: Pharmakotherapie bei psychovegetativen Störungen. *Med Welt 25,* 313–316 (1974).

FREYBERGER, H., LEUTNER, V.: Zum Wirkungsprofil der Tranquilizer und Breitband-Psychosomatika. *Med Welt 26,* 1221–1224 (1975).

GAGNAIRE, J. C., et al.: Grossesses sous contraceptifs oraux chez les patientes recevant des barbituriques. *Nouv Presse Méd 4,* 3008 (1975).

GAILLARD, J. M., SCHULZ, P., TISSOT, R.: Effects of Three Benzodiazepines (Nitrazepam, Flunitrazepam and Bromazepam) on Sleep of Normal Subjects, Studied with an Automatic Sleep Scoring System. *Pharmakopsychiatr Neuro-Psychopharmakol 6,* 207–217 (1973).

GAILLARD, J. M., TISSOT, R.: EEG Sleep Studies of Insomniacs Under Flunitrazepam Treatment. *Int Pharmacopsychiatry 10,* 199–207 (1975).

GARATTINI, S. et al.: «The Benzodiazepines», *New York Raven Press 1973.*

GERTZ, H. J., KANOWSKI, S.: «Schlafstörungen im Alter und ihre Behandlung», Wien. med. Wschr. 139: 11, 253–256 (1989).

GILL, R. et al.: «High-Performance liquid chromatography systems for the separation of Benzodiazepines and their metabolites», *J. of Chromatography 356: 1,* 37–46 (1986).

GNIRSS, F. et al.: «Schlafstörungen bei psychisch Kranken», *Nervenarzt 49:* 394–401 (1978).

GÖTHERT, M.: Neue pharmakologische Gesichtspunkte zur Klassifizierung und Wirkung von Schlafmitteln. *Med Welt 31,* 1760–1762 (1980).

GOLDSTEIN, C.: «Vielschichtige Ursachen der chronischen Schlaflosigkeit», JAMA Heft 4, S. 286–290 (1986).

GOODMAN, L., GILMANN, A.: «The Pharmacological Basis of Therapeutics», *6. Edit. M. Publishing Co., New York 1980.*

GREENBLATT, D. J. et al.: «Acute overdosage with benzodiazepine derivatives», *Clin. Pharm. and Therap. 21: 4,* 497–514 (1977).

GRIFFITHS, R. R. et al.: «Relative Abuse Liability of Triazolam: Experimental Assessment in Animals and Humans», *Neurosci. & Biobehavioral Reviews 9:* 133–151 (1985).

GROSSMANN, W.: Schlaf und Pharmakon. *Pharmakotherapie 2,* 214–222 (1979).

GUAITANI, A. et al.: «Diazepam and experimental tumour growth», *Lancet 1,* 1147–48 (1979).

GÜNDEL, L., LINDEN, K. J.: «Schlafstörungen im Alter – diagnostische und therapeutische Aspekte», in Faust, V., Hole G. «Schlafstörungen», Stuttgart, Hippokrates 1985, S. 68–75.

GUIDOTTI, A., BARALDI, M., COSTA, E.: 1,4-Benzodiazepines and Gamma-Aminobutyric Acid: Pharmacological and Biochemical Correlates. *Pharmacology 19,* 267–277 (1979).

GULEVICH, G., DEMENT, W., JOHNSON, L.: «Psychiatric and EEG observations on a case of Prolonged (264[h]) wakefulness», *Arch. of General Psychiatry 15,* 29–35 (1966).

HAASE, H.-J.: «Therapie mit Psychopharmaka mit anderen seelischen beeinflussenden Medikamenten», *Schattauer-Verlag Stuttgart 1982.*

HAASE, H.-J., LINDE, O. K.: «Therapeutische Aspekte zur Anwendung von Benzodiazepinen als Tranquilizer», *psycho 7: 4,* 245–51 (1981).

HÄCKI, M.: «Amnestische Episoden nach Einnahme des Hypnotikums Midazolam, Wirkung oder Nebenwirkung?», *Schweiz. med. Wschr. 116: 2,* 42–44 (1986).

HAEFELY, W.: «Biological Basis of Drug-induced Tolerance, Rebound, and Dependence. Contribution of Recent Research on Benzodiazepines», *Pharmacopsychiat. 19:* 353–61 (1986).

HAEFELY, W. et al.: «Benzodiazepine Antagonists», in Costa, E. «The Benzodiazepines», *Raven Press, New York,* S. 137–46 (1983).

HAEFELY, W.: «Endogenous ligands of the benzodiazepine receptor», Pharmacopsychiatry 21: 43–46 (1988).

HAEFELY, W. E.: Synaptic Pharmacology of Barbiturates and Benzodiazepines. *Agents Actions 7,* 353–359 (1977).

HAEFELY, W. E.: Behavioral and Neuropharmacological Aspects of Drugs Used in Anxiety and Related States; in: *Psychopharmacology – A Generation of Progress*, pp. 1359–1374. Ed. M. A. Lipton, A. DiMascio, K.F. Killam. New York: Raven Press, 1978.

HAEFELY, W. E., MÖHLER, H.: *Der Wirkungsmechanismus der Benzodiazepine*. Basel: F. Hoffmann-La Roche, 1980.

HAEFELY, W. E.: «Partial agonists of the benzodiazepine receptor: From animal data to results in patients», in: Chloride channels and their modulation by neurotransmitters and drugs, Biggio, G. and Costa, E. (Eds.), *Raven Press, New York*, pp. 275–292 (1988).

HAEFELY, W. E.: «Pharmacology of the allosteric modulation of GABA$_A$ receptors by benzodiazepine receptor ligands», in: Allosteric modulation of amino acid receptors: Therapeutic Implications, Barnard, E. A. and Costa, E. (Eds.), *Raven Press, New York*, pp. 47–69 (1989).

HAEFELY, W. E., MÖHLER, H.: «GABA-Systeme und Benzodiazepinrezeptoren», Herbst-Pressegespräch Roche Basel, 22. Oktober 1986.

HAMACHER, H.: «Selbstmedikation. Arzneimittelinformation und Beratung in der Apotheke», Deutscher Apotheker Verlag Seite B. 1/21–29 (1987).

HAMON, M.: «Recent developments on the search for the endogenous ligand(s) of central Benzodiazepine Receptors», Neurochemistry International 13: 1, 13–15 (1988).

HARRER, G.: «Welches Schlafmittel verordnen Sie?», Med. Trib. 22: 38, 52 (1987).

HARRER, G.: «Zur Bedeutung des Schlafes für Leben und Gesundheit», Wien. Med. Wschr. 139: 11, 241–246 (1989).

HARTMANN, E. L.: «The Functions of Sleep», New Haven 1973.

HARTMANN, E.: The Effect of Four Drugs on Sleep Patterns in Man. *Psychopharmacology (Berlin) 12*, 346–353 (1968).

HARRER, G., Goergen, K.: «Das Einnahmeverhalten der Patienten bei der Therapie mit Benzodiazepin-Tranquillantien», Vortrag, Symposion «Benzodiazepine in der Neurologie», Mannheim, 4. und 5. 10. 1986; Psycho 13,3, 153–60 (1987).

HARTZ, S. C. et al.: «Antenatal exposure to meprobamate and chlordiazepoxide in relation to malformations, mental development and childhood mortality», *N. Engl. J. Med. 292*, 726–28 (1975).

HARVEY, S. C.: «Hypnotics and Sedatives» in «The Pharmacological Basis of Therapeutics» von Goodman, L. S., Gilmann, A., *Macmillan Publishing New York 1980*, 6. Auflage.

HAU, T. F.: «Psychosomatische und psychotherapeutische Gesichtspunkte bei Schlafstörungen», *Zschr. Psychosom. Med. 13: 3*, 190–95 (1967).

HAURI, P.: «Verhaltenstherapie und Biofeedback bei Schlafstörungen», Vortrag, Arbeitstagung Schlaf und Schlafstörungen, Bad Nauheim, 29.9.–1.10. 1989.

HEIMANN, H.: «Zukunftsperspektiven» in Hippius, Engel, Laakmann «Benzodiazepine, Rückblick und Ausblick», *Springer 1986*, S. 154–57.

HEIPERTZ, W. et al.: «Plasmakonzentration und Amnesie nach Lormetazepam und Flunitrazepam bei i. v.-Prämedikation», Anästh. Intensivther. Notfallmed. 21: 113–16 (1986).

HERRMANN, H.: «Medical aspects of shift work», Zentralbl. f. Arbeitsmedizin und Arbeitsschutz 32, 64–67 (1982).

HIPPIUS, H., RÜTHER, E.: Klinik und Therapie von Störungen der Schlaf-Wach-Funktion. *Verh Dtsch Ges Inn Med 83*, 914 (1977).

HIPPIUS, H.: Diskussionsbemerkung in Hippius, Engel, Laakmann «Benzodiazepine, Rückblick und Ausblick», *Springer 1986*, S. 152–53.

HIPPIUS, H., ROSENBAUER, H.-J.: «Benzodiazepine. Auf die richtige Anwendung kommt es an», *Ärztl. Praxis 37: 82*, 3219–20 (1985).

HOFFMANN, S. O., MAIER, H.: «Neurotische Schlafstörungen – Erscheinung, Vorkommen und Verlauf», *Psycho 10: 6*, 429–45 (1984).

HOLLISTER, L. E.: «Clinical Pharmacology of Psychotherapeutic Drugs» in *Clinical Pharmacology Vol. 1*, Churchill Livingstone, New York 1978.

HOROWSKI, R., DOROW, R.: «Die Bedeutung pharmakokinetischer Befunde für die klinische Wirkung von Benzodiazepinen», *Internist 23: 11*, 632–40 (1982).

HORROBIN, D. F. et al.: «Mind and cancer», Lancet 1, 978 (1979).

HUBER-WEIDMANN, H.: «Schlaf, Schlafstörung, Schlafentzug», Kiepenheuer + Witsch, 1976.

HUNNINGHAKE, D. B., AZARNOFF, D.L.: Drug Interactions with Warfarin. *Arch Intern Med 121,* 349–352 (1968).

ILLIGER, H. J., HARTLAPP, J. H., GUGLER, R.: Arzneimittelinteraktionen mit Zytostatika. *Internist Welt 1,* 256–259 (1978).

ISBELL, H.: *Ann Intern Med 33,* 108–121 (1950).

JAFFE, J. H.: *The Pharmacological Basis of Therapeutics,* 4. Auflage. in: Ed. L. S. Goodman, A. Gilman. New York: Macmillan, 1970.

JOERES, R.: «Benzodiazepine», *intern. prax. 23: 4,* 769–76 (1983).

JOVANOVIĆ, J.: «Schlaf und Traum», Editiones Roche 1974

JOVANOVIĆ, U. J.: Polygraphische Schlafregistrierungen nach Anwendung von Flunitrazepam im Vergleich mit Placebo. Vortrag, 2nd International Congress on Sleep-research. Edinburgh, 30.6.–4.7.1975.

JOVANOVIĆ, U. J.: Zur Methodik der Chronopsychologie: Psychometrische, polygraphische, klinische und Persönlichkeits-Untersuchungen. Inaugural-Dissertation, Würzburg, 1978.

JOVANOVIĆ, U. J.: Vigilanzverlauf und Schlafqualitäten unter Einwirkung von Flunitrazepam; in: *Klinische Anästhesiologie und Intensivtherapie,* Vol. 17, *Rohypnol (Flunitrazepam). Pharmakologische Grundlagen – Klinische Anwendung,* pp. 25–53. Ed. F. W. Ahnefeld et al. Berlin, Heidelberg, New York: Springer, 1978.

JUNG, R.: «Zur Klinik und Pathogenese der Depression», *Zbl. Ges. Neurol. Psychiat. 119:* 163 (1952).

JUNG, R.: «Neurophysiologie und Psychologie von Schlaf und Traum», *Hexagon Roche 8: 2,* 1–9 (1980).

KALES, A., KALES, J. D.: «Evaluation and treatment of insomnia», Oxford University Press, New York, Oxford 1984.

KALES, A., HOEDEMAKER, F. S., JACOBSON, A., KALES, J. D., PAULSON, M. J., WILSON, T. E.: «Mentation during sleep: REM and NREM recall reports», Percept. Motor Skills 24: 555–560 (1967).

KALES, A., BIXLER, E. O., SCHARF, M. B., KALES, J. D.: Sleep Laboratory Studies of Flurazepam: A Model for Evaluating Hypnotic Drugs. *Clin Pharmacol Ther 19,* 576–583 (1976).

KALES, A., CARY, G.: Treating Insomnia. *Med World News 1971,* Suppl., 55–56.

KALES, A., KALES, J. D.: Sleep Disorders. *N Engl J Med 290,* 487 (1974).

KALES, A., KALES, J. D., BIXLER, E. O., SCHARF, M. B.: Effectiveness of Hypnotic Drugs with Prolonged Use: Flurazepam and Pentobarbital. *Clin Pharmacol Ther 18,* 356–363 (1975).

KALES, A., KALES, J. D., SCHARF, M. B., BIXLER, E. O., TAN, T. L.: Flunitrazepam (Ro 5–4200) 1 and 2 mg, an Investigational Hypnotic Drug; in: *Sleep Research,* Vol. 4, p. 102. Ed. M. H. Chase, W. C. Stern, P.L. Walter. Los Angeles, CA: Brain Inf. Serv., 1975.

KALES, A., MALMSTROM, E. J., SCHARF, M. B., RUBIN, R. T.: *Sleep: Physiology and Pathology.* Ed. A. Kales. Philadelphia: Lippincott, 1969.

KALES, A., SCHARF, M. B.: Sleep Laboratory and Clinical Studies of the Effects of Benzodiazepines on Sleep. Flurazepam, Diazepam, Chlordiazepoxide and Ro 5–4200; in: *The Benzodiazepines,* pp. 577–598. Ed. S. Garattini, E. Mussini, L. O. Randall. New York: Raven Press, 1973.

KAPP, W.: «Pharmakologie und Toxikologie der Benzodiazepine» in Götz, E. «Midazolam in der Anästhesie», *Int. Symposion Darmstadt, Editiones Roche,* S. 11–22, 1984.

KAPP, W.: «Einer für alle, alle für einen? – Komplexe Probleme mit der Austauschbarkeit therapeutischer Substanzen», Forschung und Praxis/Ärzte-Zeitung 9: 104, IV-VII (1990).

KAROBATH, M.: Biochemische Wirkungsmechanismen der Psychopharmaka im Zentralnervensystem. *Klin Wochenschr 57*, 599–605 (1979).

KAUERT, G.: «Psychopharmaka im Straßenverkehr», Med. Welt 37: 8, 243–45 (1986).

KIELHOLZ, P.: Gesamtschweizerische Enquete über die Häufigkeit des Medikamentenmißbrauchs. *Schweiz Ärzteztg 49*, 1077–1110 (1968).

KLOTZ, U.: «Klinische Pharmakokinetik von Diazepam und seinen biologisch aktiven Metaboliten», *Klin. Wochenschr. 56: 18*, 895–904 (1978).

KLOTZ, U.: «Pharmakokinetik», *Dtsch. Apoth.-Ztg. 122: 43*, 2221–29 (1982).

KLOTZ, U.: «Benzodiazepine, eine pharmakologische Übersicht für die Praxis», *Krankenhauspharmazie 3: 3*, 63–69 (1982).

KLOTZ, U.: Diskussionsbemerkung in Hippius, H., Engel, R. R., Laakmann, G.: «Benzodiazepine», *Springer-Verlag 1986*, S. 40.

KLOTZ, U et al.: «Pharmacokinetcs of the Selective Benzodiazepine Antagonist Ro 15–1788 in Man», *Eur. J. Clin. Pharmacol. 27:* 115–17 (1984).

KNAB, B.: «Schlafstörungen», Kohlhammer 1989, S. 21–23.

KNABE, J. et al.: «Optisch aktive Barbiturate», Arzneim.-Forsch. 28 (II): 7, 1048–1056 (1978).

KNAUTH, P.: «Schlafstörungen bei Schichtarbeitern» in Faust: «Schlafstörungen», Hippokrates, 90–93 (1985).

KOCHER, R.: The use of psychotropic drugs in the treatment of cancer pain. In Zimmermann, M. P. u. a.: Pain in the Cancer Patient. Springer, Heidelberg 1984, S. 118.

KOCH-WESER, J., GREENBLATT, D. J.: The Archaic Barbiturate Hypnotics. *N Engl J Med 291*, 790 (1974).

KOELLA, W. P.: «The organization and regulation of sleep. A review of the experimental evidence and a novel integrated model of the organizing and regulating apparatus», *Experientia 40:* 309–408 (1984).

KOELLA, W. P.: Nebenwirkungen der Hypnotica; in: *XVII. Internationaler Fortbildungskurs für praktische und wissenschaftliche Pharmazie der Bundesärztekammer*, Vol. VII, pp. 77–101. Meran, 1979.

KOELLA, W. P.: «Polypeptides and Sleep», *TIPS 5*, 210–11 (1983).

KOSSOW, K.-D.: «Der therapeutische Stellenwert von Benzodiazepinen aus der Sicht eines niedergelassenen Arztes», *Der Prakt. Arzt 22: 29*, 62–65; *30*, 8–12 (1985).

KRAMER, M.: «The structure of psychological dreaming», in: «Sleep 1982», Proc. 6th Eur. Congress of Sleep Research», Koella, W. P. (ed) 55–57, Karger Basel 1983.

KRETZ, F. J. et al.: «Die rektale Narkoseeinleitung bei Kleinkindern mit Diazepam und Midazolam», *Anästh. Intensivmed. 26: 10*, 343–46 (1985).

KROEMER, H. K.: «Was besagen Halbwertzeiten?», Arzneim.-Therapie 8: 9, 275 76 (1990).

KUBICKI, ST., ENGFER, A.: «Schlaf- und Schlafmittelforschung», Vieweg Verlag 1988.

KUBICKI, ST., HAAG, C.: «Der Einfluß von Lormetazepam, Triazolam und Flunitrazepam auf die schnellen Augenbewegungen, K-Komplexe und Schlafspindeln gesunder Probanden», Symposion «Benzodiazepine in der Neurologie», Mannheim, 4. u. 5. 10. 1986.

KÜBLER-ROSS, E.: «Leben bis wir Abschied nehmen», Kreuz-Verlag Stuttgart, 1979, S. 23.

KUGLER, J.: «Schlaf und Vigilanz» in Harrer, G., Leutner, V., «Schlaf- und Pharmakon», *Editiones Roche* S. 63–79, 1979.

KUGLER, J.: in «Vigilanz», Kugler, J., Leutner, V., Symp. Titisee 22./23. 10. 1983, *Editiones Roche* S. 23–24 (1984).

KUSCHINSKY, G.: Pharmakologie der Schlafmittel. *Internist 17*, 239–244 (1976).

LADEWIG, D.: Abusus von Benzodiazepin-Tranquilizern. *Med Welt 33*, 1306–1309 (1982).

LADEWIG, D., BÄNZIGER, W., LÖWENHECK, M.: Tranquilizer-Abusus – Ergebnisse einer gesamtschweizerischen Enquete. *Schweiz Ärzteztg 62*, 3203–3209 (1981).

LAURIAN, S. et al.: «Effects of a Benzodiazepine Antagonist on the Diazepam-Induced Electrical Brain Activity Modifications», *Neuropsychobiology 11: 1*, 55–58 (1984).

LAUX, G.: «Neue Benzodiazepin-Tranquilizer», *Z. Allg. Med. 58: 14*, 813–20 (1982).

LECONTE, P., HENNEVIN, E.: «Augmentation de la durée de sommeil paradoxal consécutive à un apprentissage chez le rat», C. R. Acad. Sci. Paris 273: 86–88 (1971).

LEUTNER, V.: Schlaf und Schlafmittel. *Med Welt 27*, 1–10 (1976).

LEUTNER, V.: Schlafen und Schlafen müssen. *Psycho 4*, 207–214 (1978).

LEUTNER, V.: Zur Systematik und Pharmakologie der Schlafmittel. *Z Allg Med 56*, 2460–2467 (1980).

LEUTNER, V.: «Die Schlafstörung – ein Achsensymptom nur der Depression?», *medwelt 36: H. 11*, 290–96, *H. 12*, 344–52 (1985).

LEUTNER, V.: «Benzodiazepine – eine Standortbestimmung», in Kugler, J., Leutner, V. «Benzodiazepine in der Neurologie», Mannheim 4. u. 5. 10. 1986, Editiones Roche Basel (1987).

LEUTNER, V.: «Zur Klinik der Schlafmittel», Wien. med. Wschr. 139: 11, 274–279 (1989).

LEUTNER, V.: «Benzodiazepine, Agonisten und Antagonisten» in Klose, W. u. Oehmichen, M.: «Rechtsmedizinische Forschungsergebnisse», Schmidt-Römhild Verlag Lübeck 1990.

LEUTNER, V.: «Gespräche zwischen B und B», Deutsche Apotheker Zeitung 128: 40, 2053–59 (1988).

LEUTNER, V.: „Die ‚Mittel'-Abhängigkeit: Ein Irrweg menschlicher Freiheit". *Pharmazeutische Zeitung 137: 44*, 9–21 (1992).

LEVITAN, E. S. et al.: «Structural and functional basis for $GABA_A$ receptor heterogenity», Nature 335, 76–79 (1988).

LIENERT, G. A., OTHMER, E.: «Objective Correlates of the Refreshing Effects of Sleep» in Akert, Bally, Schadé «Sleep Mechanismus», *Elsevier Publishing Company Amsterdam, London, New York 1965*, S. 170–74.

LINDE, O. K.: «Chemie und Schlaf – Hoffnung und Hilfe für die Psychiatrie», in Linde: «Pharmakopsychiatrie im Wandel der Zeit», Tilia-Verlag 1988, S. 56–79.

LINDE, O. K.: «Benzodiazepine: Viel zu viel Emotion!», *Ärztl. Praxis 36: 47*, 1360–64 (1984).

LUGARESI, E., ZUCCONI, M., BIXLER, E. O.: «Epidemiology of sleep disorders», Psych. Annals 17, 446–53 (1987).

LUND, R.: «Medikamentöse Behandlung von Schlafstörungen», *Internist 25: 9*, 543–46 (1984).

LUPOLOVER, Y. et al.: «Evaluation of Visual Function in Healthy Subjects After Administration of Ro 15–1788», *Eur. J. Clin. Pharmacol. 27:* 505–07 (1984).

MAIER, C.: Klinik und Therapie der Schlaf-Wach-Störungen alter Menschen. Vortrag, Internistenkongreß Wiesbaden, 1977.

MALACRIDA, R., Fritz, M. E. «Experience with continuous infusion of midazolam and reversal of sedation with Ro 15–1788 («Anexate») in polytraumatized ICU patients», *Hexagon Roche,* Workshop Basel, Jan. 1986, S. 35–38.

MARKS, J.: *The Benzodiazepines. Use, Overuse, Misuse, Abuse.* Lancaster: MTP Press, 1978.

MARKS, J.: «Die Benzodiazepine, Gebrauch und Mißbrauch», *Editiones Roche, Basel 1985.*

MARTIN, C. D., CHAN, S. C.: «Distribution of Temazepam in Body Fluids and Tissues in Lethal Overdose», *J. of Analytical Toxicol. 10: 2*, 77–78 (1986).

MATIS, P.: Toleranzänderungen (Effekte von Nebenmedikamenten) bei langzeitiger Antikoagulantienbehandlung. *Thromb Diath Haemorrh [Suppl] 12*, 33–38 (1964).

MAXION, H., JACOBI, P., SCHNEIDER, E.: Efficiency of Flunitrazepam (Ro 5–4200) or, of Which Value Are Subjective Items in Sleep Research? in: *Sleep Research*, Vol. 4, p. 108. Ed. M.H. Chase, W.C. Stern, P. L. Walter. Los Angeles, CA: Brain Inf. Serv., 1975.

MEINER, E.: «Beruhigungsmittel in der ärztlichen Praxis», Dtsch. Ärzteblatt 84: 1306–1310 (1987).

MELZACK, R., J. G. OFIESH, B. M. MOUNT: The Brompton mixture effects on pain in cancer patients. Can. Med. Assoc. J. 115: 125 (1976).

210

MENDELSON, M. C.: «The Use and misuse of Sleeping Pills. A Clinical Guide», *Plenum,* New York 1980.

MINORS, D. S., WATERHOUSE, J. M.: «Circadian rhythm amplitude – is it related to rhythm adjustment and/ or worker motivation», *Ergonomics 26,* 229–43 (1983).

MÖHLER, H.: «Grundlagen zum Wirkungsmechanismus der Benzodiazepine». In Kugler, J., Leutner, V. «Benzodiazepine in der Neurologie», Symp. Mannheim, 4./5. 10. 1986, Editiones Roche, S. 29–33 (1987).

MÖHLER, H., OKADA, T.: Benzodiazepine Receptor. Demonstration in the Central Nervous System. *Science 198,* 849–851 (1977).

MÖHLER, H.: «Zum Wirkungsmechanismus der Benzodiazepine» in Opitz, A., Degen, R., Kugler, J.: «Anästhesie bei Epileptikern und Behandlung des status epilepticus», *Editiones Roche 1982,* S. 233–36.

MOESCHLIN, S.: «Klinik und Therapie der Vergiftungen», *Thieme-Verlag 1980,* 6. Auflage.

MONNIER, M., SCHOENENBERGER, G. A.: «Characterization, Sequence, Synthesis and Specificity of a Delta (EEG) Sleep-Inducing Peptide», Sleep 1976, 3rd. Europ. Congr. Sleep Res., Montpellier 1976, S. 257–63, Karger Basel 1977.

MOORE, R. G.: «A study on the pharmacokinetics of chlormethiazole», *Eur. J. clin. Pharmacol. 8,* 353–57 (1975).

MONTI, J. M., TRENCHI, H. M., MORALES, F.: Acciones de un derivado benzodiazepínico, el Ro 5–4200, sobre el EEG y el ciclo de sueño en pacientes con insomnio. *Acta Neurol Lat Am 17,* 5–11 (1971).

MOUNT, B. M., I. AJEMIAN, J. F. SCOTT: Use of the Brompton mixture in treating the chronic pain of malignant disease. Can. Med. Assoc. J. 115: 122 (1976).

MÜHLENDAHL, VON K. E., KRIENKE, E. G.: Vergiftungen mit Novonal (Diaethylallylacetamid). *Dtsch Med Wochenschr 102,* 1591–1593 (1977).

MÜLLER, W. E.: Der Benzodiazepinrezeptor. *Dtsch Med Wochenschr 105,* 69–71 (1980).

MÜLLER, W. E.: «Benzodiazepine – was gibt es Neues?», *Dtsch. Apoth.-Ztg. 126: 20,* 1036–44 (1986).

MÜLLER-OERLINGHAUSEN, B.: Zum chronischen Abusus rezeptfreier Schlafmittel. *Pharmakotherapie 2,* 231–234 (1979).

MÜTING, D.: «Schlafstörungen bei Lebercirrhose und Diabetes mellitus», in Harrer, G., Leutner, V. «Schlaf und Pharmakon», *Editiones Roche 1979,* S. 185–93.

MÜTING, D.: «Zur Behandlung von Schlafstörungen bei inneren Erkrankungen», in Wieck, H. H.: «Schlafstörungen – Diagnostik und Therapie in der Praxis», *perimed Erlangen, 1980,* S. 117–25.

MUTSCHLER, E.: *Arzneimittelwirkungen,* 5. Auflage, pp. 162 ff. Stuttgart: Wissenschaftliche Verlagsgesellschaft, 1986.

NEDOPIL, N., RÜTHER, E.: Medikamentöse Behandlung von Schlafstörungen», *Münch. Med. Wschr. 126: 11,* 290–91 (1984).

OCHS, H. R.: Plasmaspiegelverhalten von Diazepam nach hohen Dosen in der Intensivmedizin. *Anästh Intensivther Notfallmed 16,* 143–144 (1981).

OCHS, H. R.: «Benzodiazepine: Bedeutung der Kinetik für die Therapie», *Klin. Wschr. 61:* 213–23 (1983).

OELSCHLÄGER, H.: «Über das polarographische Verhalten des Chlordiazepoxids (Librium)», *Arch. pharm. 296,* 396–403 (1963).

OELSCHLÄGER, H. et al.: «Zur Analytik des Euhypnicums 1,3-Dihydro-7-nitro-5-Phenyl-2H-1,4-benzodiazepin-2-on», *Arzneim.-Forsch. 16,* 82–87 (1966).

OELSCHLÄGER, H.: «Pharmakokinetik der Benzodiazepine» in Hippius, H. «Benzodiazepine in der Behandlung von Schlafstörungen», *Int. Symposion Upjohn 1982,* S. 9–19.

OELSCHLÄGER, H.: Diskussionsbemerkung in Hippius, H., Engel, R. R., Laakmann, G. «Benzodiazepine», *Springer-Verlag 1986,* S. 108.

OELSCHLÄGER, H.: «Pharmakokinetik alter und neuer Benzodiazepine» in Hippius, Engel, Laakmann «Benzodiazepine, Rückblick und Ausblick», *Springer 1986,* S. 19–30.

OSWALD, I., et al.: Melancholia and Barbiturates: A Controlled EEG Body, and Eye Movement Study of Sleep. *Br J Psychiatry 109,* 66–78 (1963).

OSWALD, I., et al.: Benzodiazepines and Human Sleep; in: *The Benzodiazepines*, pp. 613–625. Ed. S. Garattini, E. Mussini, R. O. Randall. New York: *Raven Press*, 1973.

PENTZ, R., et al.: «Therapeutische, toxische und letale Arzneimittelkonzentrationen im menschlichen Plasma», *Dtsch. Ärztebl. 76: 43*, 2815–20 (1979).

PENZEL, T., PETER, J. H.: «Das Schlaflabor in der Inneren Medizin», *PICKER aktuell, Beiträge zur medizinischen Diagnostik Heft 11*, S. 22–25 (1989).

PETER, J.-H. et al.: «Schlafbezogene Atmungsstörungen – Schlafapnoe», *Dtsch. Ärzteblatt 86:* 28/29, 1478–83 (1989).

PETER, J. H. et al.: «Schnarchen und Schlafapnoesyndrome», Wien. med. Wschr. 139: 11, 264–273 (1989).

PIEL, E.: «Schlafschwierigkeiten und soziale Persönlichkeit» in Faust, V.: «Schlafstörungen», Hippokrates 1985, S. 14–26.

PLATZ, W.: «Therapie von Schlafstörungen. Hausärztliche Beratung über die Schlafhygiene – Pharmakotherapie mit Benzodiazepinen», *Allgemeinarzt 6: 5*, 504–10 (1984).

POLC, P. et al.: «A three-state model of the benzodiazepine receptor explains the interactions between the benzodiazepine antagonist RO 15–1788, benzodiazepine tranquilizers, β-carbolines, and phenobarbitone», *Naunyn-Schmiedeberg's Archives of Pharmacology* 321, 260–64 (1982).

POSER, W.: „Mißbrauch und Abhängigkeit von Suchtstoffen". *Dtsch. Apoth.-Zeitung 132:* 73–76 (1992)

POSER, W.: „Langzeitverlauf und klinische Bedeutung der Benzodiazepinabhängigkeit" in „Psychiatrie für die Praxis", *MMW Medizin Verlag*, 23–40 (1991)

PÖLDINGER, W.: «Was bietet unser heutiges therapeutisches Rüstzeug im Kampf gegen Insomnien», Therapiewoche 38: 9, 568–72 (1988).

PÖLDINGER, W.: *Kompendium der Psychopharmakotherapie*, 4. Auflage. Basel: Editiones ‹Roche›, 1982.

PÖLDINGER, W.: «Die Behandlung von Schlafstörungen Depressiver und Schizophrener», in Faust, V. «Schlafstörungen», *Hippokrates 1985*, S. 176–82.

PÖLDINGER, W.: «Die Bedeutung der Benzodiazepinderivate in der Depressionsbehandlung» in Hippius, Engel, Laakmann «Benzodiazepine, Rückblick und Ausblick», *Springer 1986*, S. 148–51.

PÖLDINGER, W., WIDER, F.: «Tranquilizer und Hypnotika», *Fischer-Verlag 1985.*

POITRAS, R.: «A propos d'épisodes d'amnésies antérogrades associés à l'utilisation du triazolam», *L'Union Médicale du Canada 109*, 427–29 (1980).

PONNUDURAI, R. et al.: «Bromazepam as oral premedication. A comparison with lorazepam», *Anaesthesia 41: 5*, 541–43 (1986).

PRAGER, J.: «Midazolam – ein neues Benzodiazepin-Hypnotikum zur Behandlung von Schlafstörungen» in Faust, V., Hole, G. «Schlafstörungen», Hippokrates Verlag Stuttgart, S. 201–205, 1985.

PREUSS, H. G.: «Die Psychosomatik der Kranken mit Schlafstörungen», in Jores, A. «Praktische Psychosomatik», *Verlag Hans Huber Bern, Stuttgart, Wien 1976*, S. 318–28.

POSER, W., POSER, S., ECHTERNKAMP, M.: Mißbrauch bromhaltiger Schlaf- und Beruhigungsmittel. *Dtsch Med Wochenschr 99*, 2489–2497 (1974).

RICHARDS, J. E. et al.: «Benzodiazepine receptors resolved», *Experientia 42:* 121–26 (1986).

RICKELS, K.: «Benzodiazepine in der Behandlung von Angstsyndromen» in Hippius, Engel, Laakmann «Benzodiazepine», *Springer-Verlag 1986*, S. 91 und 136.

DE ROBERTIS, E., et al.: «New Developments on the search for the endogenous Ligand(s) of central Benzodiazepine Receptors», Neurochemistry International 13: 1, 1–11 (1988).

ROE, F. J. C.: «Valium and cancer», *New Scientist 89, No. 1234,* 236 (1981).

ROSENBERG, L. et al.: «Lack of relation of oral clefts to Diazepam use during Pregnancy», *New Engl. J. of Med. 309: 21,* 1282–85 (1983).

RUBIN, E., LIEBER, C. S.: *Ann Intern Med 69,* 1063–1078 (1968).

212

RUDOLF, G. A. E.: «Der gestörte Schlaf bei endogenen Psychosen» in Faust, V. «Schlafstörungen», *Hippokrates 1985*, S. 94–100.

RÜHLE, K.: «Schlafstörungen bei Patienten mit obstruktiven Bronchialerkrankungen» Vortrag, Arbeitstagung Schlaf- und Schlafstörungen, Bad Nauheim, 29.9.–1.10.1989.

RÜTHER, E.: «Benzodiazepine zur Behandlung von Schlafstörungen» in Hippius, Engel, Laakmann «Benzodiazepine», *Springer-Verlag 1986*, S. 101–07.

RÜTHER, E.: «Klinik der Hyposomnien», Vortrag, Arbeitstagung Schlaf- und Schlafstörungen, Bad Nauheim, 29.9.–1.10.1989.

RÜTHER, E.: «Schlafstörungen», Vortrag, Therapiekongress Karlsruhe, 3.9.1989.

RÜTHER, E., HIPPIUS, H.: «Schlafstörungen und Schlafmittel in der Psychiatrie», in Harrer, G., Leutner, V.: «Schlaf und Pharmakon», *Editiones Roche 1979*, S. 149–62.

RYLANCE, G. W. et al.: «Plasma concentrations of clonazepam after single rectal administration», *Arch. of Disease in Childhood 61: 2*, 186–88 (1986).

SALETTI, B., FREY, R., GRÜNBERGER, J.: «Straßenlärm und Schlaf: Ganznachtsomnopolygraphische, psychometrische und psychophysiologische Studien im Vergleich zu Normdaten», Wien. med. Wschr. 139, 11, 257–263 (1989).

SALETU, P.: *Psychopharmaka, Gehirntätigkeit und Schlaf*, p. 105. Basel: Karger, 1976.

SALETU, B.: «Zur Bestimmung der Pharmakodynamik alter und neuer Benzodiazepine» in Hippius, Engel, Laakmann «Benzodiazepine», *Springer-Verlag 1986*, S. 47–68 u. 109.

SCHARDEIN, J. L.: «Drugs as Teratogen», *CRC Press*, Cleveland 1976.

SCHERSCHLICHT, R.: «Pharmakologische Grundlagen der Benzodiazepine als Hypnotika». In Kugler, J., V. Leutner «Benzodiazepine in der Neurologie», Symp. Mannheim, 4./5. 10. 1986, Editiones Roche, S. 69–80 (1987).

SCHERSCHLICHT, R.: «Role of GABA in the control of the sleep-wakefulness cycle», In Wauquier, A., J. M. Gaillard, J. M. Monti, M. Radulovacki. «Sleep: neurotransmitters and neuromodulators», Raven-Press, New York 1985, pp. 237–249.

SCHIMMEL, K. Ch.: «Pflanzliche Sedativa» in Faust, V. «Schlafstörungen», *Hippokrates, 1985*, S. 188–94.

SCHMAUSS, M.: «Wie lange soll man Psychopharmaka geben?», *Münch. med. Wschr. 127: 21*, 535–38 (1985).

SCHNEIDER, E., B. ZIEGLER, P. JACOBI: «Schlafstörungen beim Parkinson-Syndrom». In: P.-A. Fischer: «Vegetativstörungen beim Parkinson-Syndrom», Editiones ‹Roche› 1984, S. 163–84.

SCHNEIDER, H.: «Einsatz der Psychopharmaka aus der Sicht des Allgemeinarztes», Med. Welt 27: 11, 542–45 (1976).

SCHNEIDER, H.: «Zur Behandlung der Schlafstörungen in der Allgemeinpraxis», in Wieck, H. H. «Schlafstörungen – Diagnostik und Therapie in der Praxis», *perimed Erlangen, 1980*, S. 107–15.

SCHNEIDER-HELMERT, D.: «Verstärkte Schlafstörung unter chronischer Benzodiazepin-Medikation», Z. Allg. Med. 65: 12, 299–302 (1989).

SCHNEIDER-HELMERT, D.: «Behandlung der Insomnie mit L-Tryptophan, eine Alternative zu den herkömmlichen Hypnotika» in Faust, V. «Schlafstörungen», *Hippokrates 1985*, S. 183–87.

SCHNEIDER-HELMERT, D., SCHOENENBERGER, G. A.: «The influence of synthetic DSIP on distrubed human sleep», *Experientia 37*, 913–17 (1981).

SCHNEIDER-HELMERT, D., SCHOENENBERGER, G. A.: «Effects of DSIP in Man», *Neuropsychobiology 9*, 197–206 (1983).

SCHOU, J.: «Anexate® in der Intensiv- und Notfallmedizin», Anästhesie-Symposium Hannover «Benzodiazepine und Benzodiazepin-Antagonisten in Anästhesie und Intensivmedizin», Informed 1989.

SCHREML, W., W. MERKLE, H. HEIMPEL: Medikamentöse Schmerztherapie bei Krebspatienten. Med. Klin. 76: 43 (1981).

SCHÜTZ, H.: «Einflußmöglichkeiten verschiedener Parameter auf die Höhe einer Fremdstoffkonzentration in Körperflüssigkeiten, dargestellt am Beispiel der Benzodiazepine», *Dtsch. Apoth.-Ztg. 121: 21*, 1059–65 (1981).

SCHÜTZ, H.: «Benzodiazepine – Entdeckung, Entwicklung und Zukunftssperspektiven», *Pharmazie in unserer Zeit 11: 6*, 161–76 (1982).

SCHÜTZ, H.: «Dünnschichtchromatografische Suchanalyse für 1,4-Benzodiazepine in Harn, Blut und Mageninhalt», *DFG, Deutsche Forschungsgemeinschaft, Mitt. VI*, 1986.

SCHULZ, H.: Die Struktur des Schlafes. *Psycho 6*, 461–464 (1980).

SCHULZ, H.: Träume, psychobiologisch «gesehen». *Hexagon ‹Roche› 8*, Nr. 1, 1–10 (1980).

SCHULZ, H., BALTESKONIS, S.: Colourful Sleep: A Method of Displaying the Structure of Sleep. Vortrag, Third International Congress of Sleep Research, Tokyo, 27.–31. 7. 1979.

SCHWARTZ, M. A., VANE, F. M., POSTMA, E.: Urinary Metabolism of 7-Chloro-1-(2-diethylaminoethyl)-5-(2-fluorophenyl)-1,3-dihydro-2H-1,4-benzodiazepine-2-one Dihydrochloride. *J Med Chem 11*, 770–774 (1968).

SCOLLO-LAVIZZARI, G.: «Hypnotic Efficacy and clinical safety of Midazolam in shift-workers», *Brit. J. Clin. Pharmac. 16: 1*, 73–78 (1983).

SCOLLO-LAVIZZARI, G.: «First Clinical Investigation of the Benzodiazepine Antagonist Ro 15–1788 in Comatose Patients», *Eur. Neurol. 22*: 7–11 (1983).

SEITZ, G.: «Opioide: Bewährtes und Neues über zentral wirksame Analgetika», Pharmazeut. Ztg., Kongreß-Bericht der 29. Fortb. Woche der Bundesapothekerkammer, Meran 1991, S. 52–61.

SHADER, R. I., GREENBLATT, D. J.: «Triazolam and Anterograde Amnesia: All Is Not Well in the Z-Zone», *J. of Clin. Psychopharmacol. 3: 5*, 273 (1983).

SIEB J. P., T. SCHOLTEN, S. BEYENBURG, M. UERLICH, G. HEBBORN: Eosinophilie-Myalgie-Syndrom. Nervenarzt 62: 369–73 (1991).

SIEBER, E.: «Verhaltenstherapeutische Mehrkomponententherapie bei Schlafstörungen», Vortrag, Arbeits-tagung Schlaf- und Schlafstörungen, Bad Nauheim, 29.9.–1.10.1989.

SIEGHART, W. et al.: «Bestimmung der Pharmakokinetik verschiedener Benzodiazepine mit Hilfe einer Rezeptorbindungsmethode», *Lab. med. 10: 1*, 7–12 (1986).

SIEGRIST, J., PETER, J. H.: «Schlafstörungen und kardiovaskuläres Risiko», Med. Klin. 81: 12, 429–32 (1986).

SMITH, D. E., WESSON, D. R.: A New Method for Treatment of Barbiturate Dependence. *JAMA 213*, 294–295 (1970).

SONNTAG, O.: «Arzneimittel-Interferenzen», *Thieme-Verlag Stuttgart 1985*, S. 109–116.

SQUIRES, R. F., BRAESTRUP, C.: Benzodiazepine Receptors in Rat Brain. *Nature 266*, 732–734 (1977).

STAMM, H.: «Schwangerschaft, Psychopharmaka», in «Klinik und Therapie der Nebenwirkungen» von H. P. Kuemmerle, N. Gossens, Thieme-Verlag, 2. Auflage 1973.

STEINBERG, R., «Chronische Hyposomnien», Wien. med. Wschr. 139: 11, 247–252 (1989).

STEINBERG, R.: «Benzodiazepine – gute Schlafmittel?», Fortschritte der Medizin 107: 2, 62 (1989).

STEINBERG, R., OEFELE, K. v.: «Differentialdiagnose der Schlafstörungen», Münch. med. Wschr. 126: 11, 286–289 (1984).

STERNBACH, L. H.: Die Benzodiazepin-Story, Editiones Roche, Basel, 1986.

STILLE, G.: Methaqualon-Mißbrauch – ein ernstes Problem. *Dtsch Ärztebl 73*, 959–962 (1976).

TALLMANN, J. F., PAUL, S. M., SKOLNICK, P., GALLAGER, D. W.: Receptors for the Age of Anxiety: Pharmacology of the Benzodiazepines. *Science 207*, 274–281 (1980).

TAS, A. C. et al.: «LC/MS Determination of Bromazepam, Clopenthixol, and Reserpine in Serum of a Non-Fatal Case of Intoxication», *J. of Analytical Toxicol. 10: 2*, 46–48 (1986).

TÖLLE, R.: Unerwartete Komplikationen durch Anticholinergika in Schlaf- und Schmerzmitteln. *Arzneim Forsch 24*, 1111–1112 (1974).

TORSVAL, L., ÅKERSTEDT, T.: «Different degrees of physical exertion: their effects on sleep», in: «Sleep 1982», Proc. 6th Eur. Congress of Sleep Research, Koella, W. P. (ed) 219–222, Karger Basel 1983.

URSIN, R., BORBÉLY, A. A.: «Endogenous Sleep Factors», in Koella, W. P. «Sleep 1982», *Karger-Verlag Basel*, S. 106–25 (1983).

VUKUSIĆ, I. et al.: «Biotransformations and plasma-level curves of chiral 1,4-benzodiazepine-2-ones», Europ. J. Drug Metabolism and Pharmacokinetics 10: 4, 265–72 (1985).

WALZL, M., WALZL-LECHNER, B.: «Kein Schlafmittel ohne exakte Diagnose», Ärztl. Praxis 43: 31, 24–26 (1991).

WANDREY, D., LEUTNER, V.: *Neuro-Psychopharmaca in Klinik und Praxis*, 2. Auflage. Stuttgart: *Schattauer*, 1967.

WANG, R. I. H.: Dependence Liability of Sedatives and Hypnotics; in: *Hypnotics, Methods of Development and Evaluation*, pp. 297–310. Ed. F. Kagan et al. New York: *Spectrum*, 1975.

WASER, G.: *Unterschiedliche Wirkungsmechanismen von Hypnotika*. Basel: Editiones ‹Roche›, 1978.

WEBB, W. B.: «Sleep in industrialized settings in the northern hemisphere», Phsychological Reports 57, 591–598 (1985).

WEBB, W. B., AGNEW, H. W.: «Are we chronically sleep deprived?», Bulletin of the Psychonomic Society 6, 47–48 (1975).

WEINFELD, R. E., MILLER, K. F.: Determination of the Major Urinary Metabolite of Flurazepam in Man by High-performance Liquid Chromatography. *J Chromatogr 223*, 123–130 (1981).

WELCH, R. M., et al.: An Experimental Model in Dogs for Studying Interactions of Drugs with Bishydroxycoumarin. *Clin Pharmacol Ther 10*, 817–825 (1969).

WENDT, G.: «Pharmakokinetik und Metabolismus der Benzodiazepine», *Apoth.-Journal 10*: 22–42 (1982).

WERNER, W.: «Schlafstörungen des alternden und alten Menschen», Z. Allg. Med. 53: 2078–84 (1977).

WINEK, CH. L.: «Tabulation of Therapeutic, Toxic, and Lethal Concentrations of Drugs and Chemicals in Blood», Clin. Chem. 22/6, 832–36 (1976).

ZANDER, K. J., RÜTHER, E.: Pharmakotherapie von Schlafstörungen in der Psychiatrie. *Pharmakotherapie 2*, 191–204 (1979).

ZIEGLER, G.: „Die Praxis der Benzodiazepinanwendung" in „Psychiatrie für die Praxis", *MMW Medizin Verlag*, 41–66 (1991)

ZIEGLER, W. H., SCHALCH, E.: «Antagonism of Benzodiazepine-Induced Sedation in Man», Sleep 1982, 6. Eur. Congr. Sleep Res. Zürich 1982, S. 427–29, *Karger-Verlag Basel 1983*.

ZIMMERMANN, J., STROYVA, J., METCALF, D.: «Distorted visual feedback and augmented REM sleep», Psychopharmacology 7: 298 (1971).

16. Übersichten zum Thema
SCHLAF und SCHLAFMITTEL

AKERT, K., BALLY, J. C., SCHADE, J. P.: «Sleep Mechanisms», Elsevier, 1965

ANONYMUS: «Benzodiazepine. Eine aktuelle Standortbestimmung – Symposium in Göttingen», 1990, MMW-Letter

ANONYMUS: «Einer für alle, alle für einen? Probleme mit der Austauschbarkeit therapeutischer Substanzen bei der Festbetragsregelung der Stufe zwei / Das Beispiel der Benzodiazepine», Ärzte-Zeitung, Forschung und Praxis 9: 104 (1990)

BAUST, W.: «Ermüdung, Schlaf und Traum», Fischer 1971

BENKERT, O., HIPPIUS, H.: «Psychiatrische Pharmakotherapie», Springer 1980, 3. Auflage

BEYER, K. H.: «Biotransformation der Arzneimittel», Springer, 1990, 2. Aufl.

BLECKMANN, K. H.: «Der Schlaf des Kindes», Vandenhoeck und Ruprecht, 1956

BORBÉLY, A. A.: «Das Geheimnis des Schlafes», DVA, Stuttgart 1984

BORBÉLY, A. A., VALATX, J.-L.: «Sleep Mechanisms», Springer 1984

DINGES, D. F., BROUGHTON, R. J.: «Sleep and Alertness», Raven Press New York 1989

EYRICH, K., KRETZ, F.-J.: «Spektrum Hypnotika/Sedativa», Aesopus 1986

FAUST, V.: «Schlafstörungen, Häufigkeit, Ursachen, Schlafmittel, nichtmedikamentöse Schlafhilfen», Hippokrates 1985

FINKE, J., SCHULTE, W.: «Schlafstörungen, Ursachen und Behandlung», Thieme 1979, 2. Auflage

GUENTERT, T. W.: «Pharmacokinetics of benzodiazepines and of their metabolites», Taylor & Francis London 1984

GUILLEMINAULT, CH.: «Sleep and Its Disorders in Children», Raven Press, New York 1986

GUILLEMINAULT, CH., DEMENT, W. C.: «Sleep», Raven Press, New York 1987

HARRER, G., LEUTNER, V.: «Schlaf und Pharmakon», Symposion Ettal/Eibsee, Schattauer 1979

HIPPIUS, H.: «Benzodiazepine in der Behandlung von Schlafstörungen», Int. Symposion Upjohn 1982

HIPPIUS, H., ENGEL, R. R., LAAKMANN, G.: «Benzodiazepine, Rückblick und Ausblick», Springer 1986

HORNE, J.: «Why We Sleep», Oxford University Press 1988

HÜGIN, W.: «Anaesthesia. Entdeckung, Fortschritt, Durchbrüche», Editiones Roche 1989

JOVANOVIC, U. J.: «Die Natur des Schlafes», Fischer 1973

JOVANOVIC, U. J.: «Schlaf und Traum», Fischer 1974

KLOTZ, U.: «Tranquillantien. Therapeutischer Einsatz und Pharmakologie» Wiss. Verl. Ges. Stuttgart 1985

KNAB, B.: «Schlafstörungen», Kohlhammer Verlag 1989

KOELLA, W. P.: «Die Physiologie des Schlafes», Gustav Fischer Verlag 1988

KOELLA, W. P.: «Psychopharmaka», Gustav Fischer Verlag 1989

KOELLA, W. P., RÜTHER, E., SCHULZ, H.: «Sleep '84», Fischer 1985

KUHLEN, F. J.: «Zur Geschichte der Schmerz-, Schlaf- und Betäubungsmittel im Mittelalter und früher Neuzeit», Dtsch. Apoth. Verlag 1983

LANGBEIN, K.: «Schlaflos. Vom Umgang mit Schlafproblemen», Kiepenheuer und Witsch 1986

LECHNER, H., KÖRNER, E.: «Sleep and Disorders», Karger-Verlag Basel 1986

LEUTNER, V.: «Schlafstörung und Schlafmittel», Editiones Roche Basel 1986

LEUTNER, V.: «Schlaf, Schlafstörung, Schlafmittel», Editiones Roche Basel 1990

LUBAN-PLOZZA, B.: «Schlaf Dich gesund», Hippokrates 1985, 6. Aufl.

LYDIC, R., BIEBUYCK, J. F.: «Clinical Physiology of Sleep», Waverly Press, Inc. 1988

MARKS, J.: «Die Benzodiazepine. Gebrauch und Mißbrauch», Editiones 'Roche' Basel 1985

MUTSCHLER, E.: «Arzneimittelwirkungen», Wissenschaftl. Verl. Ges., 5. Aufl. 1986

PÖLDINGER, W.: «Kompendium der Psychopharmakotherapie», Editiones 'Roche' Basel 1982, 4. Aufl.

PÖLDINGER, W., WIDER, F.: «Tranquilizer und Hypnotika», Fischer 1985

PRIEST, R. G., PLETSCHER, A., WARD, J.: «Sleep Research», MTP 1979

STERNBACH, L. H.: Die Benzodiazepin-Story, Editiones 'Roche', Basel, 1986

UHL, D., WEBER, R., SCHNEIDER-HELMERT, D.: «Schlafstörungen und Arzneimittel», medpharm Verlag GmbH, Stuttgart 1990

WIECK, H. H.: «Schlafstörungen – Diagnostik und Therapie in der Praxis», perimed Erlangen 1980

WINTERSTEIN, H.: «Schlaf und Traum», Springer 1953

WEITZMANN, E. D.: «Advances in Sleep Research», Spectrum Publications 1974

17. Sachregister

A

Abasin 142, 168
Abhängigkeit 60, 61, 72, 98, 101, 126
Absenz 176
Absorption 91
Absorptions-Halbwertzeit 82, 91, 165
Abuscreen Roche 139
Acecarbromal 51, 142, 145, 168
Acetylsalizylsäure 202
Adalin 142, 168
Adumbran 96, 99, 100, 142, 153, 163, 171, 202
Äquivalenzdosen 103
Äther 50
Agonisten 80
Agrypnal 171
Agrypnaletten 171
Agrypnie 176
Akute Toxizität 61, 71
Albego 96, 100, 142, 153, 163, 168
Aldehyde 57, 145
Alkohol 45, 49, 53, 78, 94, 102, 123, 142, 143, 176
Alkohole 145
Allional 142
Allobarbital 142
Alpdrücken 176
Alpha-Wellen 176
Alprazolam 83, 84, 95, 96, 97, 99, 100, 108, 142, 153, 163, 168
Alptraum 176
Alptraum, epileptischer 176
Alter 92, 93
Altersschlaf 176
Amitriptylin 54, 114, 118, 119, 158, 168, 202
Amnesie 81, 102, 127, 176
Amnesie, anterograde 176
Amnesie, retrograde 177
Amobarbital 60, 142, 149, 168
Amuno 202
Amylenhydrat 50, 51

Anafranil 202
Analgetika, periphere 202
Analgetika, zentralwirkende 202
Analytik 139
Aneural 142, 152, 170
Anexate 52, 54, 78, 79, 81, 99, 142, 155, 169
Angriffspunkt 61
Antagonisten 80
Anticholinergika 115, 156
Antidepressiva 61, 117, 118, 119, 121, 129, 158, 202
Antidiabetika 94
Antihistaminika 115, 129, 156
Antikonvulsiva 81
Anxiolit 171
Anxiolyse 81, 98
Aphenylbarbit 171
Apnoe, nächtliche 177
Aponal 169
Aprobarbital 60, 142, 149, 151, 168
ARAS 177
Arousal reaction 15, 17, 177
Asomnie 177
Ataranalgesie 166
Atarax 170
Atarax forte 170
Atempol 170
Atma-sanol 170
Atosil 115, 172
Aufwach-Epilepsie 177
Autogenes Training 56, 160
AVT 46

B

Baldriparan 115
Baldrisedon 169
Barbital 131, 142, 149, 168
Barbiturate 45, 51, 53, 57, 59, 68, 71, 75, 97, 101, 112, 113, 115, 121, 123, 128, 131, 135, 148, 150
Belladonna-Alkaloide 49, 53

Bellaravil 115
Bellergal 115
Benedorm 148, 172
Benperidol 116, 117
ben-u-ron 202
Benzoctamin 99, 125
Benzodiazepinderivate 61, 68, 71, 75, 101, 102, 112–114, 115, 121, 124–127, 133, 140, 152, 163
Benzodiazepin-Antagonist: Flumazenil 75
Benzodiazepinderivate, Klassifizierung
 − Diazepam, Gruppe 1 104
 − 3-Hydroxy-Derivate, Gruppe 2 105
 − 7-Nitro-Derivate, Gruppe 3 106
 − Triazolo-, Imidazo-, Thieno-Derivate, Gruppe 4 107
 Indikationsprofile 103
Benzodiazepin-Levels 143
Betadorm 115, 142, 169
Betadorm-A 115
Betadorm N 142, 169, 171
Betamed 169
Beta-Wellen 177
Bett-Telefon 177
Bikalm 115
Biotransformation 95
Bioverfügbarkeit 165
Blutspiegel 131, 142
Brallobarbital 142, 149, 168
Bretazenil 80
Brevimytal 142
Briantum 169
Bromazepam 83, 84, 96, 99, 100, 103, 114, 116, 125, 142, 153, 163, 168
Bromide 57, 101, 115, 123, 142, 144
Bromismus 144
Bromisoval 51, 142, 145, 168
Brompton Mixtur 198

Bromureide 57, 101, 115, 132, 135, 144
Brom-Nervacit 142, 168
Brotizolam 52, 83, 84, 97, 99, 100, 102, 103, 142, 153, 163, 168
Buprenorphin 202
Butalbital 142
Butobarbital 60, 142, 168
Butyrophenone 54
Butyrylperazin 117

C

Calcibronat 168
Calciumbromid 144, 168
Camazepam 83, 84, 96, 99, 100, 103, 106, 114, 142, 153, 163, 168
Carboline, ß 80
Carbromal 51, 142, 145, 168
Ceiling-Phänomen 72
Chemie 96, 154
Chinazolinonderivat 57, 147
Chloraldurat 115, 142, 168
Chloraldurat blau/rot 115
Chloralhydrat 45, 50, 53, 60, 75, 97, 101, 112, 113, 115, 125, 132, 142, 145, 146, 168
Chloralhydrat Rectiolen 168
Chlorazepatdikalium 83, 84, 96, 99, 100, 103, 105, 114, 142, 153, 163, 169
Chlordiazepoxid 45, 51, 54, 83, 84, 95, 96, 99, 100, 103, 105, 114, 123, 125, 128, 142, 153, 163, 168
Chloroform 50
Chlorpromazin 54, 116, 117, 157, 168
Chlorprothixen 117, 119, 125, 157, 168, 202
Cimetidin 94, 123
Circadiane Rhythmik 177
Clearance-Konstante 82
Clearance, totale 100, 165
Clindorm 170
Clobazam 83, 84, 95, 99, 100, 103, 109, 142, 153, 168
Clomethiazol 45, 54, 60, 125, 157, 168
Clomipramin 202
Clonazepam 72, 84, 96, 99, 100, 103, 107, 142, 154, 163, 169

Clotiazepam 83, 84, 95, 97, 99, 100, 103, 142, 153, 163, 169
Cloxazolam 169
Clozapin 116
Coca-Blätter 53
Colfarit 202
Contamex 96, 142, 153, 163, 170
Contergan 172
Cyclobarbital 60, 142, 149, 151, 169
Cyclopal 169
Cyclopyrrolone 115, 155
Cyclopentobarbital 169
Cyrpon 142, 170

D

DL 50 131–134
DSIP 21, 46, 52, 129, 177
DSPS 178
Dalmadorm 45, 51, 71, 85, 86, 96, 99, 100, 102, 112, 115, 122, 133, 142, 153, 154, 163, 169
Definition 14
Definitionsmerkmale 21
Dehydrobenzperidol 169
Delorazepam 169
Delta-Schlaf 70
Delta-Wellen 177
Demetrin 96, 99, 100, 142, 153, 163, 171
Depredor 172
Desalkylflurazepam 95
Desipramin 119, 169
Desmethyldiazepam 95, 105
Desmethylimipramin 118
Desynchronisation 177
Diäthylpentenamid 142
Dialag 169
Diazemuls 169
Diazepam 45, 51, 54, 64, 70, 71, 83, 84, 94–96, 98–100, 102, 103, 105, 114, 122, 123, 125, 126, 128, 133, 142, 153, 154, 163, 169, 202
Diazepam Desitin rectal Tube 169
Diazepam Stada 169
Diazepam Woelm 169
Diazepam ratiopharm 169
Diazepam-Typ 104
Dibenzepin 119, 158, 169
Diclofenac 202
Diphenhydramin 136, 142, 156, 169

Distraneurin 115, 168
Domar 142
Dominal 172
Doriden 142, 148, 169
Dormalon 115
Dormatylan 172
Dormicum 45, 52, 54, 78, 96, 99, 100, 102, 115, 122, 142, 153, 154, 163–167, 171
Dormigoa 169
Dormona 172
Dormonoct 142
Dormopan 142, 168, 169
Dormo-Puren 171
Doroma 115
Dorphan 170, 172
Dosis, Midazolam 167
Doxepin 158, 169
Droperidol 169
Dumolid 171
Duradiazepam 169
Durazanil 168
Durazepam 171

E

EDG 178
EEG 21, 113, 178
EGG 178
EKG 178
EMG 21, 178
EMIT-st System 139
EOG 21, 178
ERG 178
EUG 178
Eatan N 115, 171
Eiweißbindung 83, 100
Elektuarien 48
Elimination 83, 93
Eliminationshalbwertzeit 59, 82, 84, 85, 91, 92, 118, 123, 165
Elthon 169
Endogener Ligand 63
Enuresis nocturna 178
Enzephalitis lethargica 178
Enzephalopathie 178
Enzyminduktion 58, 61, 70, 98
Epikur 170
Epontol 172
Ergocalm 115
Ethinamat 142
Etodroxizin 156, 169
Eurosan 169
Eusedon 115, 142, 168, 170, 171

Euvegal 115, 169
Evipan 142, 170
Externe Desynchronisation 178
Extr. Hum. Lup. 159, 169
Extr. Rad. Valerian. 159, 169

F

Faktor S 46
Famotidin 94
Farbmosaik 20
Fentanyl 169
Fluanison 125
Flumazenil 52, 54, 66, 75, 76,
  79–81, 99, 142, 169
Flumazenil, Chemie 75
Flumazenil, Klinik 77
Flumazenil, Metabolismus 76
Fluninoc 115
Flunitrazepam 45, 52, 62, 64, 70,
  71, 78, 83, 84, 86, 87–89, 91,
  96, 99, 100, 102, 103, 107,
  122, 123, 125, 127, 133, 142,
  153, 154, 163, 169, 202
Flunitrazepam ratiopharm 2 115
Fluothane 170
Fluphenazin 116, 117
Flurazepam 45, 51, 70, 71,
  83–86, 96, 99, 100, 102, 103,
  107, 122, 123, 125, 127, 133,
  142, 153, 154, 163, 169
Fluspirilen 116
Formatio reticularis 15, 17, 178
Fortral 202
Frisium 100, 142, 153, 168
Führende Diagnosen 27

G

GABA 62–64, 66, 178
Galenik 110
Geschlecht 92
Gewacalm 169
Gittalun 115
Gityl 168
Glossar 176
Glutethimid 60, 75, 128, 132, 142,
  148, 169
Glykolderivat 152

H

Halazepam 142
Halbwertzeiten 89, 100

Halcion 96, 99 100, 102, 115, 142,
  153, 163, 172
Haldol 202
Haloperidol 116, 117, 202
Halothan 51, 170
Hang over 178
Haschisch 53
Hemineurin 168
Heptabarbital 60, 142, 149, 151,
  170
Hexobarbital 51, 142, 149, 170
Historie 44, 49
Hydroxycin 98, 99, 128, 170
Hyperpolarisation 66
Hypersomnia periodica 178
Hypersomnien 179
Hypnaletten 171
Hypnolepsie 179
Hypnomanie 179
Hypnophobie 179
Hypnose 81
Hypnotherapie 179
Hypno-Tablinen 142
Hyposomnien 179

I

Imeson 115, 171
Imidazo-Derivate 107
Imidazopyridine 115, 155
Imipramin 54, 118, 119, 170
Imovane 156, 172
Indometacin 202
Informations- und Behandlungs-
  zentren, Vergiftungen 136
Inhibitionskonstanten 99
Inkubismus 179
Insidon 171
Insomin 171
Insomnie 179
Interaktionen 101, 102, 123
Interne Desynchronisation 179
Inverse Agonisten 80
Iproniazid 170
Isofluran 78
Itridal 115

K

Kaliumbromid 45, 50, 53, 144, 170
Kalma 115, 170, 172
Kanzerogenität 128
Katalogisierung der
  Schlafstörungen 29

Ketamin 51, 170
Ketanest 170
Ketazolam 84, 96, 99, 103, 105,
  142, 153, 163, 170
K-Komplexe 70
Klassifizierung, Tranquilizer, Hyp-
  notika 104, 112
Kleine-Levin-Syndrom 179
Klinik des Schlafes 101, 121
Konstitution und Wirkung 153
Kontraindikationen 101
Kumulation 89, 97, 123

L

LSD 54
LWA 70, 179
Lagunal 115
Lamra 169
Laroxyl 54, 158, 168, 202
Leberfunktion 94
Lendormin 52, 97, 100, 102, 115,
  142, 153, 163, 168
Lernen im Schlaf 23
Levallorphan 51, 170
Levanxol 172
Levomepromazin 116, 117, 125,
  157, 202
Levomethadon 202
Levothym 171
Lexotanil 6 96, 99, 100, 116, 142,
  153, 163, 168
Librax 45, 168
Librium 54, 96, 99, 100, 142, 153,
  163, 168
Limbatril 120, 142, 158, 168, 202
Limbitrol 168
Literatur 187
Lithiumprophylaxe 54
Lokalanästhesie 166
Loprazolam 142, 170
Loramet 170
Lorazepam 83, 84, 93, 95, 96, 99,
  100, 103, 106, 114, 123, 125,
  127, 142, 153, 163, 170
Loretam 115
Lorfan 51
Lorfan Vet. 170
Lormetazepam 45, 52, 83, 84, 96,
  99, 100, 102, 106, 142, 153, 163,
  170
L-Polamidon „Hoechst" 202
Lubalix 169
Ludiomil 170, 202

Luminal 142, 151, 171
Luminaletten 115, 171
L-Tryptophan 45, 52, 115, 129, 170, 185

M

MAO-Hemmer 54, 118, 119
Mandrozep 169
Maprotilin 119, 170, 202
Marcumar 59, 70, 94, 123
Marsilid 170
Masmoran 170
Maximed 172
Medazepam 83, 84, 96, 99, 100, 103, 105, 114, 142, 153, 163, 170
Medianox 168
Medinox 115, 151
Meditation 179
Medomin 115, 142, 151, 170
Megaphen 168
Melatonin 179
Melitracen 119, 170
Melleril 172, 202
Mephenesin 170
Meprobamat 51, 98, 99, 128, 132, 142, 152, 170
Meprobamat Besch 170
Meprobamat Helos 170
Meprobamat Saar 170
Meprodil 170
Meprosa 170
Mescalin 53
Metabolisierung 76, 93, 100
Metaclazepam 83, 142, 170
Metamizol 202
Methamphetamin 170
Methapyrilen 156
Methaqualon 51, 60, 75, 97, 101, 115, 123, 128, 132, 136, 142, 147, 170
Methasedil 170
Methohexital 142
Methylphenobarbital 142, 149, 170
Methyprylon 60, 142, 148, 171
Midazolam 45, 52, 54, 78–80, 83, 84, 89–91, 94, 96, 97, 99, 100, 102, 103, 108, 122, 123, 127, 142, 153, 154, 163–165, 171
Miltaun 170
Miltown 170

Mogadan Roche 45, 51, 71, 96, 99, 100, 102, 115, 133, 142, 153, 154, 163, 171
Monoureide 112, 113
Mono-Demetrin 171
Morphin 50, 53, 171, 202
Morphin Thilo 171
Mozambin 170
MST-Mundipharma 202
Multum 168
Musaril 96, 142, 172
Muskelrelaxation 81, 98
Myoklonus, nächtlicher 179

N

Nachtangst 179
Nachtmahr 179
Nachtwandeln 179
Narkolepsie 179
Narkomanie 179
Narkose, Einleitung 166
Natriumbromid 53, 144, 171
Nembutal 142, 171
Neodorm 115, 142, 151, 171
Nervisal 115
Neurocil 202
Neuroleptanalgesie 51
Neuroleptika 61, 115, 116, 121, 124, 125, 129, 157, 202
Neurolytril 169
Neurophysiologie 21
Neurotransmitter 180
Nitrazepam 45, 51, 70, 71, 83, 84, 95, 96, 99, 100, 102, 103, 107, 123, 125, 133, 142, 153, 154, 163, 171
Nobadorm 170
Nobrium 96, 99, 100, 142, 153, 163, 170
Noctal 142
Noctamid 96, 99, 100, 102, 115, 142, 153, 163, 170
Noctazepam 171
Noludar 115, 142, 144, 148, 171
Noradrenalin 21
Nordazepam 64, 83, 99, 105, 142, 171
Norkotral 115
Normi-Nox 115, 142, 170
Normison 172
Normoc 142, 168
Nortrilen 171
Nortriptylin 119, 171

Novalgin 202
Novanox 115
Noveril 169
Novonal 171
NREM-Schlaf 180

O

Oasil 170
Öle 47
Omnisedan 170
Opiate 48, 202
Opipramol 114, 171
Opium 45, 49, 50, 53
Opium, Gesamtalkaloide 171
Optalidon 142
Organschäden 101
Ovaribran 171
Oxazepam 83, 84, 88, 93, 95, 96, 99, 100, 103, 105, 106, 114, 123, 125, 127, 128, 142, 153, 163, 171, 202
Oxazepam Rekur 171
Oxazepam Stada 171
Oxazepam retard-ratiopharm 171
Oxazepam-ratiopharm 171
Oxazolam 84, 99, 109, 142, 171
Oxazolo-1, 4-Benzodiazepine 109
Oxa-Puren 171
Oxitriptan 171

P

Pacinone 142
Pantopon 51, 53, 171
Pantrop retard 168
Paracetamol 202
Paradoxer Schlaf 19
Paraldehyd 50, 142, 146, 171
Parameter 82, 97
Parasomnien 180
Partielle Agonisten 80
Partielle inverse Agonisten 80
Pathophysiologie des Schlafes 26
Pavor nocturnus 180
Pavor nocturnus epilepticus 180
Paxipam 142
Pentazocin 202
Pentenamidderivat 51, 57, 115, 135, 146, 171
Pentobarbital 60, 142, 149, 151, 171
Perazin 116, 157, 171
Periciazin 117

Perphenazin 117
Persedon Roche 148, 172
Persumbran 171
Pertofran 169
Pertranquil 170
Pervitin 170
Pflanzliche Sedativa 115, 159
Pflaster 47
PhG 180
Phanodorm 142, 151, 169
Phanotal 169
Phanotal-Calcium 169
Pharmakokinetik 92, 165
Pharmakokinetik der Schlafmittel
   82, 100
Pharmakologie des Schlafes 55, 97
Phenaemal 151, 171
Phenaemaletten 171
Phenergan 171
Phenobarbital 51, 60, 98, 131, 142,
   149, 151, 171
Physiologie des Schlafes 11
Pickwick-Syndrom 180
Pillen 48
Pimozid 116
Pinazepam 142
Piperidindione 51, 57, 97, 115, 148
Plantival plus 115
Planum 52, 96, 99, 100, 102, 115,
   142, 163, 172
Planum mite 172
Plasmakonzentration, maximale
   165
Plasmaspiegel 87, 89, 90, 91,
   141, 142
Polysomnogramm 180
Praecicalm 151
Prämedikation 166
Praxiten 96, 99, 100, 142, 163,
   171
Praxiten SP 171
Praxiten forte 171
Prazepam 83, 84, 96, 99, 100,
   103, 105, 114, 142, 153, 163,
   171
Pro Dorm 115, 170
Promazin 116, 117, 125, 157, 171
Promethazin 117, 157, 171
Prominal 142, 170
Propallylonal 142
Propanidid 51, 172
Protactyl 171
Proteinbindung 165

Prothipendyl 117, 157, 172
Protriptylin 119, 172
Psychopax 169
Psychostimulantien 119
Psyquil 172
Pulver 48
Pyrithyldion 148, 172

Q

Quadro-Nox 142
Quaname 170
Quazepam 142
Quazium 142

R

REM-Latenz 58, 97, 150, 180
REM-Rebound 18, 22, 97
REM-Schlaf 57, 58, 61, 68, 101,
   150, 180
REM-Schlaf-Äquivalente 180
REM-Schlaf-Depressor 181
Radedorm 171
Räucherungen 47
Ranitidin 94
Rauchen 94
Rauwolfiaalkaloide 53
Remestan 52, 96, 100, 102, 115,
   142, 163, 172
Remestan mite 172
Repocal 151, 171
Resedorm 115, 142, 151
Reserpin 53, 117, 172
Resorption 93
Rhex „Hobein" 170
Riechmittel 47
Risiken der Schlafmittel 125
Risolid 168
Rivotril 73, 96, 99, 100, 142, 154,
   169
Rohypnol 45, 52, 62, 71, 78, 86,
   88, 96, 99, 100, 102, 112, 115,
   122, 133, 142, 153, 154, 163,
   169, 202
Rudotel 170

S

SAB-Schlaf 181
Salben 47
Sanduhr-Phänomen 134
Saroten 168
Schlafautomatismus,
   ambulatorischer 181

Schlafambulanzen, Übersicht 173
Schlafapnoe 124
Schlafbahner 61
Schlafbedarf 181
Schlafbedarf, Schlafdauer 15
Schlafbedarf, Topographie 17
Schlafdiagnostik,
   polysomnographische 173
Schlafeffizienz-Index 182
Schlafentzug 24, 182
Schlafepilepsie 182
Schlaferzwinger 57
Schlafhilfen, nichtmedikamen-
   töse 55
Schlafinversion 182
Schlafkur 182
Schlaflabor 18, 97, 183
Schlaflaboratorien, Übersicht 173
Schlaflatenz 97, 183
Schlaflosigkeit 12
Schlafmittel, Unterscheidung 183
Schlafmittelvergiftung 131,
   133–136, 183
Schlafperiode 18, 21, 183
Schlafprofil 183
Schlafrhythmus 101
Schlafritual 19
Schlafschuld 183
Schlafschwämme 46
Schlafspindeln 70
Schlafstadien 18, 183
Schlafstörungen 28, 38
Schlafstörungen als Diagnose und
   Mit-Diagnose 28
Schlafstörungen bei Depres-
   sionen 35
Schlafstörungen bei Diabetes
   mellitus 33
Schlafstörungen bei Schichtarbeit,
   Zeitzonenwechsel 37
Schlafstörungen bei alten Men-
   schen 36
Schlafstörungen bei anderen
   inneren Krankheiten 34
Schlafstörungen bei chronischen
   Leberkrankheiten 33
Schlafstörungen bei weiteren
   Erkrankungen 38
Schlafstörungen beim Morbus
   Parkinson 34
Schlafstörungen, Ätiologie der 184
Schlafstörungen, Typen der 184

Schlafstörungen, andere
  Begriffe 184
Schlafstörung, primäre 184
Schlafstörung, sekundäre 184
Schlaftypen 185
Schlafverhalten 98
Schlafvertiefung 18
Schlafwandeln 185
Schlafzentrum 185
Schlaf-Apnoe-Syndrom 36
Schlaf-Faktoren 182
Schlaf, Bedeutung des Wortes 13
Schlaf, langsamer 181
Schlaf, schneller 181
Schmerz, Prophylaxe 196
Schnarchen 185
Secbutabarbital 151
Secobarbital 60, 142, 150, 151, 172
Seconal 172
Sedapon D 170
Sedation 81, 98
Seda-Presomen 169
Seda-Tablinen 171
Serenal 142
Seresta 171
Serotonin 21, 185
Serpasil 172
Sigacalm 171
Silentan 169
Solatran 170
Somben 164
Somnambulismus 181, 185
Somnibel 115, 142, 169, 170
Somnibel N 115, 171
Somnifen 51, 45, 151
Somniloqui 185
Somnipath 185
Somnocodal 125
Somnolenz 185
Somnupan C 115, 151, 169
Somvit 142, 168, 169
Soneryl 142, 168
Sonin 102, 115, 170
SORA 24, 67, 185
Spätdyskinesie 129
Speda 115, 142, 151, 172
Stadadorm 142, 168
Stadien des Schlafes 101
Stangyl 172
Statistik der Schlafstörungen 26
Status epilepticus 166
Staurodorm Neu 115, 142, 163, 169

Stesolid 169
Stilnox 115, 172
Suizidmittel 98
Sulfone 50
Suppositorien 47

T

Tafil 96, 100, 142, 153, 163, 168
Tagamet 123
Tagesdosis, mittlere 99, 100
Talis 142, 170
Taractan 168, 202
Tavor 96, 99, 100, 142, 153, 163, 170
Taxilan 171
Temazepam 52, 83, 84, 93, 95, 96, 99, 100, 102, 103, 106, 123, 127, 142, 163, 172
Temesta 170
Temgesic 202
Teratogenität 128
Testbatterie des Schlafes 13
Tetrazepam 84, 96, 142, 172
Thalidomid 148, 172
Therapie, nichtmedikamentöse 38
Therapiedauer 125
Therapierisiko 101
Theta-Wellen 185
Thieno-1,4-Diazepine 107, 110, 163
Thieno-triazolo-1,4-Diazepine 111
Thiopental 142, 149
Thiopental Lentia 172
Thiopental-Na 172
Thioridazin 116, 118, 125, 157, 172
Tiefschlaf 18
Timazepam 169
Tofisopam 109
Tofranil 170
Toleranz 98
Toquilone comp. 125
Tränke 48
Tramadol 202
Tramal 202
Tranquase 169
Tranquilizer 97, 202
Tranquit 142, 171
Tranquo-Alupent 171
Tranquo-Buscopan 171
Tranquo-Tablinen 169
Tranxilium 96, 99, 100, 142, 153, 163, 169
Tranxilium N 171
Trapanal 142, 172

Traum 23, 185
Trausabun 170
Trecalmo 97, 99, 100, 142, 153, 163, 169
Triazolam 45, 52, 83, 84, 95–97, 99, 100, 102, 103, 108, 125, 127, 142, 153, 163, 172
Triazolo-Derivate 107
Trifluperazin 117
Trifluperidol 117
Triflupromazin 117, 157, 172
Trimipramin 119, 172
Trisomnin 151
Trochisci 48
Truxal 168
Tryptizol 168
Tryptocompren 115, 170
Tryptophan, L- 172

U

Überdosierung 131
Umbrium 169
Umschläge 47
Unguentum populeon 47
Untersuchungsmaterial 140
Urbanyl 168
Urbilat 152, 170
Uskan 171

V

VIP 46
Valamin 142
Valaxona 169
Valdispert 169
Valepotriate 159, 172
Valiquid 0,3 102, 115, 142, 163, 169, 202
Valium CR Roche 169
Valium MM Roche 169
Valium Roche 45, 51, 54, 71, 96, 99, 100, 102, 115, 133, 142, 153, 154, 163, 169, 202
Valium retard Roche 169
Valmane 115, 172
Vegesan 142, 171
Veronal 168
Verteilung 83, 93
Verteilungs-Halbwertzeit 82, 91, 165
Verteilungs-Volumen 82, 100, 165
Verträglichkeitsprofil 124
Vesparax 115, 142, 168, 169, 172

Vigilanz 41, 185
Vinylbital 60, 142, 150, 151, 172
Visano 170
Vitanerton 115, 142, 170
Vivinox 115
Voltaren 202

W

Wachzustand 15, 40
Wirkungsdauer 98, 102, 163

Wirkungsmechanismus 61
Wirkungsprofil 114, 117, 119
Wirkungsverlust 97, 101

X

Xanax 168
Ximovan 52, 115, 156, 172

Z

Zimovane 172
Zirkadiane Uhr 25
Zirkadianer Rhythmus 14
Zolpidem 155, 156, 172
Zopiclon 52, 78, 155, 156, 172
Zustand, traumhafter 186

92/81461 (BRO-LEUT)